消化内镜
创新性技术

Innovations in Gastrointestinal Endoscopy

原　著：Prateek Sharma　Nageshwar Reddy

主　审：郭　强　智发朝

主　译：黄思霖　张　昱　乔伟光

副主译：左　赞　王敬斋　李　博

北京大学医学出版社

XIAOHUA NEIJING CHUANGXINXING JISHU

图书在版编目（CIP）数据

消化内镜创新性技术 /（美）普拉泰克·夏尔马（Prateek Sharma），
（印）纳格什瓦尔·雷迪（Nageshwar Reddy）原著；黄思霖，张昱，乔
伟光主译 . —北京：北京大学医学出版社，2022.10
　书名原文：Innovations in GastrointestinalEndoscopy
　ISBN 978-7-5659-2736-2

　Ⅰ.①消…　Ⅱ.①普…②纳…③黄…④张…⑤乔…　Ⅲ.①消化系统
疾病 – 内窥镜检　Ⅳ.① R570.4

中国版本图书馆 CIP 数据核字（2022）第 168223 号

北京市版权局著作权合同登记号：图字：01-2022-4521

First published in English under the title
Innovations in Gastrointestinal Endoscopy
edited by Prateek Sharma and Nageshwar Reddy
Copyright © Springer Nature Singapore Pte Ltd., 2021
This edition has been translated and published under licence from
Springer Nature Singapore Pte Ltd.

Simplified Chinese translation Copyright © 2022 by Peking University
Medical Press.
All Rights Reserved.

消化内镜创新性技术

主　　译：黄思霖　张　昱　乔伟光
出版发行：北京大学医学出版社
地　　址：（100191）北京市海淀区学院路 38 号　北京大学医学部院内
电　　话：发行部 010-82802230；图书邮购 010-82802495
网　　址：http://www.pumpress.com.cn
E-mail：booksale@bjmu.edu.cn
印　　刷：北京金康利印刷有限公司
经　　销：新华书店
责任编辑：暴海燕　米存君　　责任校对：靳新强　　责任印制：李　啸
开　　本：710 mm×1000 mm　1/16　印张：15.25　字数：249 千字
版　　次：2022 年 10 月第 1 版　2022 年 10 月第 1 次印刷
书　　号：ISBN 978-7-5659-2736-2
定　　价：180.00 元

翻译团队

主　审

郭　强　云南省第一人民医院

智发朝　南方医科大学南方医院

主　译

黄思霖　深圳大学附属华南医院

张　昱　云南省第一人民医院

乔伟光　南方医科大学南方医院

副主译

左　赞　云南省第一人民医院

王敬斋　云南省第一人民医院

李　博　深圳大学附属华南医院

译　者（按姓氏汉语拼音排序）

敖吉祥　深圳大学附属华南医院

白　璇　云南省第一人民医院

鲍　云　深圳大学附属华南医院

冯　睿　深圳大学附属华南医院

何　苗　深圳大学附属华南医院

何　甜　云南省第一人民医院

洪晓苹　深圳市龙岗区第五人民医院

黄龙斌　深圳大学附属华南医院

李　博　深圳大学附属华南医院

李　霆　云南省第一人民医院

李　岩　云南省第一人民医院

廖素环　深圳大学附属华南医院

刘　宇　深圳市龙岗区第五人民医院

娄兴旖　云南省第一人民医院

鲁芳淇　深圳大学附属华南医院

毛欣悦　深圳大学附属华南医院

邱秋萍　深圳大学附属华南医院

任剑珍　深圳大学附属华南医院

严　巍　云南省第一人民医院

阳　光　深圳大学附属华南医院

于　恒　深圳大学附属华南医院

岳柯琳　云南省第一人民医院

张荣刚　深圳大学附属华南医院

赵鹏程　深圳大学附属华南医院

钟而桢　深圳大学附属华南医院

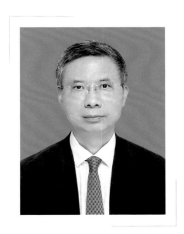

郭　强

主任医师，教授，博士生导师。现任云南省第一人民医院副院长，国家消化内镜质控中心委员。第二届、三届、四届云南省医学会消化内镜学分会主任委员，第四届、五届、六届、七届中华医学会消化内镜学分会委员，第六届、七届中华医学会消化内镜学分会大肠镜学组副组长，第六届中华医学会消化内镜学分会常务委员。现任第六届云南省医学会消化内镜学分会主任委员，第三届中国医师协会内镜医师分会副会长，第四届中国医师协会消化医师分会常务委员。任《中华消化内镜杂志》《中国内镜杂志》《中华胃肠内镜电子杂志》《中华胰腺病杂志》《世界华人消化杂志》编委。获评人民网、健康时报主办（2019 年度）"第三届国之名医·卓越建树"荣誉称号。

智发朝

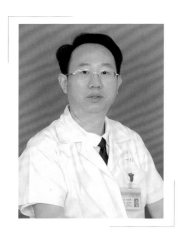

医学博士，主任医师，教授，博士生导师。现任南方医科大学南方医院广东省南方消化疾病研究所所长、广东省胃肠病重点实验室主任。享受国务院政府特殊津贴专家、第八届国家卫生健康突出贡献中青年专家、2016年"广东特支计划"杰出人才（南粤百杰），是我国著名的消化内镜和消化病学专家。获得2012年广东省科技进步奖一等奖、2004年全军医疗成果二等奖各1项，主持国家高技术研究发展计划"863计划"项目、国家自然科学基金项目、广东省科技计划项目等8项，以第一或通讯作者发表论文256篇（其中SCI论文66篇），主编专著及音像视听教材5部。任中华医学会消化内镜学分会常务委员，中国医师协会内镜医师分会副会长、消化医师分会常务委员、胰腺病专业委员会常务委员。

主译简介

黄思霖

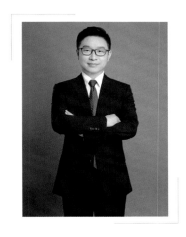

医学博士，副主任医师，硕士研究生导师，现任深圳大学附属华南医院消化内科主任。日本福冈大学访问学者。现任世界内镜医师协会消化内镜微创联盟常务理事，中华医学会消化内镜学分会早癌协作组青年委员。主要从事消化道肿瘤的早期筛查、消化道疾病微创诊疗技术、幽门螺杆菌及肠道微生态的相关研究。近年来主持省级课题 1 项，参与国家级课题 2 项、省级课题 1 项。发表 SCI 论文 10 余篇。副主编专著 6 部，参编专著 2 部。

张 昱

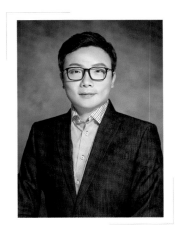

医学博士，硕士研究生导师，美国哈佛大学医学院 Dana-Farber Cancer Institute 博士后，云南省第一人民医院消化内科副主任医师。云南省医学会消化内镜学分会青年委员会副主任委员、消化病学分会委员，云南省医师协会消化医师分会委员。2021 年入选云南省中青年学术和技术带头人后备人才。主要从事经内镜消化道肿瘤早期诊治工作。主持国家自然科学基金项目 1 项，发表 SCI 及中文学术论文 10 余篇。

乔伟光

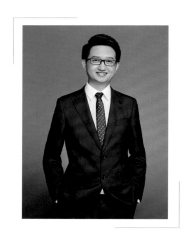

医学博士，硕士研究生导师，南方医科大学南方医院消化内科副主任医师。曾赴日本名古屋 Aichi Cancer Hospital 研修超声内镜诊治技术。主要擅长急慢性胰腺炎、胰腺囊性肿瘤及胰腺癌的综合诊疗，超声内镜介入诊疗以及经内镜消化道肿瘤早期诊治。任美国胃肠内镜学会（ASGE）会员。任 *Endoscopy* 等杂志审稿专家。主持国家自然科学基金等科研课题6项。发表SCI论文近20篇。

译者前言

消化内镜学作为一门新兴学科，其相关诊疗技术在近二十年得到了飞速的发展。得益于设备、器械、成像技术的不断研发，内镜下诊断及治疗的新方法和新技术层出不穷，越来越多的患者从中获益。

《消化内镜创新性技术》是一本专门介绍消化内镜先进理念与创新技术的著作，该书的作者 Sharma 教授和 Reddy 教授都是世界著名的内镜专家，长期致力于消化内镜技术的研究、应用与推广，蜚声全球。我们第一次阅读此书的时候无比激动，深感"这是一本我们需要的书"，且迫不及待想要把此书翻译成中文版，与国内同道共享。

全书共 17 章，由世界上权威、知名的内镜大师编写，兼顾了创新技术的理念和实用性。本书作者分别从消化道疾病诊查与切除、消化道早期肿瘤、隧道内镜、超声内镜、肝胆胰疾病等多个亚专科领域进行了详细的分析和阐述，充分体现了近年来消化内镜，尤其是治疗性技术的最新进展。我们觉得阅读此书不仅可以学到新的知识，而且可以了解如何开展高质量的临床研究，如何进行设备和器械的研发。

感谢北京大学医学出版社对我们翻译团队的信任。本书译者均为临床一线的青年医师和护士，每个章节均由具有丰富诊疗经验的高级职称专家进行了审校，译稿几经修改，力求为广大读者提供一部能准确呈现原著内容并保持原著风格的译作。对译文中不尽如人意之处，我们真诚地希望广大读者不吝指正。

黄思霖　张　昱　乔伟光

原著前言

　　尽管新型冠状病毒肺炎席卷全球，但全世界内镜技术仍在不断创新，为患者提供顶尖的诊疗。

　　我们很高兴向大家介绍这本由胃肠内镜领域的领导者和大师们编写的著作。我们希望这本书能为那些致力于向患者提供最佳胃肠病学和内镜检查诊疗服务的从业者、教师、学生以及其他相关人员增加相关医学知识。本书采用"老式的"传统印刷方式出版，是为了让图书内容能触达那些难以获取"数字印刷"版本的边远地区。我们将与世界各地的消化病学和内镜学会以及其他相关人士合作，并尝试向发展中国家提供这本包含图像、数据和表格等创新性操作规程的书籍，以促进世界各地内镜事业的教育、研究和创新。最后，我们要真诚地感谢我们的同事、朋友和专家，他们为实现这一目标无私地奉献了宝贵的时间，付出了努力。

Prateek Sharma

Nageshwar Reddy

谨以此书纪念我的父亲

——巴罗达医学院整形外科名誉教授SN Sharma

他是我灵感的源泉，总是教我追随我的热情。

Prateek Sharma

原著作者简介

Prateek Sharma：毕业于印度巴罗达医学院（Baroda Medical College），在美国亚利桑那州图森市亚利桑那大学完成了他的胃肠病学和高等胃肠病学研究。他是美国密苏里州堪萨斯城堪萨斯大学医学院和退伍军人事务医学中心的医学教授和培训部主任。在改善胃肠道疾病和癌症的诊断与管理方面，特别是在先进的内镜影像技术和微创治疗方面，他一直走在行业前列。他是世界著名的内科医师、教师和培训师。

Sharma 博士曾接受《华尔街日报》和《新闻周刊》采访。他发表原著论文和参与编写图书章节 400 余篇，并经常被邀请在美国和国际重大会议上发言。此外，他还参与编辑了几本非常重要的书籍。Sharma 博士一直在 *New England Journal of Medicine*、*Annals of Internal Medicine*、*Gastrointestinal Endoscopy*、*Gastroenterology* 和 *American Journal of Gastroenterology* 等多个高影响力的期刊上发表论文。他目前是美国消化内镜学会理事会成员和国际食管疾病学会主席，曾在世界胃肠病学组织（World Gastroenterology Organization，WGO）、美国胃肠病协会（American Gastroenterological Association，AGA）和美国胃肠病学会（American College of Gastroenterology，ACG）担任多个职位。

Nageshwar Reddy：毕业于库诺尔医学院（Kurnool Medical College），并在印度昌迪加尔医学教育与研究院（Post Graduate Institute of Medical Education and Research，Chandigarh，India）完成了胃肠病研究。他目前是印度海得拉巴亚洲胃肠病学研究所（Asian Institute of Gastroenterology，Hyderabad，India）的所长，曾任贡图尔医学院（Guntur Medical College，Guntur）胃肠病学教授。他发表了600 多篇论文和进行了非常多的特邀演讲。他是世界内镜组织的前任主席。他曾担任 200 多个国际内镜研讨会的客座教师和亚洲内镜大师论坛的论坛成员。他被印度政府授予最高文职奖"Padma Bhusha"。他还获得了许多其他奖项，包括 2004 年的"Dhanwantri Award"，2009 年美国胃肠内镜学会（American Society for Gastrointestinal Endoscopy，ASGE）颁发的"Master Endoscopist"，2011 年美国胃肠病学会颁发的"DDW Crystal Awards"，2014 年世界胃肠病学组织授予的"世界胃肠病学组织大师奖"，2020 年美国胃肠病学会颁发的"ASGE President's Award"，2020 年美国胃肠病协会会员奖，2020 年日本消化内镜学会会员奖，2020 年美国胃肠内镜学会颁发的 ASGE 大师奖。

目　录

第1章
经口内镜下幽门肌切开术

1.1 背景介绍

　　胃轻瘫是一种严重影响患者生活质量的功能性胃排空障碍性疾病,其治疗方法一直有限[1-3]。这种疾病会对患者的营养和心理状况造成严重影响。事实上,药物治疗除了随着时间延长效果不佳外,还会伴发不良事件和心动过速[4-6],其他一些介入治疗方法也未能取得良好的效果。内镜下治疗方法包括幽门处注射肉毒杆菌毒素,尽管在一项涉及179例患者的单中心回顾性研究中显示其有51.4%的疗效,然而在最近的两项随机研究中并未显示出真正的效果[7-13]。接受内镜支架置入术的患者中约75%临床有效[14, 15]。然而,该术式支架移位率较高[14, 15]。外科腹腔镜幽门成形术有一定的疗效,临床有效率约为60%,但对于功能性疾病来说,这仍然是一种技术复杂且具有侵袭性的手术[16, 17]。最近,有随机研究对手术植入的胃电刺激做了评估。然而,其疗效欠佳,仅可改善慢性呕吐[18-22]。

　　胃轻瘫的病理生理机制复杂,因此仅机械般的治疗是不够的[23]。胃轻瘫的病理生理学结合了平滑肌、胃肠道内源性或外源性自主神经功能障碍,以及作为胃壁起搏器的卡哈尔(Cajal)间质细胞的改变[23]。因此,胃轻瘫至少与机械性肌肉异常和胃电紊乱有关。主要病因包括糖尿病、术后改变和自身免疫性疾病,但超过1/3的病例为特发性[24-26]。

1.2 胃轻瘫评估和分级:如何评估?

　　由于胃轻瘫的临床症状是复杂的和非特异性的,因此诊断胃轻瘫应同时进行胃瘫主要症状指数(gastroparesis cardinal symptom index,GCSI)评分的临床评估和核素胃排空闪烁成像(gastric emptying scintigraphy,GES)的定量分析[24-26]。

在临床实践的报道中，诊断胃轻瘫应该要考虑患者存在非特异性症状。这些非特异性症状包括恶心、呕吐、干呕、胃胀、不能吃完正常的一餐、过度饱腹感、食欲减退、腹胀和腹部膨隆，并可对其进行量化，评分为 0 ~ 5 级[27]。

由于这些症状是非特异性的，需要影像学或可量化的测量。GES 可明确胃轻瘫的诊断，应在内镜检查后进行。GES 结果应包括胃半排空时间（min）和 1 h、2 h、3 h、4 h 的残留率（%），该方法准确性得到验证[28-31]。另一种替代方法是使用 ^{13}C– 螺旋藻呼气试验或仍在研究中的十二指肠前壁测压[23]。这两种方法的敏感性为 89%，特异性为 80%[32]。胃排空呼气试验与 GES 的一致性为 73% ~ 97%[23, 33]。

然而，到目前为止，几乎在进行经口内镜下幽门肌切开术（gastric peroral endoscopic myotomy，G–POEM）治疗的病例中，治疗效果都是通过临床评估（GCSI 评分）和基于 GES 的功能成像来评估的。

1.3　内镜手术：如何做？

鉴于腹腔镜手术的有趣结果和目前缺乏其他治疗选择的现状，经口内镜下幽门肌切开术（gastric peroral endoscopic myotomy，G–POEM）于 2014 年首次被提出[16, 17, 37, 38]。这是英国学者 Mearing 等人多年前进行的生理学研究的结果，他们发现胃动力低下不仅与胃轻瘫有关，而且还与导致胃排空障碍的幽门高张力有关[39]。事实上，G–POEM 首先在美国开展[37]，随后在欧洲开展并取得了可喜的成果[38]。从那时起，已有许多关于 G–POEM 的文章发表[24-26, 34-36]，短期有效率达 80%（61% ~ 85%），这是迄今为止治疗这种疾病效果最好的方法。然而，这些短期结果的随访时间仅有不到 6 个月。

技术层面，G–POEM 是以日本专家 H.Inoue 教授所描述的用于内镜下治疗贲门失弛缓症的黏膜下隧道技术为基础的[40]。G–POEM 是一种经黏膜下的幽门肌切开术（图 1.1~ 图 1.8）。黏膜入口处设在 5 点钟方位，距离幽门 5 cm，允许内镜沿着胃大弯侧向幽门方向推进。在隧道建立的过程中，最好定时撤出黏膜下隧道，以检查隧道的方向准确。仔细剥离黏膜下层后，幽门括约肌呈白色拱形，此时应该精确地与周围结构分离开，避免黏膜损伤。切开幽门括约肌时应沿肌层全层切开，向 2 cm 长的前庭肌切开延伸。最后使用钛夹关闭黏膜隧道入口。

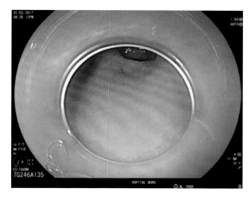

图 1.1 黏膜入口的部位（大弯侧，5 点钟方向）

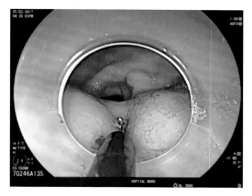

图 1.2 黏膜下隆起后切开黏膜

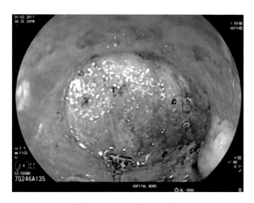

图 1.3 黏膜下剥离

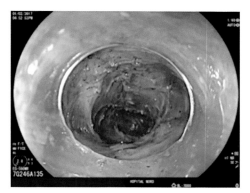

图 1.4 黏膜下隧道

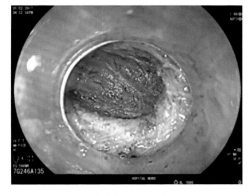

图 1.5 幽门弓

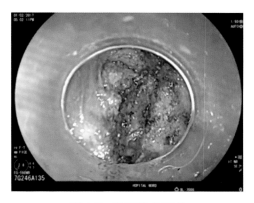

图 1.6 幽门肌切开术

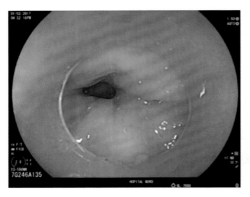

图 1.7 胃腔内观察开放的幽门和显示为蓝色的黏膜

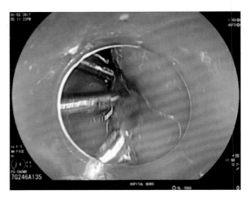

图 1.8 夹闭隧道口

该手术在大多数情况下是可行的，时间不到 1 h（在笔者单中心研究中，平均用时约 48 min），没有发生严重的不良事件，大部分出血可通过对黏膜下血管的预防性电凝来处理[41]。特发性的病因通常与黏膜下严重纤维化有关，后者可能会影响隧道的建立[42]。

该手术的可重复性很高，因为操作者只要沿 5 点钟方向经隧道向幽门推进，就能达到幽门环[25, 41]。

1.4 G-POEM 的研究结果

基于 G-POEM 技术的幽门肌切开术是一种新的治疗方法，强化了黏膜下隧道内镜技术的概念[40, 42]。严重的胃动力障碍性疾病影响患者的生活质量，该术式为治疗这些患者提供了一种新的方法。

回顾文献，有 7 篇文章报道了 G-POEM 的结果（表 1.1），且报道的结果没有重叠。这些研究共包括 196 名患者，其中 2 项为前瞻性研究，5 项为回顾性研究[24-26, 36, 43-45]。平均手术时间约 69 min（范围为 39 ~ 99 min）。该技术成功实施率为 100%，临床有效率（基于 GCSI 评分）达 82%。在所有手术前后均进行 GCSI 评估的报道中，GCSI 评分改善均具有统计学意义[24-26, 36, 43-45]。GES 结果中，胃半排空时间显著改善的病例占 72%[24-26, 34-36]。在最近的一项多中心研究中，平均时间从 222 min 下降到 143 min[26]。4 h 的平均残留率显著降低，均值相差 22.3%[24-26, 36, 45]。然而，由于大多数研究属于回顾性研究，随访时间短（少于 6 个月），且病因并不明确，因此存在一些局限性。但是，在 G-POEM 的短期随访中 GCSI 评分和 GES 显像评估似乎都有改善。在 1 年随访时这些结果的同质性问题有待验证。

在一项大样本单中心研究中，平均随访时间为 10.4 个月，术后 3 个月和 6 个月的临床成功率分别为 79% 和 69%，与术前相比，平均 GCSI 评分显著下降（分别为 3.3 ± 0.9；1 ± 1.2；1.1 ± 0.9）[24]。70% 的患者 GES（n=23）正常，平均半排空时间和 2 h 滞留时间明显改善，21% 的病例 GES 存在异常[24]。

最新的多中心研究报告来自美国、委内瑞拉和法国的中心，纳入了 33 例患者，随访时间为 11.5 个月[26]。G-POEM 在所有病例上均获得成功，临床成功率为 85%。GES 平均值从 222.4 min 改善至 143.16 min（$P < 0.001$）。术后发生 2 例轻微并发症（1 例出血，1 例溃疡）。平均操作时间为 77.6 min（37 ~ 255 min）。

表 1.1　关于 G-POEM 的主要研究系列

	患者人数	病因（糖尿病 / 特发性 / 外科手术）	临床疗效	胃排空闪烁成像	不良事件
Kashab 等[25]	30	36%/23%/40%	86%	47%	6.6%
Gonzalez 等[24]	29	34%/52%/17%	79%	75%	10.2%
Kahaleh 等[26]	33	21%/36%/36%	85%	平均时间由 222 min 降至 143 min	6%
Rodriguez 等[43]	47	25%/57%/17%	GCSI 评分由 4.6 降至 3.3	80%	0
Mekaroonka 等[44]	30	40%/40%/16%	80%	NA	3%
Malik 等[45]	13	7%/30%/61%	73%	66%	7%
Xue 等[36]	14	42%/42%/7%	61%	83%	0

1.5　长期效果是否可靠?

多数研究报道仅就短期效果进行了评估，仅有 2 篇研究分别进行了 10.4 个月和 11.5 个月的效果评估[24, 26]。前者是一项单中心研究，3 个月时的有效率达 79%，这与其他研究的报道结果一致[24]。6 个月时的中期有效率为 69%，尽管略有下降，但是对这类患者目前仍缺乏有效的治疗手段，因此 G-POEM 仍然是这类患者的治疗希望。在这 29 例患者中仅有 2 例患者术后 3 ~ 6 个月出现复发，其中 1 例患者伴发严重糖尿病及终末期肾功能不全。关于核素显像评估，不一致率为 21%；只有 1 例患者尽管没有达到 GES 正常值，但其临床状况改善明显。这与该检查的敏感性有关，尽管结果异常情况与严重程度相关[28-30]。有趣的是，所有不一致的结果均能在特发性胃轻瘫的病例中观察到。在 Kahaleh 的多中心研究中，1 年的随访结果显示 85% 的患者临床症状改善明显，其中 11.5 个月时 GCSI 评分从 3.3 显著降低至 0.8[26]。

1.6 临床疗效的预测因素有哪些？

手术成功或失败的预测因素似乎主要与病因相关。在含 7 篇病例系列的文献综述中，包括 196 例患者，其中 43% 是特发性，26% 是术后发生，28% 与糖尿病有关（表 1.1）。在一项大样本单中心系列研究中，随访 10.4 个月，纳入的 92% 特发性患者、80% 术后患者和 57% 的糖尿病患者产生了临床疗效[24]。在这些报道中，通过单因素分析发现，女性和糖尿病患者与手术失败显著相关；与此同时，特发性和术后这两种因素是术后临床有效的预测因素。糖尿病的动力障碍不仅会影响胃，还会累及小肠，因而导致更糟糕的结果。然而，在多因素分析中，这些趋势没有得到统计学上的证实，可能与每组的样本量不足有关[24]。有趣的是，当查阅以胃电刺激为重点的文献时，似乎呕吐患者的疗效更好，而且主要是糖尿病患者。相反，治疗特发性胃轻瘫患者的结果令人失望，约 70% 的患者均失败了[18, 19]。这可能是一个非常有前景的研究领域，以便根据病因和主要症状向患者提供具有个性化针对性的治疗方案。联合疗法或许可以提高疗效。

1.7 并发症有哪些？

在这 7 份文献报道中（表 1.1），纳入了 196 例患者，仅 12 例出现并发症（6.1%）[24-26, 36, 43-45]。气腹是最常见的并发症，可通过腹腔穿刺减压和排气轻松处理。消化性溃疡、出血、肺栓塞、脓肿和狭窄等并发症也有报道。在一项涉及 29 例患者的大样本单中心系列研究中，并发症包括 1 例出血和 1 例脓肿（6.9%）[24]。在一项包括五个研究中心的最新研究中，并发症发生率为 6%，其中包括 1 例溃疡和 1 例轻微出血[26]。

1.8 问题和未来发展

对照研究和随机系列研究是必要的，一项将 G-POEM 与幽门内注射肉毒杆菌毒素进行比较的随机系列研究正在进行中，还需等待其结果。最近的一项回顾性研究将腹腔镜幽门成形术（laparoscopic pyloroplasty，LP）与 G-POEM 的结果进行了比较[46]。接受 LP 的患者住院时间更长、手术时间更长、出血量也增加。该术式也存在更多的并发症，而从 GCSI 评分和胃排空的情况看，二者临床改善情况是相似的[46]。

关于手术过程方面的研究，包括幽门切开术肌切开的长度问题以及幽门括约肌的多径向切口问题。自 2014 年首次发表 G-POEM 病例以来，G-POEM 还是一种非常新的内镜手术，技术尚未标准化[37, 38]。

由于 G-POEM 的结果显示不会随着时间的推移而效果降低，这或许与胃电刺激（即胃起搏器）相关。与其他患者相比，既往有手术置入胃起搏器失败的患者似乎有更好的效果[24]。可以推测，G-POEM 联合胃起搏器置入术可以改善糖尿病患者的预后。

是否有其他可以替代或与 G-POEM 互补的方法？一项随机研究发现 Relamoreline（雷拉瑞林 / 瑞莫瑞林）治疗糖尿病胃轻瘫患者具有不错的效果[47]。尽管呕吐症状没有改善，但 GCSI 评分的其他四个症状有显著改善。还观察到通过 $^{13}C-$ 螺旋藻呼气试验评估的胃排空情况有显著改善[47]。Relamoreline 在以下方面的作用并不清楚，例如选择什么样的患者进行 G-POEM 治疗、G-POEM 效果不好的患者使用 Relamoreline 是否有效、已进行 G-POEM 的糖尿病患者使用 Relamoreline 治疗是否有效。

综上所述，G-POEM 治疗难治性胃轻瘫是安全有效的，对短期效果和中期效果非常可观。G-POEM 对女性和糖尿病患者的预后效果有降低的趋势。针对既往令人不满意的效果或糖尿病患者，G-POEM 与电起搏器刺激联合可能是有效的方法。现在是继续进行前瞻性随机研究来验证这些结果的时候了，包括进行更大样本数的精确亚组分析。

参考文献

1. Hasler WL. Gastroparesis: symptoms, evaluation, and treatment. Gastroenterol Clin N Am. 2007;36:619–47, ix

2. Parkman HP, Hasler WL, Fisher RS. American Gastroenterological Association technical review on the diagnosis and treatment of gastroparesis. Gastroenterology. 2004;127:1592–622.

3. Soykan I, Sivri B, Sarosiek I, et al. Demography, clinical characteristics, psychological and abuse profiles, treatment, and long-term follow-up of patients with gastroparesis. Dig Dis Sci. 1998;43:2398–404.

4. Rao AS, Camilleri M. Review article: metoclopramide and tardive dyskinesia. Aliment Pharmacol Ther. 2010;31:11–9.

5. Maganti K, Onyemere K, Jones MP. Oral erythromycin and symptomatic relief of gastroparesis: a systematic review. Am J Gastroenterol. 2003;98:259–63.

6. Dumitrascu DL, Weinbeck M. Domperidone versus metoclopramide in the treatment of diabetic gastroparesis. Am J Gastroenterol. 2000;95:316–7.

7. Arts J, Holvoet L, Caenepeel P, et al. Clinical trial: a randomized-controlled crossover study of intrapyloric injection of botulinum toxin in gastroparesis. Aliment Pharmacol Ther. 2007;26:1251–8.

8. Ezzeddine D, Jit R, Katz N, et al. Pyloric injection of botulinum toxin for treatment of diabetic gastroparesis. Gastrointest Endosc. 2002;55:920–3.

9. Bromer MQ, Friedenberg F, Miller LS, et al. Endoscopic pyloric injection of botulinum toxin A for the treatment of refractory gastroparesis. Gastrointest Endosc. 2005;61:833–9.

10. Miller LS, Szych GA, Kantor SB, et al. Treatment of idiopathic gastroparesis with injection of botulinum toxin into the pyloric sphincter muscle. Am J Gastroenterol. 2002;97:1653–60.

11. Friedenberg FK, Palit A, Parkman HP, et al. Botulinum toxin A for the treatment of delayed gastric emptying. Am J Gastroenterol. 2008;103:416–23.

12. Ukleja A, Tandon K, Shah K, et al. Endoscopic botox injections in therapy of refractory gastroparesis. World J Gastrointest Endosc. 2015;7:790–8.

13. Coleski R, Anderson MA, Hasler WL. Factors associated with symptom response to pyloric injection of botulinum toxin in a large series of gastroparesis patients. Dig Dis Sci. 2009;54:2634–42.

14. Clarke JO, Sharaiha RZ, Kord Valeshabad A, et al. Through-the-scope transpyloric stent placement improves symptoms and gastric emptying in patients with gastroparesis. Endoscopy. 2013;45(Suppl 2):E189–90.

15. Kashab MA, Besharati S, Ngamruengphong S, et al. Refractory gastroparesis can be successfully managed with endoscopic transpyloric stent placement and fixation. Gastrointest Endosc. 2015;82:1106–9.

16. Toro JP, Lytle NW, Patel AD, et al. Efficacy of laparoscopic pyloroplasty for the treatment of gastroparesis. J Am Coll Surg. 2014;218:652–60.

17. Hibbard ML, Dunst CM, Swanström LL. Laparoscopic and endoscopic pyloroplasty for gastroparesis results in sustained symptom improvement. J Gastrointest Surg. 2011;15:1513–9.

18. Abell T, McCallum R, Hocking M, et al. Gastric electrical stimulation for medically refractory gastroparesis. Gastroenterology. 2003;125:421–8.

19. van der Voort IR, Becker JC, Dietl KH, et al. Gastric electrical stimulation results in improved metabolic control in diabetic patients suffering from gastroparesis. Exp Clin Endocrinol Diabetes. 2005;113:38–42.

20. Levinthal DJ, Bielefeldt K. Systematic review and meta-analysis: gastric electrical stimulation for gastroparesis. Auton Neurosci. 2017;202:45–55.

21. Richmond B, Chong B, Modak A, et al. Gastric electrical stimulation for refractory gastroparesis: predictors of response and redefining a successful outcome. Am Surg. 2015;81:467–71.
22. Lal N, Livemore S, Dunne D, et al. Gastric electrical stimulation with the Enterra system: a systematic review. Gastroenterol Res Pract. 2015;2015:762972.
23. Camilleri M. Novel diet, drugs, and gastric interventions for gastroparesis. Clin Gastroenterol Hepatol. 2016;14:1072–80.
24. Gonzalez JM, Benezech A, Vitton V, et al. G-POEM with antro-pyloromyotomy for the treatment of refractory paresis: mid-term, follow-up and factors predicting outcome. Aliment Pharmacol Ther. 2017;46:364–70.
25. Kashab MA, Ngamruengphong S, Carr-Locke D, et al. Gastric per-oral endoscopic myotomy for refactory paresis: results from the first multicenter study on pyloric myotomy (with video). Gastrointest Endosc. 2017;85:123–8.
26. Kahaleh M, Gonzalez JM, Xu MM, et al. Gastric peroral endoscopic myotomy for the treatment of refractory gastroparesis: a multicenter international experience. Endoscopy. 2018;50(11):1053–8. Epub ahead of print
27. Revicki DA, Camilleri M, Kuo B, et al. Development and content validity of a gastroparesis cardinal symptom index daily diary. Aliment Pharmacol Ther. 2009;30(6):670–80.
28. Coleski R, Baker JR, Hasler WL. Endoscopic gastric food retention in relation to scintigraphic gastric emptying delays and clinical factors. Dig Dis Sci. 2016;61:2593–601.
29. Sachdeva P, Malhotra N, Pathikonda M, et al. Gastric emptying of solids and liquids for evaluation for gastroparesis. Dig Dis Sci. 2011;56:1138–46.
30. DiBaise JK, Patel N, Noelting J, et al. The relationship among gastroparetic symptoms, quality of life, and gastric emptying in patients referred for gastric emptying testing. Neurogastroenterol Motil. 2016;28:234–42.
31. Camilleri M, Iturrino J, Bharucha AE, et al. Performance characteristics of scintigraphic measurement of gastric emptying of solids in healthy participants. Neurogastroenterol Motil. 2012;24:1076–e562.
32. Szarka LA, Camilleri M. Methods for measurement of gastric motility. Am J Phys. 2009;296:G461–75.
33. Kuo B, Viazis N, Bahadur S. Non invasive simultaneous measurement of intra-liminal pH and pressure: assessment of gastric emptying and upper GI manometry in healthy subjects. Neurogastroenterol Motil. 2004;16:666.
34. Shlomovitz E, Pescarus R, Cassera MA, et al. Early human experience with per-oral endoscopic pyloromyotomy (POP). Surg Endosc. 2015;29:543–51.
35. Dacha S, Mekaroonkamol P, Li L, et al. Oucomes and quality-of-life assessment after gastric per-oral endscopic pyloromyotomy (with video). Gastrointest Endosc. 2017;86:282–9.
36. Xue H, Fan H, Meng X, et al. Fluoroscopy-guided gastric per-oral endoscopic pyloromyotomy (G-POEM): a more reliable and efficient method for treatment of refractory gastroparesis. Surg Endosc. 2017;31:4617–24.
37. Khashab MA, Stein E, Clarke JO, et al. Gastric peroral endoscopic myotomy for refractory gastroparesis: first human endoscopic pyloromyotomy (with video). Gastrointest Endosc. 2013;78:764–8.
38. Gonzalez J-M, Vanbiervliet G, Vitton V, et al. First European human gastric peroral endoscopic myotomy, for treatment of refractory gastroparesis. Endoscopy. 2015;47(Suppl 1):E135–6.
39. Mearin F, Camilleri M, Malagelada JR. Pyloric dysfunction in diabetics with recurrent nausea and vomiting. Gastroenterology. 1986;90:1919–25.
40. Inoue H, Minami H, Kobayashi Y, et al. Peroral endoscopic myotomy (POEM) for esophageal achalasia. Endoscopy. 2010;42:265–71.

41. Gonzalez JM, Lestelle V, Benezech A, et al. Gastric per-oral endoscopic myotomy with antro-pylormyotomy in the treatment of refractory gastroparesis: clinical experience with follow-up and scintigraphic evaluation (with video). Gastrointest Endosc. 2017;85:123–8.

42. Wang X-Y, Xu M-D, Yao L-Q, et al. Submucosal tunneling endoscopic resection for submucosal tumors of the esophagogastric junction originating from the muscularis propria layer: a feasibility study (with videos). Surg Endosc. 2014;28:1971–7.

43. Rodriguez JH, Haskins IN, Strong AT, et al. Per oral endoscopic pyloromyotomy for refractory gastroparesis: initial results from a single institution. Surg Endosc. 2017;31:5381–8.

44. Mekaroonkamol P, Dacha S, Wang L, et al. Gastric peroral endoscopic pylormyotomy reduces symptoms, increases quality-of-life, and reduces health care usage for patients with gastroparesis. Clin Gastroenterol Hepatol. 2018;17(1):82–9.

45. Malik Z, Kataria R, Modayil R, et al. Gastric per-oral endoscopic myotomy (G POEM) for the treatment of refractory gastroparesis: early experience. Dig Dis Sci. 2018;63(9):2405–12.

46. Landreneau JP, Strong AT, El-Hayek K, et al. Laparoscopic pyloroplasty versus endoscopic per-oral pyloromyotomy for the treatment of gastroparesis. Surg Endosc. 2019;33(3):773–81. Epub ahead of print

47. Camilleri M, McCallum RW, Tack J, et al. Efficacy and safety of relamorelin in diabetics with symptoms of gastroparesis: a randomized, placebo-controlled study. Gastroenterology. 2017;153:1240–50.

著者：M.Barthet and J.M.Gonzalez

译者：李岩

审校：乔伟光，黄思霖

第2章
超声内镜引导下胃肠吻合术

2.1 超声内镜引导下胃肠吻合术的出现

超声内镜（endoscopic ultrasonography，EUS）引导下胃肠吻合术（endoscopic ultrasonography-guided gastroenterostomy，EUS-GE）[1-3]（图2.1）是治疗恶性胃流出道梗阻（malignant gastric outlet obstruction，MGOO）的一种替代治疗手段。传统治疗方法是通过外科手术或内镜下置入金属支架[4, 5]。EUS-GE 是一种新型微创技术，与现有技术相比，具有反复干预治疗次数少、维持消化道开放时间长的优点。

EUS-GE 最早是由 Fritscher-Ravens 等提出，他们在动物模型和尸体中测试了这项技术[6, 7]。由于这项技术需使用特殊装置（纽扣式），且需要更换内镜，技术操作复杂，因此并没有得到临床推广应用。2012 年，Binmoeller 和 Shah 在动物模型中使用了一种腔壁贴合型金属支架（lumen-apposing metal stent，LAMS）成功完成了 EUS-GE，这种支架可以锚定在胃壁和肠壁上，是辅助完成 EUS-GE 的一种理想装置[8]。因为 LAMS 可以像外科吻合术一样使两个器官连接在一起，因此，EUS-GE 在临床上的应用得以实现。

2.2 EUS-GE 的适应证[9]

EUS-GE 有一些适应证和禁忌证。其中一个指征是十二指肠或空肠内的目标部位邻近胃。术前应采用 CT 和 MRI 选择穿刺部位，冠状视图通常最有帮助。吻合口通常在胃体，因此，胃癌或胰腺癌患者应注意防止肿瘤侵犯胃壁。同样，如果肿瘤延伸到胃体、十二指肠第四部分或空肠近端邻近十二指肠悬韧带，EUS-GE 可能是禁忌。如果腹水量少，可以行 EUS-GE，但如果腹水量大，因小肠漂浮现象导致空肠固定不良，应避免行 EUS-GE。MGOO 患者通常有大量的胃残留，这可能会妨碍 EUS-GE 的成功，并引起严重的不良事件。因此，在准备开展 EUS-GE 之前，禁食或维持低渣饮食可能是理想的。但是，如果有胃残留，在进行 EUS-GE 操作前，应先使用圈套导管、篮状导管或网状导管进行清除。

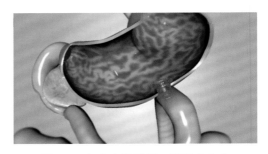

图 2.1　超声内镜引导下胃肠吻合术

2.3　腔壁贴合型金属支架（LAMS）的历史

2011 年，Binmoeller 和 Shah[10] 推出了一种 LAMS（AXIOS™ 支架，Xlumena，CA，USA），可以在 EUS 引导下连接两个器官，就像外科吻合一样。这种支架由一个带有双侧锚定法兰的全覆盖金属支架组成。完全膨胀时，锚定法兰直径是"鞍"段的 2 倍。支架锚定器将压力均匀地分布在腔壁上，并安全地锚定支架，防止支架移位。近端和远端锚定法兰也能安全地将目标腔壁固定在胃壁上，以防止脱离。因此，这种新型 LAMS 可用于介入 EUS、胰腺胃造口术、胆囊引流术、胆道引流术，甚至胃空肠造口术。EUS-GE 技术同样面临操作失败和不良事件。

AXIOS-EC™ 支架通常被称为"Hot AXIOS"，是后来开发的（图 2.2），包括一个电灼强化输送系统。该系统可以在不穿刺或放置导丝的情况下放置支架，从而降低了介入性 EUS 过程中失靶的可能性。

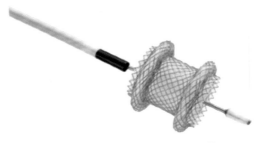

图 2.2　电灼强化输送系统（AXIOS-EC™ 支架）

2.4　EUS-GE 技术[1-3, 9]

近年来，一些研究人员已经为 EUS-GE 技术开发了与 LAMS 相结合的独特且新颖的技术，即直接 EUS-GE 技术、辅助 EUS-GE 技术以及 EUS 引导下球囊闭塞胃空肠吻合旁路术（EUS-guided balloon-occluded gastrojejunostomy bypass，EPASS）。

2.4.1 直接 EUS-GE 技术

直接 EUS-GE 技术需要使用 22 号针直接穿刺胃旁的小肠环，然后注射生理盐水使十二指肠和空肠充盈膨胀。随后使用 19 号针经胃细针穿刺（fine-needle aspiration，FNA），进行小肠造影，再将一根导线穿过该针送入小肠。沿导线进行扩张，再放置 LAMS。扩张直径经测定以确保能引入 LAMS 输送系统。应避免过度扩张，因为在支架置换期间和支架放置前可能会发生管腔泄漏。

2.4.2 辅助 EUS-GE 技术

辅助 EUS-GE 技术是在十二指肠空肠曲周围插入回收 / 扩张球囊、鼻胆管引流管或超细内镜。其中，回收 / 扩张球囊是首选[1, 2]。球囊辅助的 EUS-GE 需要经口腔将球囊导管穿过放置在小肠内的金属丝。球囊在十二指肠或空肠内充满液体（造影液或水）。超声内镜扫查显露球囊后，对充盈的球囊进行定位。然后用 19 号 FNA 针刺穿球囊，这有助于指示针尖在小肠腔内的正确位置。用一根导丝穿过 FNA 针，放置 LAMS。必要时静脉注射胰高血糖素，以减少小肠蠕动。当放置鼻胆管引流时，将造影剂注入十二指肠和空肠以扩张，并在超声和 X 线透视下识别十二指肠或空肠环。

超细内镜辅助 EUS-GE 的操作过程中，超细内镜可经口或现有胃造口部位进入胃内，并通过狭窄处。通过超细内镜注射生理盐水来扩张肠腔。然后，超声内镜推进到胃中，如果超声内镜是经口进入的，则超声内镜与超细内镜一起进入胃部。在超声内镜介导下，将穿刺针刺入肠腔，导丝沿穿刺针进入并盘绕在肠腔内。如果可以，通过超细内镜置入活检钳，用于夹住导丝并行牵引，形成一种内部会合技术，从而构建一个管道，最后放置 LAMS。

2.4.3 EPASS

EPASS 在笔者的动物研究中被首次报道[11]。一款特殊的双球囊肠导管（Tokyo Medical University type，Create Medic Co., Ltd., Yokohama, Japan）被用于这种手术。这种类型的球囊可以把生理盐水直接输送到两个充气球囊之间的肠导管的排水腔（图 2.3，图 2.4）。

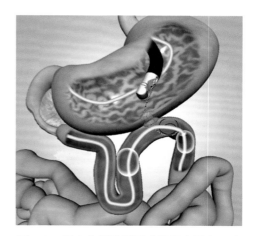

图 2.3 超声内镜引导下球囊闭塞胃空肠吻合旁路术（EPASS）

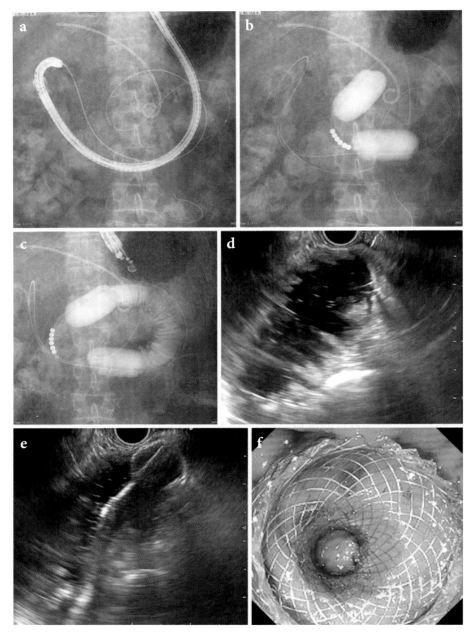

图 2.4　超声内镜引导下球囊闭塞胃空肠吻合旁路术步骤。(a)首先,在胃镜下插入导丝及导管;(b)双气囊导管通过导丝向深度推进,气囊充气;(c)将带有造影剂的生理盐水注射至两个球囊之间的空肠,然后,EUS 进入胃部;(d)EUS 显示扩张的空肠,电切后将金属支架置入空肠;(e)远端法兰在 EUS 引导下展开,并回拉向胃壁;(f)最后,在内镜引导下展开近端法兰;(g)术后 CT 检查确定支架放置良好。

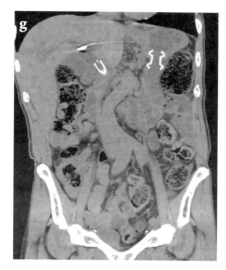

图 2.4（续）

选择标准的胃镜送至十二指肠水平段，然后通过内镜活检通道置入带导管的导丝，尽可能地将导丝推至十二指肠远端和空肠袢，然后退出胃镜，将导丝留到原有位置；其外鞘管可用于辅助球囊导管通过，避免当其通过幽门 - 十二指肠狭窄时在胃的穹窿部成袢。将双气囊导管经口腔插入引导导丝上，联合0.89 英寸（约 2.26 cm）的专用导丝，以获得更好的扭转性。将两个气囊放置在十二指肠和空肠邻近胃的区域。两个气囊都充满了生理盐水和造影剂，以保持小肠开放。然后在两个气囊之间的空隙中注入足够量的生理盐水和造影剂，以扩张小肠管腔。超声内镜被推至胃中以识别膨胀的十二指肠或空肠。

EPASS 有两种手术方式，即一步法（自由式技术）和两步法（标准技术）。自由式技术是使用直接电切割功能的尖端置入支架而不需要使用穿刺针插入。标准技术是在 EUS 引导下使用 19 号穿刺针穿刺进入十二指肠或空肠，然后将导丝插入针中。当 AXIOS™ 支架用于 EPASS 时，移除针头，通过导丝使用6-Fr 电灼扩张器和 6 mm 扩张球囊扩张胃空肠吻合口。然后通过导丝将支架推进至十二指肠或空肠。当使用 AXIOS-EC™ 支架时，输送系统通过导丝直接进入十二指肠或空肠，同时施加电流（通常为自动切割模式，100 W，效果 4）。对于自由式技术，电灼强化尖端输送系统使用 Axios-EC™ 支架在通电的同时直接进入扩张的十二指肠或空肠。支架在 EUS、透视和内镜的联合引导下放置在吻合口上。最后，用扩张球囊将展开的支架管腔扩张到 10 mm。

2.5 EUS-GE 治疗 MGOO 的效果

三个样本量相对较大（10 例或更多）的病例系列报道，描述了 EUS-GE 技术，无论使用何种置入技术[1-3]，结果显示技术成功率约为 90%，尽管其中两个是回顾性研究[1, 2]。在这些研究中，对于辅助 EUS-GE 技术，经常使用回收/扩张球囊来帮助穿刺十二指肠和空肠。而在接受 EPASS 的患者中，一步法的成功率高于两步法（分别为 100% 和 82%）。有趣的是，几乎所有成功放置支架的病例都在 25 min 内显示临床有效。虽然没有患者死亡，且发生了几起不良事件，但并无严重不良事件。其中 1 例球囊辅助 EUS-GE 失败，改为腹腔镜胃空肠造瘘术；2 例 EPASS 失败，通过保守治疗取得了临床上的改善。有趣的是，在最近一项包含良性胃流出道梗阻（gastric outlet obstruction，GOO）的病例系列研究中，采用直接 EUS-GE 技术和球囊辅助 EUS-GE 技术的成功率分别为 94.2% 和 90.9%。直接技术的平均手术时间较短（35.7 min ± 32.1 min vs. 89.9 min ± 33.3 min），EPASS 的平均手术时间最短（25.5 min）[3]。直接技术的临床成功率为 92.3%，而 EPASS 的临床成功率为 90.9%。

最近一项 EUS-GE 技术和内镜下肠内支架置入术的比较研究表明，EUS-GE 技术是 MGOO 的理想选择，其有效性和安全性与内镜下肠内支架置入术相当，同时与较低的症状复发率和再干预率相关[13]。EUS-GE 技术和外科胃肠吻合术（SGJ）之间的另一项比较研究[14]表明，尽管两种技术成功率很高，但 SGJ 组的成功率高于 EUS-GE 组（100% vs. 87%），然而临床缓解成功率无差异（90% vs. 87%）。其中 EUS-GE 技术不良事件的发生率较低，但两组相比，差异没有统计学意义（16% vs. 25%）。此外，两组技术再次干预的平均时间也相似（88 天 vs. 121 天）。一项关于 EUS-GE 技术和腹腔镜 GE（laparoscopic GE，Lap-GE）技术国际研究[15]表明，29 例（100%）Lap-GE 组患者和 23 例（88%）EUS-GJ 组患者均获得成功。然而，在 Lap-GE 组患者中不良事件发生率为 41%（$n=12$），在 EUS-GE 组患者中不良事件发生率为 12%（$n=3$）。

对于操作技术熟练的超声内镜医师，除了 EUS-GE 技术，还有三种方法可用于 GOO 治疗：内镜下肠道支架置入术、开腹胃肠吻合术和腹腔镜胃肠吻合术。虽然没有非常明显的比较数据，EUS-GE 由于其支架长度较短（1 cm）和完全覆膜的金属支架，即使吻合部位有限，在延长支架开放时间方面可能优于内镜下肠道支架置入术。相反，在手术时间、侵入性（疼痛评分等）以及住院时间方面，Lap-GE 似乎不如 EUS-GE。要注意，EUS-GE 技术可能不是特别适合恶性肿瘤晚期患者。

2.6 EUS-GE 的临床应用前景

一般来说，良性疾病（如急性胰腺炎、慢性胰腺炎和十二指肠溃疡）的患者出现胃出口梗阻的概率极低。在患者接受不可逆转的手术干预或不可移除的十二指肠支架之前，EUS-GE 可以作为 GOO 临时治疗的一种选择。一项 EUS-GE 治疗良性疾病的回顾性研究表明，96.2% 的患者获得了技术上的成功，84% 的患者获得了临床上的成功。令人惊讶的是，计划外再干预率为 4.8%[16]。

另一个临床应用是治疗输入袢综合征，该综合征主要由原发性癌症的复发性狭窄引起，并导致胆管炎和（或）胰腺炎。一些案例报道了 EUS-GE 技术使用 LAMS[17, 18]（图 2.5）。理论上，由于胃和扩张的输入袢之间的通道是所谓的短切技术，故 EUS-GE 技术是治疗输入袢综合征的合理方案。

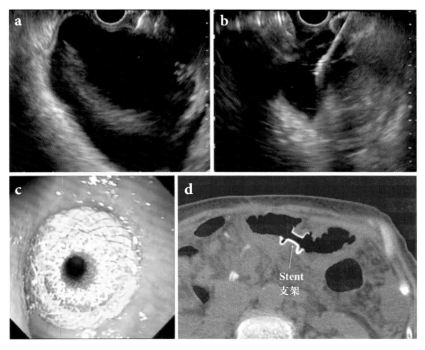

图 2.5 超声内镜引导下胃肠吻合术（EUS-GE）治疗输入袢综合征。（a）EUS 用于显示扩张的输入袢，如假性囊肿，将金属支架送至远端扩张的空肠；（b）远端法兰在 EUS 引导下展开，并作为锚向后拉向胃壁；（c）在内镜引导下展开近端法兰；（d）术后 CT 扫描显示支架放置良好。

参考文献

1. Khashab MA, Kumbhari V, Grimm IS, Ngamruengphong S, Aguila G, El Zein M, et al. EUS-guided gastroenterostomy: the first U.S. clinical experience (with video). Gastrointest Endosc. 2015;82:932–8.

2. Tyberg A, Perez-Miranda M, Sanchez-Ocaña R, Peñas I, de la Serna C, Shah J, et al. Endoscopic ultrasound-guided gastrojejunostomy with a lumen-apposing metal stent: a multicenter, international experience. Endosc Int Open. 2016;4:E276–81.

3. Itoi T, Ishii K, Ikeuchi N, Sofuni A, Gotoda T, Moriyasu F, et al. Prospective evaluation of endoscopic ultrasonography-guided double-balloon-occluded gastrojejunostomy bypass (EPASS) for malignant gastric outlet obstruction. Gut. 2016;65:193–5.

4. Jeurnink SM, Steyerberg EW, van Hooft JE, van Eijck CH, Schwartz MP, Vleggaar FP, et al. Surgical gastrojejunostomy or endoscopic stent placement for the palliation of malignant gastric outlet obstruction (SUSTENT study): a multicenter randomized trial. Gastrointest Endosc. 2010;71:490–9.

5. Upchurch E, Ragusa M, Cirocchi R. Stent placement versus surgical palliation for adults with malignant gastric outlet obstruction. Cochrane Database Syst Rev. 2018;5:CD012506.

6. Fritscher-Ravens A, Mosse CA, Mills TN, Mukherjee D, Park PO, Swain P. A through-the-scope device for suturing and tissue approximation under EUS control. Gastrointest Endosc. 2002;56:737–42.

7. Fritscher-Ravens A, Mosse CA, Mukherjee D, Mills T, Park PO, Swain CP. Transluminal endosurgery: single lumen access anastomotic device for flexible endoscopy. Gastrointest Endosc. 2003;58:585–91.

8. Binmoeller KF, Shah JN. Endoscopic ultrasound-guided gastroenterostomy using novel tools designed for transluminal therapy: a porcine study. Endoscopy. 2012;44:499–503.

9. Itoi T, Baron TH, Khashab MA, Tsuchiya T, Irani S, Dhir V, et al. Technical review of endoscopic ultrasonography-guided gastroenterostomy in 2017. Dig Endosc. 2017;29:495–502.

10. Binmoeller KF, Shah J. A novel lumen-apposing stent for transluminal drainage of nonadherent extraintestinal fluid collections. Endoscopy. 2011;43:337–42.

11. Itoi T, Itokawa F, Uraoka T, Gotoda T, Horii J, Goto O, et al. Novel EUS-guided gastrojejunostomy technique using a new double-balloon enteric tube and lumen-apposing metal stent (with videos). Gastrointest Endosc. 2013;78:934–9.

12. Chen YI, Kunda R, Storm AC, Aridi HD, Thompson CC, Nieto J, et al. EUS-guided gastroenterostomy: a multicenter study comparing the direct and balloon-assisted techniques. Gastrointest Endosc. 2018;87:1215–21.

13. Chen YI, Itoi T, Baron TH, Nieto J, Haito-Chavez Y, Grimm IS, et al. EUS-guided gastroenterostomy is comparable to enteral stenting with fewer re-interventions in malignant gastric outlet obstruction. Surg Endosc. 2017;31:2946–52.

14. Khashab MA, Bukhari M, Baron TH, Nieto J, El Zein M, Chen YI, et al. International multicenter comparative trial of endoscopic ultrasonography-guided gastroenterostomy versus surgical gastrojejunostomy for the treatment of malignant gastric outlet obstruction. Endosc Int Open. 2017;5:E275–81.

15. Perez-Miranda M, Tyberg A, Poletto D, Toscano E, Gaidhane M, Desai AP, et al. EUS-guided gastrojejunostomy versus laparoscopic gastrojejunostomy: an international collaborative study. J Clin Gastroenterol. 2017;51:896–9.

16. Chen YI, James TW, Agarwal A, Baron TH, Itoi T, Kunda R, et al. EUS-guided gastroenterostomy in management of benign gastric outlet obstruction. Endosc Int Open. 2018;6:E363–8.

17. Ikeuchi N, Itoi T, Tsuchiya T, Nagakawa Y, Tsuchida A. One-step EUS-guided gastrojejunostomy with use of lumen-apposing metal stent for afferent loop syndrome treatment. Gastrointest Endosc. 2015;82:166.

18. Yamamoto K, Tsuchiya T, Tanaka R, Mitsuyoshi H, Mukai S, Nagakawa Y, et al. Afferent loop syndrome treated by endoscopic ultrasound-guided gastrojejunostomy, using a lumen-apposing metal stent with an electrocautery-enhanced delivery system. Endoscopy. 2017;49:E270–2.

著者：Takao Itoi

译者：何甜

审校：乔伟光，黄思霖

第3章
内镜黏膜下剥离术之口袋法

3.1 介绍

在治疗肿瘤病变时，实现治愈是最重要的考虑。为了达到这一目标，既需要完整切除肿瘤，也需要完全控制转移。无法控制转移性疾病是内镜治疗最明显的局限性。因此，当我们考虑扩大胃肠道肿瘤内镜切除的适应证时，需要准确评估淋巴结转移的风险。胃肠道黏膜内肿瘤几乎没有淋巴结转移的风险。然而，对于浸润癌需要根据其转移的风险考虑是否清扫淋巴结。内镜下治疗后需要高质量的病理标本，进而判断黏膜下浸润深度、有无淋巴管或血管浸润以及组织病理学类型等危险因素，才能充分地评估黏膜下浸润癌的淋巴结转移风险。在评价切除标本的质量时，需要进行准确的组织病理学评估，整块切除、阴性切缘及热损伤少、较厚的黏膜下层是其评估的重要因素。由于与淋巴结转移风险增加有关的大多数因素都需要对标本黏膜下层进行评估（图 3.1 ①）[1, 2]，因此对于怀疑黏膜下浸润的浅表性肿瘤，必须将足够厚度的黏膜下层一起切除，才能提供高质量的病理标本。理论上来说，即使是黏膜内肿瘤也要以阴性切缘的方式进行整块切除，才能避免病变切除后局部复发[3]。

当肿瘤直径大于 2 cm 或者伴有严重的黏膜下纤维化（即使为黏膜内癌）时，传统的内镜下黏膜切除术（endoscopic mucosal resection，EMR）技术难以确保使用圈套器能获得切缘阴性的整块标本。有很多范围大或者部位困难的肿瘤病变，即使它们已经完整地通过 EMR 切除，仍要追加外科手术。内镜黏膜下剥离术（endoscopic submucosal dissection，ESD）作为一种比 EMR 更复杂的技术，现在可以克服圈套器切除技术的局限性，无论肿瘤大小、形状、位置[3, 4]或黏膜下层纤维化程度如何[5]，都能实现整块切除。近年来，随着对表

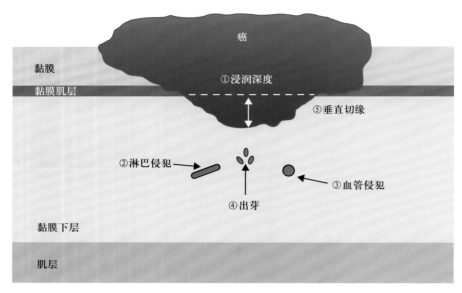

图 3.1　需要追加外科肠切除术和淋巴结清扫的黏膜下层浸润癌病理特征：①黏膜下层浸润深度在 1000 μm 或以上；②淋巴管内癌栓；③血管内癌栓；④出芽分级为 2 或 3 级；⑤垂直切缘阳性。当垂直切缘呈阳性时，建议追加根治性手术。若垂直切缘为阴性，但①～⑤至少有一个因素呈阳性，仍考虑追加外科手术和淋巴结清扫。

浅胃肠道肿瘤微创根治疗法的需求增加，ESD 的使用愈发广泛。然而，许多人认为 ESD 的技术难度比 EMR 更大，需要强化培训和足够的经验才能更好地完成。笔者创立了口袋法（pocket-creation method，PCM）作为一种 ESD 的改进方法，以获得高质量的病理标本和确保更加安全有效的 ESD[5-9]。如果你在开展 ESD 的过程中实施 PCM，会发现 ESD 在许多情况下可以轻松地完成。所以，笔者强烈推荐那些想要学习 ESD 技能的内镜医师使用 PCM 作为 ESD 的标准策略。

3.2　口袋法的优点

尽管 PCM 的发明是为了克服 ESD 治疗一些较大无蒂肿瘤过程中的困难，但 PCM 在常规的 ESD 过程也具有许多优势（图 3.2）[10]。PCM 可保持黏膜抬高，在黏膜下层提供良好的牵拉和可视化，在困难的情况下也可以保持镜身实现切线方向进入，另外在口袋中可以稳定内镜的前端，不受心肺活动带来蠕动的影响。

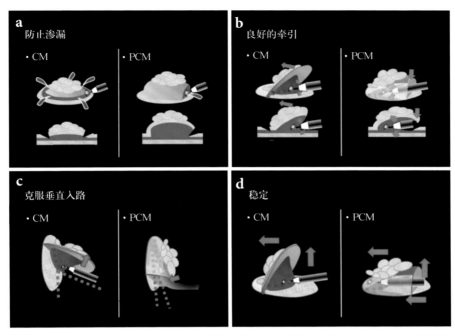

图 3.2 与传统方法（CM）相比，口袋法（PCM）的优点：（a）PCM 可防止黏膜下注射液的渗漏，延长维持黏膜下层隆起的时间；（b）ST 帽的尖端可提供牵引力和反牵引力，拉伸口袋中的黏膜下组织；（c）PCM 将肌层的入路角度从垂直接近改变为切线接近；（d）PCM 通过将口袋中的内镜与心跳呼吸运动的波动同步来稳定内镜前端。

3.3　创建口袋法适用的设备

小口径尖端透明（small-caliber-tip transparent，ST）帽（DH-33GR[11]、DH-34CR，Fujiflm，Tokyo，Japan）（图 3.3）或短型 ST 帽（DH-28GR、DH-29CR、DH-30CR、Fujiflm）均适用于 PCM。使用棉签将镜头清洁剂如 Cleash®（Fujiflm）涂抹在内镜镜头的表面，包括 ST 帽的内部和外部，以确保在手术前镜头的洁净。使用含有 0.001% 肾上腺素、0.002% ～ 0.004% 靛胭脂以及 0.4% 透明质酸钠混合溶液（MucoUp®，Boston Scientific，Marlborough，MA）进行黏膜下注射。电刀一般使用针型刀，例如 Flush knife BT-S（Fujiflm）或 Dual knife（Olympus，Tokyo，Japan）。Flush knife BT-S 长 2.5 mm 或 1.5 mm，分别用于胃或结直肠。Dual. knife 长 2.0 mm 或 1.5 mm，分别用于胃或结直肠。笔者医院常用的高频电工作站的型号是 VIO-300 D（ERBE Elektromedizin Ltd.，Tübingen，Germany）。黏膜切开

及黏膜下剥离分别使用效果 1、切割宽
度 4 以及切割间隔时间 1 的 Endo cut I 模
式和效果 4、最大 25 ～ 30 W 的 Swift coag
模式。在 VIO-300 D 用热止血钳（HOYA
Corporation，Tokyo，Japan）采用效果 4 和
80 W 的 Soft coag 模式来控制出血。镜身前
端直径约 10 mm 的内镜适用于 ST 帽（DH-
33GR）和附送水冲洗通道，例如 EG-L580RD
（Fujiflm）、GIF-Q260J（Olympus）适用于胃
镜，EC-580RD（Fujiflm）、EC-L600MP7
（Fujiflm）、PCF-Q260J（Olympus）、PCF-
H290TI（Olympus）适用于结肠镜，而 EI-
580BT（Fujiflm）适用于双气囊内镜（double-
ballon endoscope，DBE）的 PCM。除此之

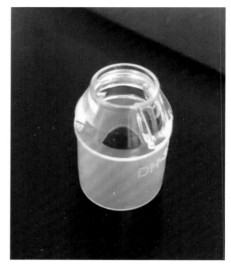

图 3.3　小口径尖端透明（ST）帽（DH-
33GR、Fujifilm，Tokyo，Japan），适用
于内镜黏膜下剥离术的口袋法。

外，DBE 还需要 BioShield irrigator®（US Endoscopy，Mentor，OH），因为 DBE 没有附送
水通道[12]。对于内镜操作性不稳定的或使用传统结肠镜无法完成的右半结肠肿瘤，
DBE 气囊辅助下的 ESD 是有用的[12, 13]。

3.4　创建口袋法的过程

　　PCM 的过程如下。首先将含有 0.4% 透明质酸钠溶液注入黏膜下层，形
成黏膜下层液体垫。由黏膜下层注射产生的黏膜抬举征应该从肿瘤的外侧向
肿瘤的中心进行。在肿瘤外缘至少 1 cm 处的正常黏膜上建立一个黏膜下层口
袋的开口。切口宽度应限制在 2 cm 左右，使口袋入口足够窄，以保持内镜在
口袋内的稳定（图 3.4a）。在黏膜切口正下方进行多次黏膜下剥离，更易使口
袋入口增大，进而方便使佩戴 ST 帽的内镜尖端进入黏膜下层空间（图 3.4b）。
吸引管腔内气体可以使切口周围的黏膜松弛，便于 ST 帽尖端的插入。ST 帽
辅助下可以清晰判断半透明的黏膜下组织进而识别固有肌层表面。在肌层正
上方注入更多的液体，以增加黏膜下层（肌层侧）的厚度，使黏膜下层（黏
膜侧）浅层占优势的血管分支和脂肪组织抬高，避免在黏膜下剥离过程中发
生出血和脂肪受热雾化飞溅。然后对黏膜下层进行横向分离，在肌层上方确

定一个安全且适合的剥离平面，注意观察肌层表面。黏膜下剥离最好通过一系列的操作来完成。首先用电刀尖端在安全方向对黏膜下组织 1 ~ 2 mm 施加牵引力，然后快速用电切割，这样的操作解剖距离很短，热损伤最小。沿着肌层表面重复以上操作，形成一条长而精确的剥离线。没有必要使用电刀一次性切割来剥离黏膜下层。通过 ST 帽尖端稳定住肌层表面，使肌层与电刀尖之间保持安全距离，可以保护肌层避免穿孔等意外损伤。剥离肿瘤下方区域后（图 3.4c），我们从创建口袋切换到打开口袋。口袋应从重力的低位（下坡）一侧打开，以利用重力引起的牵引力（图 3.4d）。在结直肠 ESD 中，没有必要执着于"低位"，因为在手术过程中，改变患者的体位是可行的。补充的黏膜下注射应选择在口袋外面的黏膜表面。在每次剥离时将抬举的黏膜层切开约 1 cm 长，随后将切口下方的黏膜下层用电刀尖端从口袋内侧向外侧钩住并切开。黏膜切口下的整个黏膜下层应完全剥离。接下来，通过反复的黏膜下层注射、黏膜切开和黏膜下层剥离来打开口袋的另一侧。最后以相同方式打开剩余区域后（图 3.4e），完成整块切除（图 3.4f）。

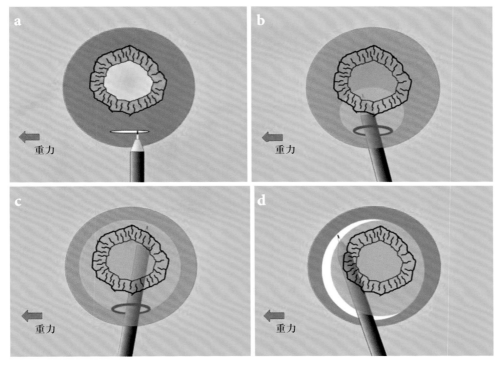

图 3.4　PCM 的手术过程：（a）初始的黏膜切开；（b）进入口袋并剥离黏膜下层；（c）剥离肿瘤下方的区域；（d）打开重力低位侧的口袋；（e）打开另一侧口袋；（f）完成整块切除。

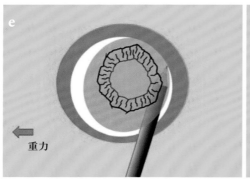
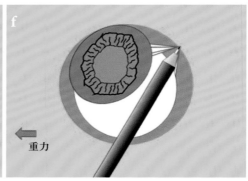

图 3.4（续）

关于 PCM，仍需要强调一些要点。首先要通过将透明质酸钠注射到先前黏膜抬举的边缘来增加黏膜层的抬举，继而减少肌层穿孔的风险（图 3.5）。在黏膜下剥离过程中，注射针插入黏膜下层时，尽量避免意外刺破血管。刺破血管立即出血可能导致黏膜下层血肿，使黏膜下层透见性变低，从而干扰黏膜下层血管和肌层的识别。在操作过程中，不需要大量的注气来维持空间视野，因为 ST 帽会保持口袋内足够的空间。因此，我们经常在操作过程中将内镜的先端移出口袋来从管腔中抽吸气体。没有充气的腔体可稳定内镜操作，并将肠壁改变为切线方向（图 3.6）。非充气管腔使肠黏膜和黏膜下层更加松弛，并通过注射液体保持黏膜下层足够的厚度。当黏膜下层的口袋被打开时，内镜尖端变得不

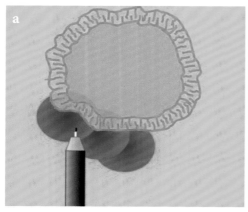
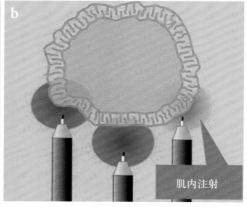

图 3.5　黏膜下注射：（a）正确的示例：黏膜下注射沿着此前黏膜下注射的边缘，以减少向肌层注射的风险；（b）错误的示例：黏膜下注射是单独进行的，这种注射方式增加了肌内注射的风险，并且在剥离过程中难以识别黏膜下层，可能导致术中穿孔。

稳定，因为内镜尖端在黏膜下层口袋内可以保持更好的稳定性。尽可能通过抽吸气体使管腔塌陷是很重要的，因为这样容易钩住由于吸气变得更加松弛的黏膜和黏膜下层，确保稳定的操作。打开口袋相对困难，特别是对于那些经验不够丰富的医师。剪型刀、IT 刀和 Safe knife V 可有助于在不稳定的情况下打开口袋。

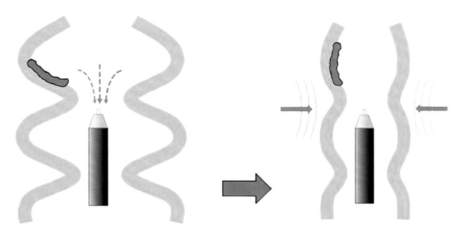

图 3.6　通过抽吸管腔内气体来改变病变在肠壁的位置。皱襞后方的肿瘤病变可以改变到切线位置。

3.5　病例介绍：ESD 之口袋法

患者，77 岁，男性，乙状结肠可见一个呈侧向发育的非颗粒型扁平型肿瘤（图 3.7a）。将 0.4% 透明质酸钠溶液注射到肿瘤区域黏膜下层组织中（图 3.7b）。进入黏膜下口袋后，在固有肌层上方再次进行黏膜下注射，可以通过黏膜下层看到，增大的黏膜下层的半透明下部（图 3.7c）。持续剥离黏膜下层，保持电刀尖端和肌层之间的安全距离，同时使用 ST 帽维持在肌层表面。ST 帽可以有效地拉伸黏膜下层，在其边缘提供牵引和反牵引（图 3.7d）。在打开口袋之前，应沿着预期的周围黏膜切口线增加黏膜下层注射。打开口袋和重复黏膜下层剥离（图 3.7e）以实现整块切除（图 3.7f）。组织病理学评估显示病变属于分化良好的管状腺癌，局限于黏膜层，脉管癌栓阴性，病理切缘均为阴性。

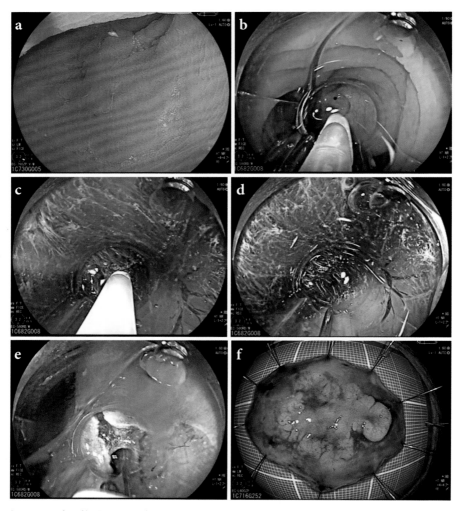

图3.7 对乙状结肠侧向发育型肿瘤使用口袋法的内镜黏膜下剥离术：（a）非颗粒型的侧向发育型肿瘤；（b）黏膜抬举；（c）肌层上方的黏膜下注射；（d）通过透明帽清晰显示肌层；（e）打开口袋；（f）整体切除。

3.6　总结

　　PCM 是一种成熟的、有效的、安全的技术，是 ESD 的一种有效方法。在 ESD 方面经验较少的医师应该首先学习 PCM 作为他们的标准 ESD 策略。PCM 为提高医师 ESD 技能提供了一个捷径，医师在通过使用 PCM 获得精确的黏膜下剥离技能后能挑战困难病变。

参考文献

1. Watanabe T, Itabashi M, Shimada Y, Tanaka S, Ito Y, Ajioka Y, et al. Japanese Society for Cancer of the Colon and Rectum (JSCCR) guidelines 2014 for treatment of colorectal cancer. Int J Clin Oncol. 2015;20(2):207–39.
2. Ono H, Yao K, Fujishiro M, Oda I, Nimura S, Yahagi N, et al. Guidelines for endoscopic submucosal dissection and endoscopic mucosal resection for early gastric cancer. Dig Endosc. 2016;28(1):3–15.
3. Hotta K, Saito Y, Matsuda T, Shinohara T, Oyama T. Local recurrence and surveillance after endoscopic resection of large colorectal tumors. Dig Endosc. 2010;22(Suppl 1):S63–8.
4. Hayashi Y, Shinozaki S, Sunada K, Sato H, Miura Y, Ino Y, et al. Efficacy and safety of endoscopic submucosal dissection for superficial colorectal tumors more than 50 mm in diameter. Gastrointest Endosc. 2016;83(3):602–7.
5. Sakamoto H, Hayashi Y, Miura Y, Shinozaki S, Takahashi H, Fukuda H, et al. Pocket-creation method facilitates endoscopic submucosal dissection of colorectal laterally spreading tumors, non-granular type. Endosc Int Open. 2017;5(2):E123–E9.
6. Hayashi Y, Sunada K, Takahashi H, Shinhata H, Lefor AT, Tanaka A, et al. Pocket-creation method of endoscopic submucosal dissection to achieve en bloc resection of giant colorectal subpedunculated neoplastic lesions. Endoscopy. 2014;46(Suppl 1 UCTN):E421–2.
7. Hayashi Y, Miura Y, Yamamoto H. Pocket-creation method for the safe, reliable, and efficient endoscopic submucosal dissection of colorectal lateral spreading tumors. Dig Endosc. 2015;27(4):534–5.
8. Miura Y, Hayashi Y, Lefor AK, Osawa H, Yamamoto H. The pocket-creation method of ESD for gastric neoplasms. Gastrointest Endosc. 2016;83(2):457–8.
9. Takezawa T, Hayashi Y, Shinozaki S, Sagara Y, Okada M, Kobayashi Y, et al. The pocket-creation method facilitates colonic endoscopic submucosal dissection. Gastrointest Endosc. 2019;89(5):1045–53.
10. Miura Y, Shinozaki S, Hayashi Y, Sakamoto H, Lefor AK, Yamamoto H. Duodenal endoscopic submucosal dissection is feasible using the pocket-creation method. Endoscopy. 2017;49(1):8–14.
11. Hayashi Y, Nomura T, Lee RF, Miura Y, Shinozaki S, Sunada K, et al. Introducing the next evolution of the small-caliber-tip transparent hood: enhancing the pocket-creation method by building on previous successes. Endoscopy. 2020;52(8):E297–9.
12. Yamashina T, Hayashi Y, Sakamoto H, Yano T, Miura Y, Shinozaki S, et al. Balloon-assisted endoscopy facilitates endoscopic submucosal dissection of difficult superficial proximal colon tumors. Endoscopy. 2018;50(8):800–8.
13. Hayashi Y, Sunada K, Yamamoto H. Prototype holder adequately supports the overtube in balloon-assisted endoscopic submucosal dissection. Dig Endosc. 2014;26(5):682.

著者：Hironori Yamamoto，Yoshikazu Hayashi，Satoshi Shinozaki，and Alan Kawarai Lefor

译者：王敬斋

审校：乔伟光，黄思霖

第4章
超声内镜引导下胆道引流术

4.1 介绍

内镜下胆道支架置入术是梗阻性黄疸最常用的治疗方法，3% ~ 12% 的病例因主乳头插管失败，需要外科手术或经皮胆道引流，但经皮胆道引流术有较高的并发症发生率，如出血或胆汁性腹膜炎（20% ~ 30%），这种姑息性手术并发症的发生率和死亡率分别为 35% ~ 50% 和 10% ~ 15%。目前有超声内镜辅助和超声内镜引导下穿刺胆管（胆总管或左肝管）进行胆道引流的新技术，在超声内镜引导并使用其专用附件，可以进行胆肠吻合术。

本章的目的有以下几点：

1. 介绍超声内镜引导下胆道引流术所需的材料。

2. 介绍超声内镜引导下胆道引流术这一技术。

3. 与内镜逆行胰胆管造影术（endoscopic retrograde cholangiopancreatography，ERCP）相比这些技术在当今的地位。

4.2 材料

4.2.1 介入性超声内镜

大约在 1990 年，Pentax 公司开发了一种电子凸阵曲面内镜（FG32UA），其成像平面位于设备的长轴上，与仪器平面重叠，这种超声内镜配备 2.0 mm 工作通道，可进行 EUS 引导下细针穿刺活检（endoscopic ultrasound-guided fine needle aspiration，EUS-FNA），然而 FG32UA 相对较小的工作通道是其进行假性囊肿引流的一个缺点，因此它需要将超声内镜更换为治疗性十二指肠镜来置入支架或鼻囊肿引流管。为了能够用超声内镜放置支架，Pentax- 日立公司开发了介入性超声内镜（FG 38X、EG 38UT 和 EG 3870UTK），FG 38X 有一个 3.2 mm

的工作通道，允许 8.5-F 的支架或鼻囊肿引流管插入。EG 38UT 和 EG 3870UTK 具有 3.8 mm 更大的工作通道，带有一个抬钳器，可以放置 10-Fr 的支架[1-3]。最近，新一代治疗性超声内镜（EG 38UJ10）配备 4.0 mm 工作通道（图 4.1）。

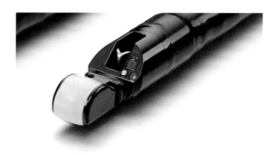

图 4.1　具有大工作通道（4.0 mm）的新型治疗性超声内镜

Olympus 公司也开发了凸阵系列超声内镜。GF-UCT160-OL5 具有 3.7 mm 的大工作通道，UCT160-OL5 与 EU-C60 超声中心连接时可提供 150° 扫查范围。

Fujinon 公司也开发了一种治疗性超声内镜。EG-580UT 带有抬钳器，可协助行凸面扫描，用于治疗干预，这种内镜有一个 3.8 mm 的大工作通道。

4.2.2　穿刺针及配件

19 号穿刺针（Wilson-Cook 公司）可以让 0.035 英寸（约 0.0889 cm）的导丝通过并插入扩张的胆管，然而一些新技术（主要是肝胃吻合术）的主要问题之一是难以通过 19 号穿刺针来操作导丝，存在导丝涂层的"脱皮"，这会造成部分导丝残体遗留在患者体内的风险，并且不可继续操作及置入支架。为了解决这个问题，笔者与 Cook 公司合作

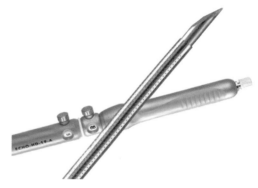

图 4.2　EchoTip® Access Needle（Cook Medical, Wiston Salem，USA）

设计了一种特殊的针，称为 EchoTip®Access Needle（图 4.2），这种针是独创的，针芯很锋利，比较容易插入胆管、胰管或假性囊肿，拔出针芯后留在原处的针头光滑，操作导丝很容易，该装置的设计旨在减少导丝剥脱的可能性。

4.3　超声内镜引导下胆管引流术

与 CT 或 MRI 相比，超声内镜更能靠近梗阻区域且具有更高的分辨率，并且与 ERCP 相比，EUS 这种微创手术的并发症发生率更低。Wiersema 等首先描

述了 EUS 引导的胆管造影和胰管造影，随后 Giovannini 及 Burmester 等报道了 EUS 引导的透壁胆道引流[3-6]。

实际上，在一些研究中心使用 EUS 和 EUS 引导的胆管（胆总管或左肝管）进行胆道引流与 EUS 引导的汇合技术是可行的，笔者对不同的方法进行了如下分类：

1）肝内入路［肝胃吻合术、穿刺会师术和经肝顺行自膨式金属支架（SEMS）置入术］。

2）肝外入路（胆总管十二指肠吻合术、胆总管穿刺会师术）。

4.4 超声内镜引导下经胃左肝内胆管穿刺引流术（hepaticogastrostomy under EUS guidance，HGE）（图 4.3）

Burmester 等人于 2003 年首先报道了超声内镜引导下经胃左肝内胆管穿刺引流术[6]，该技术类似于超声内镜引导下的胰腺假性囊肿引流术，使用介入性超声内镜可清晰观察扩张的左肝管（Ⅲ段），然后在 X 线和超声内镜联合下进行 HGE 操作，在超声内镜引导下将充气的球囊置于胃小弯的中间部分。将穿刺针（19G，EchoTip®Access Needle，Cook Ireland Ltd.，Limerick，Ireland）经胃插入左肝管远端部分，注入造影剂以显示扩张的胆管。从穿刺针中置入导丝，退出穿刺针，用 6-Fr 囊肿切开刀经导丝扩大胃和左肝管之间的通道，通过直径 0.035 英寸（约 0.0889 cm）的导丝置入专用的肝胃吻合支架，该支架为部分覆膜金属支架（70% 覆膜以防止胆汁漏，30% 为非覆膜以防止支架移位，非覆膜部分在胆管中）。笔者使用的是 GIOBOR 金属支架（Taewoong-Medical Co，Seoul，South Korea）或 Hanaro 支架（Mi-TECH Mi-TECH-Medical Co，Seoul，South Korea），经胃左肝内胆管引流术有时会放置一个额外的塑料支架（7-Fr，10 cm 双猪尾）相结合，以防止金属支架移位。

超声内镜引导下经十二指肠胆总管穿刺引流术（图 4.4）

在超声内镜引导下将 19 号穿刺针（EchoTip；Cook Endoscopy）经十二指肠球部插入胆总管，抽吸胆汁并将造影剂注入胆总管显影扩张的胆管，将长为 450 cm、0.035 英寸（约 0.0889 cm）的导丝通过 19 号穿刺针进入胆管，采用胆道扩张器（Soehendra biliary dilator；Wilson-Cook）或 6-Fr 囊肿切开刀（Endoflex，company）扩张胆总管十二指肠窦道，沿导丝将全覆膜的自膨式金属

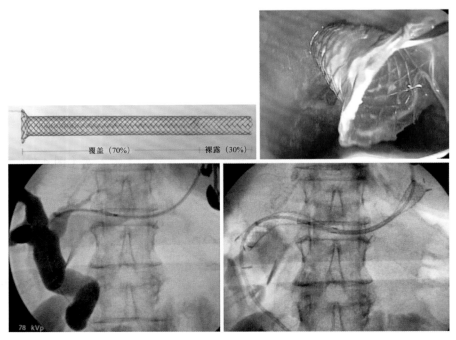

图 4.3 使用 GIBOR 支架的肝胃吻合术（Taewoong Medical，Seoul，South Korea）

支架通过胆总管十二指肠窦道放置于肝外胆管中。最近一些研究报道了使用金属支架（LAMS）（Hot Axios stent，10 mm，Boston Scientific Co，USA）在胆管和十二指肠球部之间建立吻合。

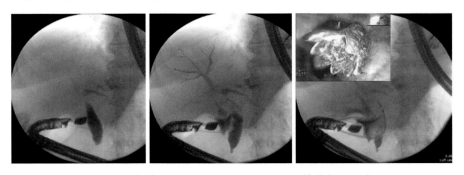

图 4.4 超声内镜引导下经十二指肠胆总管穿刺引流术

4.5 超声内镜引导下经十二指肠乳头逆行会师术

使用 19 号穿刺针（Echo-Tip 19；Cook Endoscopy）穿刺左肝管系统或者肝

外途径穿刺球部，0.035 英寸（约 0.0889 cm）亲水性导丝（Tracer Metro Direct，Cook Endoscopy or Jagwire，Boston scientific，Paris，France）插入胆管，并推送入十二指肠。然后轻柔地退出超声内镜，将导丝留在原位，随后将十二指肠镜平行于导丝插入并留置在十二指肠的第三段，用圈套器抓取导丝并通过内镜操作通道，在导丝辅助下行胆管括约肌切开，可以像 ERCP 往常一样实现取石或支架放置。

超声内镜引导下经肝顺行自膨式金属支架（SEMS）置入术（图 4.5）

在超声内镜引导下用 19 号穿刺针（Cook Medical，Inc.，Winston Salem，North Carolina，USA）经胃穿刺进入左肝内胆管，抽取胆汁并胆管造影，将一根 0.035 英寸（约 0.0889 cm）的导丝通过穿刺针送入胆管并推送至空肠，拔出穿刺针，沿着导丝使用 6-Fr 和 7-Fr（Cook Medical，Inc.，Winston Salem，North Carolina，USA）的 Soehendra 扩张导管和 MaxForce 4 mm 球囊（Boston Scientific，Galway，Ireland）扩张狭窄段胆管，随后在超声内镜引导下经肝途径顺行置入支架，支架通过导丝上的治疗性超声内镜推进，在狭窄处释放展开。

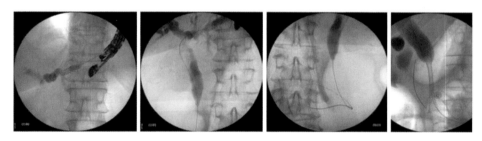

图 4.5　超声内镜引导下经肝顺行自膨式金属支架（SEMS）置入术

4.6　与 ERCP 相比，EUS 引导下胆道 - 消化道引流术的地位

ERCP 是治疗胰腺癌所致梗阻性黄疸引流技术的金标准，ERCP 胆道支架置入术的成功率为 80% ~ 85%，但在十二指肠梗阻的情况下，ERCP 可能无法插入乳头或根本无法到达乳头。

经皮胆道引流术是公认的可替代方法，但 EUS 引导下胆道引流的新技术代表了另一种可替代方法。经皮胆道引流术（percutaneous techniques of biliary drainage，PTBD）的并发症发生率很高，如出血或胆汁性腹膜炎（20% ~ 30%），且这种姑息性手术并发症的发生率和死亡率分别为 35% ~ 50%

和10% ~ 15%。一项前瞻性研究比较了EUS-BD［胆总管十二指肠吻合术（choledochod uodenostomy，CD）］和PTBD的疗效，25位受试者随机分配（EUS-CD组13例和PTBD组12例），两组患者在技术上和临床上都是成功的，术后7天随访，两组总胆红素均明显下降（EUS-CD，16.4~3.3；$P=0.002$ 和PTBD，17.2 ~ 3.8；$P=0.01$），但组间比较差异无统计学意义（EUS-CD与PTBD；3.3 vs. 3.8；$P=0.2$），并发症发生率方面差异无统计学意义［$P=0.44$，EUS-CD（2/13；15.3%），PTBD（3/12；25%）］。两组的成本也相近（EUS-CD，5673美元；PTBD，7570美元。$P=0.39$）。作者得出结论，EUS-CD和PTBD具有相似的成功率、并发症发生率、费用和生活质量，EUS-CD是一种可以替代PTBD的有效且安全的方法[9]。

EUS引导的肝胃引流术优于PTBD的点包括：穿刺胆树时有实时的彩色多普勒监测可避免血管损伤；穿刺区域没有腹水；另外这不是体外引流。有一些报道称肝外入路比肝内入路更容易出现并发症。然而，Itoi等人报道了肝内入路的局限性：①胃壁与肝左叶不并列，胃壁穿刺部位与肝内胆管有一定距离，有导致穿刺失败可能；②经食管入路存在发生纵隔炎的风险；③肝硬化时穿刺困难；④有损伤门静脉的风险；⑤需要使用小口径支架或带有小直径传送装置的金属支架。

迄今为止，已经报道了42项共计1192例患者关于EUS-BD的研究，累计技术成功率（technical success rate，TSR）、功能成功率（functional success rate，FSR）和不良事件发生率分别为94.71%、91.66%和23.32%。与EUS-BD相关的常见不良事件如下：出血（4.03%）、胆漏（4.03%）、气腹（3.02%）、支架移位（2.68%）、胆管炎（2.43%）、腹痛（1.51%）和腹膜炎（1.26%）[10]。

一个包括10项研究的荟萃分析，比较了EUS-BD经十二指肠（transduodenal，TD）和经胃（transgastric，TG）途径的疗效和安全性，与经胃途径相比，经十二指肠途径的TSR、FSR和不良事件发生率的综合优势比分别为1.36（95% CI，0.66 ~ 2.81；$P > 0.05$）、0.84（95% CI，0.50 ~ 1.42；$P > 0.05$）和0.61（95% CI，0.36 ~ 1.03；$P > 0.05$），表明两组TSR、FSR或不良事件发生率没有显著差异[10]。

应该选择哪种支架？

从临床角度来看，最相关的技术问题似乎是支架的类型。从已发表的研究报告中很难得出重要结论，因为尚未对不同类型的支架进行正式比较。覆膜（全部或部分）SEMS 似乎是更好的选择，原因有三个：首先，在完全扩张时，SEMS 有效地密封了穿刺 / 扩张通道，在理论上可以防止胆漏；其次，更大的直径提供了更好的长期通畅性，这将减少更换支架的需求；最后，如果因肿物向支架内生长或堵塞而导致支架无功能，新的支架（塑料或 SEMS）可以很容易地通过堵塞的 SEMS 插入到位，所以处理各方面的挑战比塑料支架要小一些。相比之下，更换堵塞的塑料跨壁支架通常需要更换导丝，因为直接拔除支架涉及随后导丝进入腹腔导致窦道中断的风险。非覆膜 SEMS 支架可能使胆汁漏到腹腔并可能形成胆汁瘤。覆膜 SEMS 的这些既定优势必须仔细权衡，因为覆膜 SEMS 的置入和释放比在 ERCP 中的操作更具挑战性，尤其要注意细节方面，覆膜 SEMS 的这些假定的优点必须与跨壁 SEMS 的插入和部署比 ERCP 要求更高的事实相平衡。要特别注意细节，避免出现投影缩短和胆汁性腹膜炎的严重危险。

对于胆总管下段恶性狭窄的患者，应使用什么引流技术？是 ERCP 还是 EUS-BD？

关于今天提出的这个问题，有文献报道了两项随机试验，结果显示 EUS-BD 和 ERCP 这两种技术之间没有差异[11, 12]。Bang 等人[12] 随机分配 EUS-BD（n=33）或 ERCP（n=34）组，主要终点是不良事件发生率，次要终点是技术成功率、治疗成功率（定义为随访 2 周血清胆红素下降 50%）、再干预率和术中技术结果。随访至患者死亡或至少 6 个月，EUS-BD 组的不良事件发生率为 21.2%（6.1% 为中度；其他为轻度），ERCP 组为 14.7%（5.9% 为中度；其他为轻度）（风险比 0.69；95% CI，0.24~1.97；P=0.49）。没有与手术相关的死亡，两组之间的技术成功率（90.9% *vs.* 94.1%，P= 0.67）、治疗成功率（97% *vs.* 91.2%，P=0.61）或再干预率（3.0% *vs.* 2.9%，P=0.99）没有显著差异。内镜干预并不影响随后的胰十二指肠切除术，EUS-BD 组 33 例患者中有 5 例（15.2%）、ERCP 组 34 例患者中有 5 例（14.7%）进行了胰十二指肠切除术（P=0.99）。由于该随机试验的不良事件和治疗结果的发生率相似，EUS-BD 是一种实用的可替代 ERCP 用于治疗胰腺癌患者原发性胆道梗阻的方法，Paik 等人的研究报道了相同的结论[11]（表 4.1）。

4.7 结论

EUS-BD 是 ERCP 失败时的有效替代工具，具有很高的技术成功率和临床疗效。胆道引流的并发症发生率很高，需要经验丰富的团队配合，尽管数据表明 EUS-BD 是安全有效的，但 EUS-BD 引流仍然是最具技术挑战性的治疗性 EUS 干预措施之一。

笔者主张这些手术应由经过 EUS 和 ERCP 培训的、有经验的内镜医师选择适当的患者进行，并拥有强有力的外科支持。

表 4.1 已发表的 EUS 引导胆道引流术（HG、CD 和会师技术）文献总结

第一作者，年份	N	穿刺装置	技术成功率，n	临床成功率，n	支架		早期并发症（n）
					Fr（pl）	SEMS（mm）	
超声内镜引导下胆总管十二指肠吻合术							
Giovannini，2001[13]	1	NK	1/1	1/1	10	–	无
Burmester，2003[6]	2	19 G FT	1/2	1/1	8.5	–	胆汁性腹膜炎（1）
Puspok，2005[14]	5	NK	4/5	4/4	7~10	–	无
Yamao，2008[15]	5	NK	5/5	5/5	7~8.5	–	肺炎（1）
Ang，2007[16]	2	NK	2/2	2/2	7	–	肺炎（1）
Fujita，2008[17]	1	19 G FN	1/1	1/1	7	–	无
Tarantino，2008[18]	4	19 G 22 G FN/NK	4/4	4/4	–a	–	无
Itoi，2008[19]	4	NK（2），19 G FN（2）	4/4	4/4	7，NBD	–	胆汁性腹膜炎（1）
Horaguchi，2009[20]	8	19 G	8/8	8/8	7	–	腹膜炎（1）
Hanada，2009[21]	4	19 G FN	4/4	4/4	6~7	–	无
Park，2009[22]	4	19 G FN/NK	4/4	4/4	–	10	无
Brauer，2009[17]	3	19 G 22 G FN/NK	2/3	2/2	10	–	肺心病

续表

第一作者，年份	N	穿刺装置	技术成功率，n	临床成功率，n	支架 Fr（pl）	支架 SEMS（mm）	早期并发症（n）
Maranki，2009[23]	4	19 G 22 G		b	10	10	b
Artifon，2010[24]	3	19 G	3/3	3/3	－	10	无
Eum，2010[25]	2	19 G	2/2	2/2		10	无
Hara，2011[26]	18	22 G	17/18	17/17	7~8.5	－	局灶性腹膜炎（2）胆道出血（1）
RamírezLuna，2011[27]	9	19 G	9/9	8/9	7~10	－	胆汁瘤（1）
Park，2011[28]	24	19 G	22/24	20/22	7	10	肺炎（7）胆汁性腹膜炎（2）出血（2）r
Artifon，2012[9]	13	19 G	13/13	13/13		10	出血（1）胆漏（1）
Hara，2011[26]	18		17/18	16/17		10	局灶性腹膜炎（2）
Attasaranya，2012[29]	9	19 G	5/9	5/9	7		穿孔（1）发热（2）转移（1）
Kim，2012[30]	9	19 G NK	9/9	9/9	8	－	梗阻（1）腹膜炎（2）转移（1）
Nicholson，2012[31]	5	19 G	5/5	5/5	10	－	转移（1）
Rebello，2012[32]	7	NK	7/7	6/7		10	无
Song，2012[33]	15	19 G NK	13/15	13/15	10		转移（1）腹膜炎（1）胆管炎（1）
Hara，2013[34]	18	NK	17/18	16/18		10	腹膜炎（2）
Prachayakui，2013[35]	6	19 G	6/6/	5/6	10		胆漏（1）
Takada，2013[36]	17	19 G NK	17/17	17/17	10		转移（1）
Artifon，2014[37]	24	19 G NK	22/24	17/24	10		胆漏（1）穿孔（n1）出血（1）
Dhir，2015[38]	68	19 G	66/68	66/68	10		出血（1）

续表

第一作者，年份	N	穿刺装置	技术成功率，n	临床成功率，n	支架 Fr（pl）	支架 SEMS（mm）	早期并发症（n）
Grupta，2014[39]	89	19 G	75/89	75/89	–	–	气腹（1） 胆漏（13） 出血（8） 胆管炎（4） 支架堵塞（2）
Hamada，2014[40]	3	NK	3/3	3/3		10	胆管炎（1）
Kawakubo，2014[41]	44	19 G NK	42/44	42/44	–	–	胆漏（3） 转移（1） 气腹（1） 穿孔（1）
Song，2014[42]	17	19 G NK	17/17	16/17	10		气腹（1） 疼痛（1）
Bruckner，2015[43]	5	19 G	5/5	5/5	8		无
Poincloux，2015[44]	30	19 G NK	29/30	27/29	10		死亡（1） 穿孔（2）
超声内镜引导下肝胃吻合术							
Burmester，2003[6]	1	19 G FT	1/1	1/1	8.5		无
Artifon，2007[45]	1	19 G FN	1/1	1/1	–	10	无
Bories，2007[46]	11	19 G 22 G FN/CT	10/11	10/10	7	10	胆管炎（2） 肠梗阻（1） 胆汁瘤（1）
Will，2007[47]	4	19 G FN	4/4	3/4	–	10	胆管炎（1）
Chopin-Laly，2009[48]	1	–	1/1	1/1	–	–[a]	无
Park，2009[22]	9	19 G FN/NK	9/9	9/9		10	无
Horaguchi，2009[20]	6	19 G	6/6	5/6	7	–	无
Maranki，2009[23]	3	19 G 22 G	3	[b]	10	10	[b]
Park，2010[49]	5	19 G	5/5	5/5	–	10	无
Martins，2010[50]	1	19 G	1/1	0/1	–		死亡（1）

续表

第一作者，年份	N	穿刺装置	技术成功率，n	临床成功率，n	支架		早期并发症（n）
					Fr（pl）	SEMS（mm）	
Eum，2010[25]	1	19 G	1/1	1/1	−	10	无
Artifon，2011[10]	1	19 G	1/1	1/1	−	10	无
Ramírez-Luna，2011[27]	2	19 G	2/2	2/2	7	−	支架移位（1）
Park，2011[28]	17	19 G	17/17	13/17	7	10	肺炎（4） 出血（2）
Atassaranya，2012[29]	16	19 G	13/16	13/16	7		转移（2） 腹膜炎（1） 腹痛（2） 发热（1）
Kim，2012[30]	4	19 G NK	3/4	2/4	8		转移（2） 腹膜炎（1）
Panpimanma，2013[51]	10	19 G	8/10	7/10	10		转移（2） 胆管炎（1）
Park，2013[52]	9	19 G			10		
Park，2013[53]	6	19 G	6/6	5/6	8		无
Prachayakui，2013[35]	15	19 G	15/15	14/15	10		气腹（1）
Takada，2013[36]	6	19 G NK	6/6	6/6	10		出血（2） 腹痛（1）
Artifon，2014[37]	25	19 G NK	24/25	22/25	10		菌血症（1） 胆汁瘤（2） 出血（3）
Gupta，2014[39]	145	19 G	132/145	132/145	−	−	气腹（11） 胆漏（14） 出血（18） 疼痛（4） 胆管炎（7）
Hamada，2014[40]	4	NK	4/4	5/4		10	闭塞（1） 出血（1）
Kawakubo，2014[41]	20	19 G NK	19/20	19/20	−	−	胆漏（2） 转移（2） 出血（1） 胆管炎（1） 胆汁瘤（1）

续表

第一作者，年份	N	穿刺装置	技术成功率，n	临床成功率，n	支架 Fr（pl）	SEMS（mm）	早期并发症（n）
Ogura，2014[54]	20	19 G	20/20	20/20	8		转移（2）闭塞（1）腹膜炎（1）
Paik，2014[55]	28	19 G	27/28	24/28			转移（1）出血（1）
Song，2014[42]	10	19 G NK	10/10	10/10	10		气腹（1）出血（1）
Umeda，2015[56]	23	22 G 19 G	23/23	23/23	8		出血（1）腹痛（3）
Poincloux，2015[44]	66	19 G NK	65/66	61/66	10		气腹（2）血肿（1）死亡（5）脓毒症（2）
EUS 引导的会师技术							
Will，2007[47]	1	19 G FN	–	–	–	–	–
Maranki，2009[23]	32	19 G 22 G	–	b	10	10	b
Poincloux，2015[44]	5	19 G NK	5/5	5/5	10		无

注：HC（hepaticogastrostomy，肝胃吻合术）；CD（choledocho duodenostomy，胆总管十二指肠吻合术）；NK（needle knife，针刀）；FT（fistolotome，造口术）；FN（fine needle，细针）；SEMS（self-expanding metal stent，自膨式金属支架）；NBD（nasobiliary drainage，鼻胆引流术）；CT（cystotome，膀胱造口术）。

a 未指定。

b 数据显示为肝内与肝外方法（包括 HG、CD 和会师技术）。

笔者无法获得原始数据。

参考文献

1. Giovannini M, Pesenti C, Bories E, Caillol F. Interventional EUS: difficult pancreaticobiliary access. Endoscopy. 2006;38(Suppl 1):S93–5.
2. Kahaleh M. EUS-guided cholangio-drainage and rendezvous techniques. Tech Gastrointest Endosc. 2007;9:39–45.
3. Grimm H, Binmoeller KF, Soehendra N. Endosonography-guided drainage of a pancreatic pseudocyst. Gastrointest Endosc. 1992;38:170–1.

4. Giovannini M. EUS-guided pancreatic pseudocyst drainage. Tech Gastrointest Endosc. 2007;9:32–8.

5. Giovannini M. Ultrasound-guided endoscopic surgery. Best Pract Res Clin Gastroenterol. 2004;18:183–200.

6. Burmester E, Niehaus J, Leineweber T, Huetteroth T. EUS-cholangio-drainage of the bile duct: report of 4 cases. Gastrointest Endosc. 2003;57:246–51.

7. Giovannini M, Dotti M, Bories E, et al. Hepaticogastrostomy by echo-endoscopy as a palliative treatment in a patient with metastatic biliary obstruction. Endoscopy. 2003;35:1076–8.

8. Téllez-Ávila FI, Duarte-Medrano G, Gallardo-Cabrera V, Casasola-Sánchez L, Valdovinos-Andraca F. Endoscopic ultrasonography-guided transhepatic antegrade self-expandable metal stent placement in a patient with surgically altered anatomy. Endoscopy. 2015;47(Suppl 1):E643–4.

9. Artifon EL, Aparicio D, Paione JB, et al. Biliary drainage in patients with unresectable, malignant obstruction where ERCP fails: endoscopic ultrasonography-guided choledochoduodenostomy versus percutaneous drainage. J Clin Gastroenterol. 2012;46:768–74.

10. Artifon EL, Okawa L, Takada J, Gupta K, Moura EG, Sakai P. EUS-guided choledochoantrostomy: an alternative for biliary drainage in unresectable pancreatic cancer with duodenal invasion. Gastrointest Endosc. 2011;73:1317–20.

11. Paik WH, Lee TH, Park DH, Choi JH, Kim SO, Jang S, Kim DU, Shim JH, Song TJ, Lee SS, Seo DW, Lee SK, Kim MH. EUS-guided biliary drainage versus ERCP for the primary palliation of malignant biliary obstruction: a multicenter randomized clinical trial. Am J Gastroenterol. 2018;113(10):156.

12. Bang JY, Navaneethan U, Hasan M, Hawes R, Varadarajulu S. Stent placement by EUS or ERCP for primary biliary decompression in pancreatic cancer: arandomized trial (with videos). Gastrointest Endosc. 2018;88(1):9–17.

13. Giovannini M, Moutardier V, Pesenti C, Bories E, Lelong B, Delpero JR. Endoscopic ultrasound-guided bilioduodenal anastomosis: a new technique for biliary drainage. Endoscopy. 2001;33:898–900.

14. Puspok A, Lomoschitz F, Dejaco C, et al. Endoscopic ultrasound guided therapy of benign and malignant biliary obstruction: a case series. Am J Gastroenterol. 2005;100:1743–7.

15. Yamao K, Bhatia V, Mizuno N, et al. EUS-guided choledochoduodenostomy for palliative biliary drainage in patients with malignant biliary obstruction: results of long-term follow-up. Endoscopy. 2008;40:340–2.

16. Ang TL, Teo EK, Fock KM. EUS-guided transduodenal biliary drainage in unresectable pancreatic cancer with obstructive jaundice. JOP. 2007;8:438–43.

17. Fujita N, Noda Y, Kobayashi G, et al. Temporary endosonography-guided biliary drainage for transgastrointestinal deployment of a self-expandable metallic stent. J Gastroenterol. 2008;43:637–40.

18. Tarantino I, Barresi L, Repici A, Traina M. EUS-guided biliary drainage: a case series. Endoscopy. 2008;40:336–9.

19. Itoi T, Itokawa F, Sofuni A, et al. Endoscopic ultrasound-guided choledochoduodenostomy in patients with failed endoscopic retrograde cholangiopancreatography. World J Gastroenterol. 2008;14:6078–82.

20. Horaguchi J, Fujita N, Noda Y, et al. Endosonography-guided biliary drainage in cases with difficult transpapillary endoscopic biliary drainage. Dig Endosc. 2009;21:239–44.

21. Hanada K, Iiboshi T, Ishii Y. Endoscopic ultrasound-guided choledochoduodenostomy for palliative biliary drainage in cases with inoperable pancreas head carcinoma. Dig Endosc. 2009;21(Suppl 1):S75–8.

22. Park DH, Koo JE, Oh J, et al. EUS-guided biliary drainage with one-step placement of a fully covered metal stent for malignant biliary obstruction: a prospective feasibility study. Am J Gastroenterol. 2009;104:2168–74.

23. Maranki J, Hernandez AJ, Arslan B, et al. Interventional endoscopic ultrasound-guided chol-angiography: long-term experience of an emerging alternative to percutaneous transhepatic cholangiography. Endoscopy. 2009;41:532–8.

24. Artifon EL, Takada J, Okawa L, Moura EG, Sakai P. EUS-guided choledochoduodenostomy for biliary drainage in unresectable pancreatic cancer: a case series. JOP. 2010;11:597–600.

25. Eum J, Park DH, Ryu CH, et al. EUS-guided biliary drainage with a fully covered metal stent as a novel route for natural orifice transluminal endoscopic biliary interventions: a pilot study (with videos). Gastrointest Endosc. 2010;72:1279–84.

26. Hara K, Yamao K, Niwa Y, et al. Prospective clinical study of EUS-guided choledochoduode-nostomy for malignant lower biliary tract obstruction. Am J Gastroenterol. 2011;106:1239–45.

27. Ramírez-Luna MA, Téllez-Ávila FI, Giovannini M, et al. Endoscopic ultrasound- guided bil-iodigestive drainage is a good alternative in patients with unresectable cancer. Endoscopy. 2011;43:826–30.

28. Park DH, Jang JW, Lee SS, et al. EUS-guided biliary drainage with transluminal stenting after failed ERCP: predictors of adverse events and long-term results. Gastrointest Endosc. 2011;74:1276–84.

29. Attasaranya S, Netinasunton N, Jongboonyanuparp T, et al. The spectrum of endoscopic ultra-sound intervention in biliary diseases: a single center's experience in 31 cases. Gastroenterol Res Pract. 2012;2012:680753.

30. Kim TH, Kim SH, Oh HJ, Sohn YW, Lee SO. Endoscopic ultrasound-guided biliary drain-age with placement of a fully covered metal stent for malignant biliary obstruction. World J Gastroenterol. 2012;18:2526–32.

31. Nicholson JA, Johnstone M, Raraty MG, Evans JC. Endoscopic ultrasound-guided choledoco-duodenostomy as an alternative to percutaneous trans-hepatic cholangiography. HPB (Oxford). 2012;14:483–6.

32. Rebello C, Bordini A, Yoshida A, et al. A one-step procedure by using linear echoendoscope to perform EUS-guided choledochoduodenostomy and duodenal stenting in patients with irre-sectable periampullary cancer. Endosc Ultrasound. 2012;1:156–61.

33. Song TJ, Hyun YS, Lee SS, et al. Endoscopic ultrasound-guided choledochoduodenostomies with fully covered self-expandable metallic stents. World J Gastroenterol. 2012;18:4435–40.

34. Hara K, Yamao K, Hijioka S, et al. Prospective clinical study of endoscopic ultrasound-guided choledochoduodenostomy with direct metallic stent placement using a forward-viewing echo-endoscope. Endoscopy. 2013;45:392–6.

35. Prachayakul V, Aswakul P. A novel technique for endoscopic ultrasound-guided biliary drain-age. World J Gastroenterol. 2013;19:4758–63.

36. Takada JAM, Artifon LA. EUS-guided biliary drainage for malignant biliary obstruction in patients with failed ERCP. J Interv Gastroenterol. 2013;3:76–81.

37. Artifon EL, Marson FP, Gaidhane M, Kahaleh M, Otoch JP. Hepaticogastrostomy or cho-ledochoduodenostomy for distal malignant biliary obstruction after failed ERCP: is there any difference? Gastrointest Endosc. 2015;81:950–9.

38. Dhir V, Itoi T, Khashab MA, et al. Multicenter comparative evaluation of endoscopic place-ment of expandable metal stents for malignant distal common bile duct obstruction by ERCP or EUS-guided approach. Gastrointest Endosc. 2015;81:913–23.

39. Gupta K, Perez-Miranda M, Kahaleh M, et al. Endoscopic ultrasound-assisted bile duct access and drainage: multicenter, long-term analysis of approach, outcomes, and complications of a technique in evolution. J Clin Gastroenterol. 2014;48:80–7.

40. Hamada T, Isayama H, Nakai Y, et al. Transmural biliary drainage can be an alternative to trans-papillary drainage in patients with an indwelling duodenal stent. Dig Dis Sci. 2014;59:1931–8.

41. Kawakubo K, Isayama H, Kato H, et al. Multicenter retrospective study of endoscopic ultrasound-guided biliary drainage for malignant biliary obstruction in Japan. J Hepatobiliary Pancreat Sci. 2014;21:328–34.

42. Song TJ, Lee SS, Park DH, Seo DW, Lee SK, Kim MH. Preliminary report on a new hybrid metal stent for EUS-guided biliary drainage (with videos). Gastrointest Endosc. 2014;80:707–11.

43. Bruckner S, Arlt A, Hampe J. Endoscopic ultrasound-guided biliary drainage using a lumen-apposing self-expanding metal stent: a case series. Endoscopy. 2015;47:858–61.

44. Poincloux L, Rouquette O, Buc E, et al. Endoscopic ultrasound-guided biliary drainage after failed ERCP: cumulative experience of 101 procedures at a single center. Endoscopy. 2015;47:794–801.

45. Artifon EL, Chaves DM, Ishioka S, et al. Echoguided hepatico-gastrostomy: a case report. Clinics (Sao Paulo). 2007;62:799–802.

46. Bories E, Pesenti C, Caillol F, Lopes C, Giovannini M. Transgastric endoscopic ultrasonography-guided biliary drainage: results of a pilot study. Endoscopy. 2007;39:287–91.

47. Will U, Thieme A, Fueldner F, et al. Treatment of biliary obstruction in selected patients by endoscopic ultrasonography (EUS)-guided transluminal biliary drainage. Endoscopy. 2007;39:292–5.

48. Chopin-Laly X, Ponchon T, Guibal A, Adham M. Endoscopic biliogastric stenting: a salvage procedure. Surgery. 2009;145:123.

49. Park DH, Song TJ, Eum J, et al. EUS-guided hepaticogastrostomy with a fully covered metal stent as the biliary diversion technique for an occluded biliary metal stent after a failed ERCP (with videos). Gastrointest Endosc. 2010;71:413–9.

50. Martins FP, Rossini LG, Ferrari AP. Migration of a covered metallic stent following endoscopic ultrasound-guided hepaticogastrostomy: fatal complication. Endoscopy. 2010;42(Suppl 2):E126–7.

51. Panpimanmas S, Ratanachuek T. Endoscopic ultrasound-guided hepaticogastrostomy for advanced cholangiocarcinoma after failed stenting by endoscopic retrograde cholangiopancreatography. Asian J Surg. 2013;36:154–8.

52. Park DH, Jeong SU, Lee BU, et al. Prospective evaluation of a treatment algorithm with enhanced guidewire manipulation protocol for EUS-guided biliary drainage after failed ERCP (with video). Gastrointest Endosc. 2013;78:91–101.

53. Park SJ, Choi JH, Park DH, et al. Expanding indication: EUS-guided hepaticoduodenostomy for isolated right intrahepatic duct obstruction (with video). Gastrointest Endosc. 2013;78:374–80.

54. Ogura T, Kurisu Y, Masuda D, et al. Novel method of endoscopic ultrasound-guided hepatico-gastrostomy to prevent stent dysfunction. J Gastroenterol Hepatol. 2014;29:1815–21.

55. Paik WH, Park DH, Choi JH, et al. Simplified fistula dilation technique and modified stent deployment maneuver for EUS-guided hepaticogastrostomy. World J Gastroenterol. 2014;20:5051–9.

56. Umeda J, Itoi T, Tsuchiya T, et al. A newly designed plastic stent for EUS-guided hepatico-gastrostomy: a prospective preliminary feasibility study (with videos). Gastrointest Endosc. 2015;82:390–6.

著者：Marc Giovannini

译者：廖素环

审校：乔伟光，黄思霖

第5章
超声内镜引导下胆囊引流术

5.1 介绍

超声内镜引导下胆囊引流术（EUS-guided gallbladder drainage，EUS-GBD）是一种成熟的治疗方法，用于治疗胆囊切除术高风险患者所发生的急性胆囊炎[1]，它为这些患者提供了经皮穿刺引流和腹腔镜胆囊切除术的替代方法。随着腔内附着金属支架的发展，该手术的技术成功率和临床成功率高，不良事件发生率低[2]。本章将概述 EUS-GBD 的相关技术和成果。此外，还将讨论使用经口胆囊镜对胆囊病理的后续处理。

5.2 EUS-GBD 的发展

经皮胆囊引流（percutaneous-gallbladder drainage，PT-GBD）/胆囊切除术与导管相关发病率的风险显著相关，范围为 58.8% ~ 75%[3]。此外，经皮穿刺引流后发生复发性急性胆囊炎的患者高达 15.4%[4]。经皮穿刺引流的不良外观和不适感促进了胆囊内镜引流技术的发展。

内镜下胆囊引流可通过经乳头或经消化管壁入路实现[2, 5]。逆行胰胆管造影（ERCP）是经乳头进行引流。通过胆囊管导管，通常可放置单个双猪尾塑料支架。然而，通过曲折的胆囊管或因结石、狭窄与肿块导致的阻塞部位并不总是可行的。因此，该方法的技术成功率和临床成功率低于 EUS-GBD 法（分别为 83% *vs.* 93% 和 93% *vs.* 97%）。此外，经乳头放置支架并不能治疗胆囊结石，患者可能需要定期更换支架。

透壁入路包括在 EUS 引导下将支架从胃或十二指肠置入胆囊。第一例经壁超声内镜引导下胆囊引流的病例报道于 2007 年，该患者患有不能切除的肝门部胆管癌伴急性胆囊炎，此病例通过使用 7-Fr 双猪尾塑料支架而成功实施[6]。此后，越来越多的内镜下胆囊引流的案例被报道。

在早期，EUS 引导下的胆囊引流常通过放置鼻胆囊引流管（endoscopic naso-gallbladder drainage，ENGBD）进行[7, 8]。在一项随机试验中，将 ENGBD 与经乳头引流进行了比较。总体技术成功率、临床成功率和手术时间相当。而在 ENGBD 组中，术后疼痛评分显著升高（分别为 1.3 ± 1.1 $vs.$ 0.4 ± 0.8；$P < 0.001$）。在另一项比较 ENGBD 与经皮胆囊引流术（PT-GBD）的随机研究中，两种手术的技术成功率和临床成功率、并发症以及向开腹胆囊切除术的转换相似[9]。然而，ENGBD 后的中位术后疼痛评分显著低于 PT-GBD 后（1 $vs.$ 5；$P < 0.001$）。这些研究表明，ENGBD 治疗急性胆囊炎是可行和有效的。但鼻胆囊引流管的存在使患者感到不舒服且管理麻烦。

随后，使用金属支架进行 EUS-GBD 手术。最初采用管状胆道金属支架引流[10]。尽管与塑料支架相比有所改善，但管状金属支架也不是经壁胆囊引流的理想选择。这些支架没有达到管腔附着，并且它们缺乏凸缘增加了移位的风险。此外，它们通常太长，末端有导致对侧管壁损伤或闭塞的风险。腔内附着支架（LAMS）的出现为 EUS-GBD 提供了理想的支架[11]。这些支架有多种设计特点。除了短和双法兰外，它们的直径也很大，允许更大的胆结石或胆囊镜检查所需的内镜通过[12]。目前，亚洲和欧洲有三种不同的 LAMS 设计，但美国只有一种。这些支架具有不同的外观，并且根据一些早期数据，具有不同的管腔附着设计。使用不同 LAMS 进行胃胃吻合术、胃空肠吻合术、胆囊十二指肠吻合术和胆囊胃吻合术的离体实验证明了这一点[11]。对于非黏附的器官，如胆囊和十二指肠或空肠，应使用高管腔贴壁力的 LAMS 进行 EUS-GBD 和 EUS 胃肠吻合术。在过去的几年里，已经有几个使用 LAMS 进行 EUS-GBD 与 PT-GBD 的病例系列和比较试验[13-18]。这些结果将在本章后面讨论。

5.3 EUS-GBD 适应证

1）用于外科手术高风险的急性胆囊炎患者的胆囊引流[1]。

2）通过内部引流使经皮胆囊造口得以移除[18]。

3）用于 ERCP 和 EUS 引导下胆道引流失败的恶性胆道梗阻患者的引流[19]。

5.4 EUS-GBD 技术

目前有两种执行 EUS-GBD 手术的方法，这主要取决于 LAMS 是否有电切割功能的尖端（图 5.1）。非电切割功能法必须在导丝上进行。这包括用 19 号穿刺针穿刺胆囊，然后插入导丝、孔道扩张和放置支架。第二种技术是需要有电切割功能尖端的 LAMS 的直接方法。使用纯切割电流时，支架通过十二指肠 / 胃壁插入胆囊而不需要导丝。然后展开胆囊侧法兰，通过展开十二指肠 / 胃侧法兰将支架拉回至紧贴状态[20]。对于胆囊收缩和纤维化、存在经皮穿刺引流管，或镜下位置显像困难的患者，笔者倾向于选择导丝引导下的操作方法，其具有更好的安全性。直接法多用于胆囊扩张、易于穿刺的急性胆囊炎患者。尽管在一项比较研究中，无论是从胃还是十二指肠引流，均未观察到不良事件的显著差异[13]，但笔者倾向于在可能的情况下从十二指肠进行 EUS-GBD。这似乎降低了食物导致支架闭塞的风险，而这种情况在幽门前壁更常见。

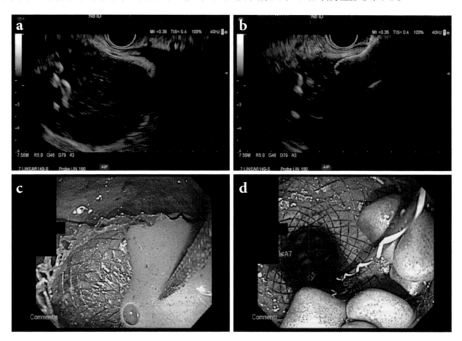

图 5.1 EUS-GBD 技术流程：（a）EUS 显示胆囊壁增厚伴有淤泥和数个阴影结石；（b）胆囊法兰在 EUS 引导下展开，并向后拉至紧贴状态；（c）十二指肠法兰展开，见脓性胆汁；（d）几个胆固醇结石出现在支架中，还有一些在胆囊中。

5.5 EUS-GBD 的效果

EUS-GBD 具有很高的技术成功率和临床成功率，范围分别为 90% ~ 98.7%

和 89% ~ 98.4%[16, 17, 21, 22]。EUS-GBD 目前是最常用的急性胆囊炎高手术风险患者的最终治疗方法。不良事件（adverse events，AE）不常见，发生率范围为 4.8% ~ 22%，包括出血、复发性胆囊炎、支架移位和闭塞。考虑到患者往往有多种并发症，应注意尽可能减少这些并发症。迄今为止有四项研究将 EUS-GBD 与 PT-GBD 进行了比较[13-15, 23]，三项研究使用了 LAMS，一项研究使用了胆道全覆膜自膨式金属支架（fully-covered self-expandable metal stents，FCSEMS）。所有研究均报道了两种手术之间具有可比性的技术成功率和临床成功率。Teoh 等人报道，EUS-GBD 组的 1 年不良事件发生率（$P < 0.001$）和再次干预的再入院率（$P < 0.001$）显著较低。PT-GBD 组的大部分不良事件是由支架相关问题引起的，包括胆漏、阻塞或感染。这导致两项研究中的再入院率和再干预率显著升高。在其他两项研究中，观察到相似的 30 天不良事件发生率，但在 EUS-GBD 组中再次观察到较低的再干预率。Irani 等人还报道了 EUS-GBD 组术后疼痛评分较低。在另一项针对继发于恶性胆囊管梗阻的急性胆囊炎患者的 EUS-GBD 与 PT-GBD 对比研究中，未观察到成功率和不良事件发生率的差异。然而，在 EUS-GBD 组中观察到干预后的住院时间更短[23]。最后，一项对比研究的荟萃分析得出结论，在高危急性胆囊炎患者中，EUS-GBD 方案成功率相当，疼痛评分改善，再干预率较低，且发病率低于经皮穿刺引流，是一种有前景的 PT-GBD 替代方案[3]。

5.6 EUS-GBD 后的随访

EUS-GBD 法成功治愈胆囊炎后，有两种支架管理方案。第一种是在初次引流后 1 个月时常规进行经口胆囊镜检查的随访[12]。目的是在结石尚未自行排出时清除结石，并将 LAMS 更换为双猪尾塑料支架以保留瘘管（这比长期 LAMS 创伤小）。胆囊镜检查技术成功率为 93.1%。胆囊镜检查平均次数为 1.25（0.46）次后，总结石清除率为 88%。56% 的患者自发排出结石，其余患者需要取出结石。这可以通过取石网篮和激光碎石来完成。

第二种选择是永久保留 LAMS，通常用于非常虚弱的患者和不想接受第二次手术的患者。在一项报道 EUS-GBD 长期疗效的研究中[17]，晚期不良事件发生率较低，为 7.1%，3 年支架通畅率为 86%，这也是一种合理的方法。

5.7 经口胆囊镜检查与胆囊介入治疗

EUS–GBD 完成后，大直径支架允许进入胆囊进行内镜评估和干预[12, 24]。这使得胆囊镜检查成为患者的一种新选择。在迄今为止唯一一项报道该技术的研究中，对 10 例患者进行了放大内镜检查（图 5.2）。对 1 例偶发胆囊癌患者进行了共焦显微内镜检查和 EUS 检查。体内细胞内镜检查也是可行的，显示为一层规则的柱状细胞，具有与正常胆囊黏膜相似的指状突起。激光碎石术是在有非常硬的结石且机械碎石失败的患者中进行的。1 例患者接受了息肉切除术，最终病理结果为炎性息肉。

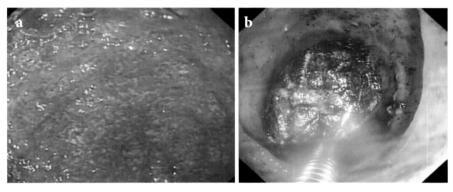

图 5.2 EUS–GBD 术后经口胆囊镜检查。（a）胆囊黏膜窄带成像；（b）胆囊镜检查时对结石进行篮式机械碎石术。

5.8 结论

总之，EUS–GBD 是治疗高手术风险急性胆囊炎患者的一种极具吸引力的选择。它已经被证明具有与 PT–GBD 相似的技术成功率和临床成功率，且具有较少再干预、更少的不良事件和更低的术后疼痛的益处。它还被允许进行胆囊镜检查和先进的胆囊干预。一项完整的随机研究（Clinicaltrials.gov 标识符：NCT02212717）有望为其在胆囊炎治疗中的既定作用提供进一步的证据。

参考文献

1. Mori Y, Itoi T, Baron TH, et al. Tokyo guidelines 2018: management strategies for gallbladder drainage in patients with acute cholecystitis (with videos). J Hepatobiliary Pancreat Sci. 2018;25:87–95.

2. Anderloni A, Buda A, Vieceli F, et al. Endoscopic ultrasound-guided transmural stenting for gallbladder drainage in high-risk patients with acute cholecystitis: a systematic review and pooled analysis. Surg Endosc. 2016;30:5200–8.

3. Ahmed O, Rogers AC, Bolger JC, et al. Meta-analysis of outcomes of endoscopic ultrasound-guided gallbladder drainage versus percutaneous cholecystostomy for the management of acute cholecystitis. Surg Endosc. 2018;32:1627–35.

4. McKay A, Abulfaraj M, Lipschitz J. Short- and long-term outcomes following percutaneous cholecystostomy for acute cholecystitis in high-risk patients. Surg Endosc. 2012;26:1343–51.

5. Khan MA, Atiq O, Kubiliun N, et al. Efficacy and safety of endoscopic gallbladder drainage in acute cholecystitis: is it better than percutaneous gallbladder drainage? Gastrointest Endosc. 2017;85:76–87.e3.

6. Baron TH, Topazian MD. Endoscopic transduodenal drainage of the gallbladder: implications for endoluminal treatment of gallbladder disease. Gastrointest Endosc. 2007;65:735–7.

7. Kwan V, Eisendrath P, Antaki F, et al. EUS-guided cholecystenterostomy: a new technique (with videos). Gastrointest Endosc. 2007;66:582–6.

8. Lee SS, Park DH, Hwang CY, et al. EUS-guided transmural cholecystostomy as rescue management for acute cholecystitis in elderly or high-risk patients: a prospective feasibility study. Gastrointest Endosc. 2007;66:1008–12.

9. Jang JW, Lee SS, Song TJ, et al. Endoscopic ultrasound-guided transmural and percutaneous transhepatic gallbladder drainage are comparable for acute cholecystitis. Gastroenterology. 2012;142:805–11.

10. Widmer J, Singhal S, Gaidhane M, et al. Endoscopic ultrasound-guided endoluminal drainage of the gallbladder. Dig Endosc. 2014;26:525–31.

11. Teoh AY, Ng EK, Chan SM, et al. Ex vivo comparison of the lumen-apposing properties of EUS-specific stents (with video). Gastrointest Endosc. 2016;84:62–8.

12. Chan SM, Teoh AY, Yip HC, et al. Feasibility of per-oral cholecystoscopy and advanced gallbladder interventions after EUS-guided gallbladder stenting (with video). Gastrointest Endosc. 2017;85(6):1225–32.

13. Teoh AY, Serna C, Penas I, et al. Endoscopic ultrasound-guided gallbladder drainage reduces adverse events compared with percutaneous cholecystostomy in patients who are unfit for cholecystectomy. Endoscopy. 2017;49:130–8.

14. Irani S, Ngamruengphong S, Teoh A, et al. Similar efficacies of endoscopic ultrasound gallbladder drainage with a lumen-apposing metal stent versus percutaneous transhepatic gallbladder drainage for acute cholecystitis. Clin Gastroenterol Hepatol. 2017;15:738–45.

15. Tyberg A, Saumoy M, Sequeiros EV, et al. EUS-guided versus percutaneous gallbladder drainage: isn't it time to convert? J Clin Gastroenterol. 2018;52(1):79–84.

16. Dollhopf M, Larghi A, Will U, et al. EUS-guided gallbladder drainage in patients with acute cholecystitis and high surgical risk using an electrocautery-enhanced lumen-apposing metal stent device. Gastrointest Endosc. 2017;86(4):636–43.

17. Choi JH, Lee SS, Choi JH, et al. Long-term outcomes after endoscopic ultrasonography-guided gallbladder drainage for acute cholecystitis. Endoscopy. 2014;46:656–61.

18. Law R, Grimm IS, Stavas JM, et al. Conversion of percutaneous cholecystostomy to internal transmural gallbladder drainage using an endoscopic ultrasound-guided, lumen-apposing metal stent. Clin Gastroenterol Hepatol. 2016;14:476–80.

19. Imai H, Kitano M, Omoto S, et al. EUS-guided gallbladder drainage for rescue treatment of malignant distal biliary obstruction after unsuccessful ERCP. Gastrointest Endosc. 2016;84:147–51.

20. Teoh AY, Binmoeller KF, Lau JY. Single-step EUS-guided puncture and delivery of a lumen-apposing stent for gallbladder drainage using a novel cautery-tipped stent delivery system. Gastrointest Endosc. 2014;80:1171.

21. Walter D, Teoh AY, Itoi T, et al. EUS-guided gall bladder drainage with a lumen-apposing metal stent: a prospective long-term evaluation. Gut. 2016;65:6–8.

22. Kahaleh M, Perez-Miranda M, Artifon EL, et al. International collaborative study on EUS-guided gallbladder drainage: are we ready for prime time? Dig Liver Dis. 2016;48:1054–7.

23. Choi JH, Kim HW, Lee JC, et al. Percutaneous transhepatic versus EUS-guided gallbladder drainage for malignant cystic duct obstruction. Gastrointest Endosc. 2017;85:357–64.

24. Teoh AY, Chan AW, Chiu PW, et al. In vivo appearances of gallbladder carcinoma under magnifying endoscopy and probe-based confocal laser endomicroscopy after endosonographic gallbladder drainage. Endoscopy. 2014;46(Suppl 1 UCTN):E13–4.

著者：Anthony Yuen Bun Teoh and Shayan Irani

译者：乔伟光

审校：黄思霖

第6章
胃食管反流病的内镜治疗

胃食管反流病（gastroesophageal reflux disease，GERD）是一种由胃内容物（包括胃酸、胃蛋白酶及胆胰分泌物）反流至食管而诱发症状的临床常见的慢性疾病[1]。30% ~ 40% 的美国人口在一生中受到胃食管反流病的影响。全球范围内，5% ~ 25% 的人口曾出现过 3 个月内的 GERD 症状[2]，它会对健康相关的生活质量造成负面影响[3-5]。GERD 可导致多种并发症，如糜烂性食管炎、消化管狭窄、Barrett's 食管以及随后可能的食管腺癌[6]。

6.1 难治性 GERD 的定义

质子泵抑制剂（proton pump inhibitors，PPI）是治疗 GERD 最安全和有效的选择。然而，PPI 对高达 15% 的糜烂性食管炎（erosive esophagitis，EE）患者无效。对于那些具有典型症状或食管外症状的胃食管反流病患者，每日 2 次 PPI 方案的疗效显著。食管酸暴露是一种剂量相关现象，通过增加 PPI 使用剂量就可有效改善食管内 pH 值[7]。

美国胃肠病学协会（American Gastroenter-ological Association，AGA）建议对每日 1 次 PPI 疗效欠佳的 GERD 患者可将 PPI 增加到每日 2 次。AGA 将治疗失败定义为每日 2 次 PPI 治疗效果仍然欠佳[8]。抑酸治疗导致了人们对反流物的误解，认为 GERD 仅与胃酸反流有关，而忽略了胃蛋白酶和胆胰分泌物等胃液其他成分的非酸反流[9]。每日 2 次 PPI 疗效不佳的非糜烂性反流病可能与胃酸以外的有害物质（如胆汁酸）的反流有关[10]。一项研究表明，76% 的症状性反流患者存在胃酸和胆汁的异常暴露，70% ~ 91% 的反流事件同时存在胃酸和胆汁反流，并且在某些严重病例中，这种反流事件发生率越来越高（89% ~ 100%）[11]。治疗失败可能存在其他病理机制（表 6.1），例如内脏高敏感、胆汁反流、胃排空延迟、嗜酸性粒细胞性食管炎和心理因素[12-15]。

表 6.1　PPI 治疗无效的原因

治疗失败的原因
（1）抑酸不足 　·PPI 无反应 　·基因突变 　·幽门螺杆菌感染 　·卓艾综合征
（2）疗程不足 　·夜间酸突破 　·非酸反流 　·食管高敏感
（3）其他 GERD 非相关性疾病 　·功能性消化不良 　·反刍综合征 　·吞气症 　·贲门失弛缓症 　·嗜酸性粒细胞性食管炎

6.2　难治性 GERD 的治疗

对于没有预警症状的难治性 GERD 患者，我们首先需要考虑 PPI 治疗的剂量和依从性。如果服用高剂量 PPI（每日 2 次 PPI）后仍有反流症状，则需进一步完善诊断检查。PPI 对 20% ~ 30% 的糜烂性食管炎（EE）和 10% ~ 40% 的非糜烂性反流病（nonerosive reflux disease，NERD）患者治疗无效。食管胃十二指肠镜（esophagogastroduodenoscope，EGD）检查对于出现预警症状的 GERD 患者尤为重要，即使已经排除了诸如 Barrett's 食管等并发症[16]。

EGD 检查的目的是评估是否存在糜烂性食管炎，并排除其他 GERD 无关的可能疾病[17]。内镜下发现糜烂性食管炎对 GERD 的诊断具有很高的特异性。近90% 的难治性 GERD 患者内镜检查结果正常[17]，这使得其治疗更具有挑战性。PPI 治疗无效的 NERD 患者需要进一步评估（图 6.1），包括持续 pH 阻抗监测、食管高分辨率测压和胃功能测试，排除非酸性胃食管反流、功能性烧心或其他非 GERD 疾病，如贲门失弛缓症或胃轻瘫。

动态 pH 监测一般适用于 PPI 经验性治疗疗效不佳（具有难治性症状）或具有典型或非典型（食管外）症状的 GERD 患者[18]。食管 pH 监测可以量化胃食管反流并且评估症状与反流事件之间的关系[19-24]。症状指数（symptom index，SI）和症状相关概率（symptom association probability，SAP）是常用的两个指标，这些是评估反流发作与症状相关关系的重要指标。症状指数是通过 pH 监测所获得的数据与患者记录的症状日记来计算的，患者在 pH 监测期间只要出现任何与 GERD 相关的症状，按下检测仪上的按钮即可。但仍存在部分矛盾性证据质疑 SI 和 SAP 在难治性胃食管反流病中的可重复性和准确性[25]（图 6.2）。

每天规律服用 PPI 通常对大多数难治性 GERD 患者有效。然而，高达 40% 的患者仍存在持续性症状[26, 27]。腹腔镜抗反流手术（laparoscopic anti-reflux surgery，LARS）是长期使用 PPI 疗效不佳患者的有效替代治疗方案。然而 LARS 作为一项侵入性治疗，外科医师和患者普遍接受度不高[28]，且其可能会导致新发的长、短期并发症，如吞咽困难、胀气综合征和肠功能紊乱[29]。为了解决这一问题，研发侵入性更小的治疗技术以弥补治疗的局限性并避免 LARS

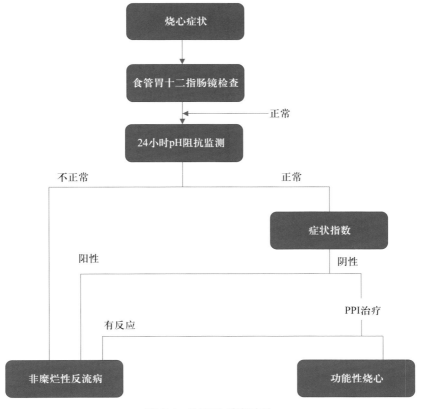

图 6.1 GERD 诊断方法

的并发症显得更为迫切。既往有少数内镜技术或设备可用作替代性治疗，然而，由于效率低下和安全性问题，它们目前已撤出市场（图 6.3）。

难治性 GERD 的内镜治疗设备如下。

（1）经口无切口胃底折叠装置（EsophyX®，Endo Gastric Solutions，Redmond，W A）。

（2）射频能量输送系统（Stretta®，Mederi Therapeutics，Inc.，Greenwich，CT）。

（3）超声外科吻合器设备（MUSE™，Medigus，Omer，Israel）。

（4）GERDx™（G-SURG GmbH，Seeon-Seebruck，Germany）是一种最近推出的内镜折叠装置。GERDx™ 中期研究报告显示短期内反流参数和生活质量有所改善[30]。

6.3　内镜下抗反流治疗

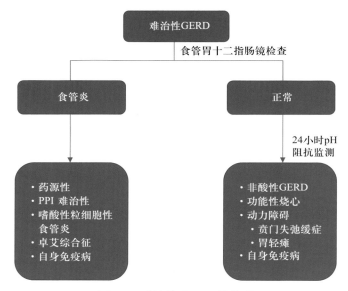

图 6.2　难治性 GERD 的管理

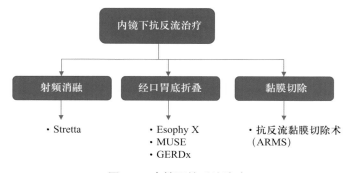

图 6.3　内镜下抗反流治疗

6.4 射频消融（radiofrequency ablation，RFA）治疗

Stretta 系统（Mederi Therapeutics，Norwalk，CT，USA）使用针球囊导管系统将射频能量施加到食管下括约肌（lower esophageal sphincter，LES）和贲门。通过旋转导管，改变球囊集合系统的线性位置（相对于 Z 线），并传递多个应用程序（最多 14 个）。通过热电偶传递低功率（5 W）能量，避免高温损伤肌层（> 85 ℃）和黏膜（> 50 ℃），并通过定时冲洗可以防止损伤黏膜（图 6.4）。

有人提出，RFA 治疗所导致的固有肌层肥厚会减少 LES 短暂松弛[31, 32]。RFA 后还可见到胃食管交界处（gastroesophageal junction，GEJ）出现纤维化。然而，RFA 后 GEJ 顺应性降低可通过服用西地那非恢复正常，这提示其可用于拮抗纤维化[33]。多项随机对照试验（randomized controlled trials，RCT）研究和系统评价已确定 RFA 在难治性 GERD 患者中的疗效和持久性[34-39]。10 年的随访数据显示，经过 RFA 治疗后，72% 患者的 GERD 健康相关的生活质量（GERD health. related quality of life，GERD-HRQL）趋于正常，64% 的患者 PPI 使用减少 50% 以上，85% 的患者可观察到 Barrett 化生消退[38]。

RFA 可以显著改善烧心症状评分和 GERD-HRQL，减少食管酸暴露时间（esophageal acid exposure time，EAET），并使 De-Meester 评分减少 44.4~28.5（$P = 0.007$）[39]。美国消化和内镜外科医师协会指南提倡在部分选定的 GERD 患者中进行 RFA[40]。最近一项囊括了四项 RCT 研究的荟萃分析显示，Stretta 与伪手术对照组及服用 PPI 治疗对照组的 GERD 患者相比，各组在 EAET、LES 压力、可停用 PPI 或 HRQL 方面并无差异[41]。这可能是由于 pH 正常化标准（pH < 4，暴露时间< 4%）过于严格，该标准即使是 PPI 治疗成功的患者也很难恢复正常[42]。比较 RFA 和 ARS（如：腹腔镜胃底折叠术）的研究显示出不同的结果[43-46]，但是目前暂没有比较两者的随机对照试验。

Stretta 相比于其他内镜下抗反流管理（endoscopic anti-reflux management，EARM）可以在镇静下作为日间手术进行，并且也不会影响其他后续治疗。与其他内镜治疗相比，Stretta 的安全性和有效性更佳。然而，应答率参差不一（16% ~ 86%）和客观参数改善不足（如 EAET 的正常化）是 Stretta 的主要缺点[37]。长期随访的结果表明，Stretta 后 40% 的患者可完全停用 PPI[38]。RFA 治疗并不适用于大的食管裂孔疝和重度食管炎患者。术后可出现轻微的不良事

件，如胸痛（50%）、一过性发热和食管溃疡。迷走神经的损伤可能导致罕见不良事件——胃轻瘫[47]。

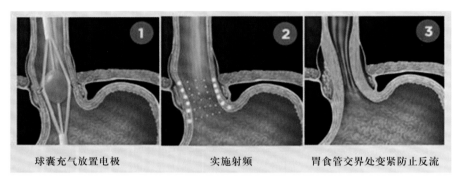

球囊充气放置电极　　　　实施射频　　　　胃食管交界处变紧防止反流

图 6.4　Stretta 手术

6.5　经口无切口胃底折叠术（transoral incisionless fundoplication，TIF）

TIF 是一种在全身麻醉下进行的微创手术，自推出以来已经进行了多次改进，手术过程与 ARS 相类似。TIF 通过建立一个 2 ~ 4 cm 长的阀瓣和 > 270°的环状瓣膜来减小食管裂孔疝（≤ 2 cm）。胃底折叠装置（EsophyX；EndoGastric Solutions，Redmond，WA，USA）在内镜的直视下被轻轻放入胃中。该装置是向后弯曲的，并在直视下将螺旋牵开器接合到 Z 线稍远侧的组织中。在组织模具和设备底盘的帮助下，将胃底围绕远端食管折叠起来。随后，使用集成抽吸装置将远端食管固定在横膈膜下方。相邻的食管和胃底使用 H 形聚丙烯扣固定。通过重复这些步骤以达到全层、部分周径和胃食管胃底折叠（图 6.5）。因此，在手术过程中需置入大约 20 个扣件以形成阀瓣。

有多项 RCT 及系统评价报道了 TIF 的疗效[48-53]。在一项系统评价中，TIF 对 PPIs/sham 反应率的相对危险度为 2.44（95% CI，1.25 ~ 4.79；P < 0.01）。与 PPIs/sham 相比，TIF 术后反流总数更少，但 EAET 和酸反流事件没有显著改善。主要不良事件发生率为 2.4%，包括胃肠道穿孔和出血[53]。为期 6 年的随访研究显示，在第 2 年和第 3 年分别有 87.8% 和 84.4% 的患者停用 PPI 或 PPI 用量减少 50% 以上，并能维持到随访结束，并且有 33% 的患者在第 6 年时可完全停用 PPI[54]。

TIF 与 ARS（Nissen 和 Toupet 胃底折叠术）在减少症状出现频率和严重

程度方面效果相当，但 TIF 可明显缩短手术和住院时间[55]。胃食管交界处形态（Hill Ⅰ 至 Ⅱ 级）、小（≤ 2 cm）或无食管裂孔疝、食管体部动力正常、手术过程中使用的扣件数量、服用 PPI 期间存在持续性典型症状（GERD-HRQL 评分 ≥ 15）以及客观明确诊断的 GERD 患者是获得更好疗效的预测因素[54，56]。与 ARS 相比，TIF 是一种侵入性较小且不良事件发生较少的门诊手术；如有必要，可进行改良 ARS[57]。TIF 的不良事件很少见，主要包括出血、穿孔和气胸[58]。TIF 在症状缓解和安全性方面显示出良好的效果。

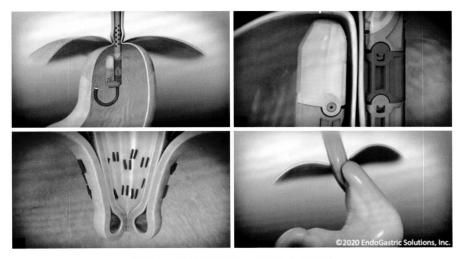

图 6.5　经口无切口胃底折叠术（TIF）

6.6　Medigus 超声外科腔内吻合器（Medigus ultrasonic surgical endostapler，MUSE）

MUSE（Medigus Ltd.，Omer，Israel）是一种用于经口部分胃底折叠术的钉合装置[59，60]。该装置由可弯曲的内镜、钉合器、摄像机和超声换能器组成。该过程为在胃中进行翻转，回撤内镜至正确的钉合水平，通常在 Z 线上方 3 cm。然后在超声间隙探测器的引导下，组织被压缩和钉合。重复该过程，直到形成类似于腹腔镜胃底折叠术的效果[59，60]（图 6.6）。

在一项 MUSE 的多中心研究中（n=66 例患者），73% 的患者在 6 个月时 GERD-HRQL 评分有显著改善。大约 65% 的患者可以完全停用 PPI，并且患者术后继续使用 PPI 的用量显著减少。EAET 在 6 个月时也明显减少[59]。共有

2 例（最初的 24 例患者中）严重不良事件被报道，包括脓气胸和上消化道出血。改良技术和缝合装置后，后续患者未发生严重不良事件。在长达 4 年的随访中，69.4% 的患者在 TIF 手术后停用 PPI。GERD-HRQL 评分和每日 PPI 用量得到显著改善[60]。目前，MUSE 相关的长期随访数据仍然有限。体内理想的钉合部位尚未很好地明确。在体外研究中，理想的钉合部位为 3 cm 处。

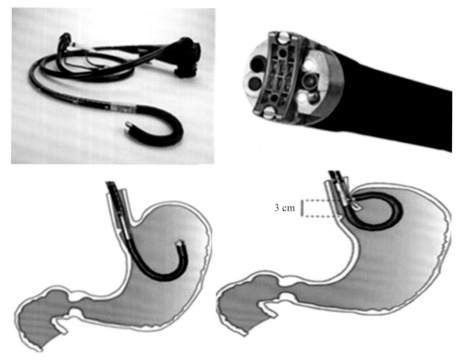

图 6.6　胃食管交界处上方超声外科腔内吻合器[61]

6.7　内镜下全层折叠术（endoscopic full thickness plication，EFTP）

自被用于治疗 GERD 以来，EFTP 的手术术式历经数次修改。最初单缝线放置在胃食管交界处下方，但单缝线的疗效欠佳，这可能是因为没有形成有效的阀瓣[62]。经过升级后置入的多个折叠物即可以形成强而有效的抗反流阀瓣[63-65]。EFTP 的初步研究使用的是 Plicator 装置（Ethicon Endo-surgery，Somerville，NJ，USA），这种装置目前还没有上市。目前 EFTP 使用另一制造商的新设备（GERDx System；G-SURG GmbH，Seeon-Seebruck，Germany）进行全层折叠术（图 6.7）。

一项纳入 36 例进行 EFTP 患者的前瞻性研究显示，这些置入了一枚或多枚折叠置入物的患者中有 92% 的患者症状得到改善，在接下来的 1 年随访中有 89% 的患者可以停用 PPI，并且 EAET 也显著减少[63]。一项多中心研究显示，75% 的患者 GERD-HRQL 评分改善超过 50%，70% 的患者在 6 个月时停用了每日 PPI。这种改善在 1 年的随访中得以维持[64, 65]。EFTP 术后不良事件轻微，主要包括腹痛、肩痛和胸痛，暂没有长期不良事件报道。

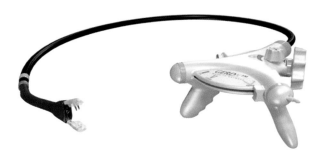

图 6.7　GERDx

6.8　抗反流黏膜切除术（anti-reflux mucosectomy，ARMS）

黏膜切除后自然愈合的过程中形成的瘢痕可促使贲门黏膜重塑，从而减少反流的发生，基于此理论形成了 ARMS 手术。第一次 ARMS 手术大约在 15 年前，最近刚刚发表了关于 ARMS 的第一个系列研究数据[66, 67]。

从技术上讲，ARMS 以新月形方式切除约 2 cm 的胃黏膜和 1 cm 的食管黏膜[67]。用电刀标记切除区域后，黏膜下注射靛胭脂 – 生理盐水混合液。然后沿胃小弯进行黏膜切除；沿着胃大弯侧保留等于镜身直径 2 倍的间隙以预防术后食管狭窄，过程中使用止血钳进行止血（图 6.8）。

一项关于 ARMS 的探索性研究（n=10 例患者）显示该术式可减少 EAET、改善阀瓣等级，并且所有患者术后均可停用 PPI[66]。ARMS 手术不需要任何特殊设备，但需要确定黏膜切除的数量以获得长期的充分疗效。此外，黏膜愈合是自然且不可预测的。需注意的是，食管裂孔疝大于 2 cm（大）的患者不适合该手术。

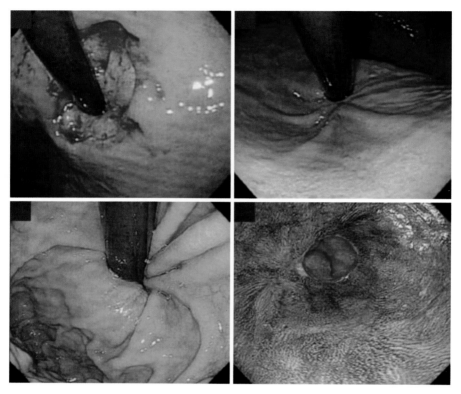

图 6.8　抗反流黏膜切除术

6.9　内镜下抗反流治疗的优点和缺点

内镜下抗反流治疗（EARM）是新兴而具有前景的治疗难治性胃食管反流病的方法，作为内镜下的微创治疗方式，与传统手术相比，其可减少住院时间，减少不良事件发生率。Stretta（RFA）的长期随访数据以及 TIF、GERD-X 和 MUSE（胃底折叠技术）的近期数据均显示出持续稳定的治疗效果（表 6.2）。

EARM 的局限性

1. 这些方法在特定的小食管裂孔疝、轻度食管炎症患者中进行了试验。

2. 尽管症状改善效果明显，pH 阻抗客观监测参数的改善并不显著。现有数据表明 EARM 确实可以减少 EAET，但通常不会达到正常。EAET 的正常化是一个艰巨的目标，但由于 Barrett's 食管和食管腺癌的潜在风险性，EAET 改善不容忽视。同样，内镜治疗后虽然大多数患者对 PPI 的需求有所减少，但并不能完全停用。

3. 目前关于 EARM 新的长期数据仍然不足，并且缺乏不同内镜下治疗手段之间的对比研究。因此，哪一种 EARM 方式更优尚不可确定，但随着来自 TIF 和 GERD-X 设备的随机对照试验长期随访结果的不断完善，将为选择正确的治疗手段指明方向。

表 6.2　内镜下抗反流治疗的结果汇总

治疗 指标	射频消融（RFA-Stretta）	经口无切口胃底折叠术（TIF）	Medigus 超声外科腔内吻合器（MUSE）
停用/减量 PPI（疗效）	16% ～ 80%[33, 34]	32% ～ 82%[53]	65%（83.8%，减量）[58, 59]
长期疗效	41%（10 年）[37]	36%（6 年）[52]	69%（4 年，减量）[59]
正常食管酸暴露	5% ～ 75%[33, 36]	37% ～ 89%[52]	37.1%[59]
主要不良结局	吸入性肺炎，胃轻瘫[33, 35]	出血，穿孔，气胸[53]	出血，气胸，纵隔气肿[59]

参考文献

1. Armstrong D. A critical assessment of the current status of non-erosive reflux disease. Digestion. 2008;78(Suppl. 1):46–54.
2. Katz PO. Lessons learned from intragastric pH monitoring. J Clin Gastroenterol. 2001;33(2):107–13.
3. Tack J, Becher A, Mulligan C, Johnson DA. Systematic review: the burden of disruptive gastro-oesophageal reflux disease on health-related quality of life. Aliment Pharmacol Ther. 2012;35(11):1257–66.
4. Toghanian S, Wahlqvist P, Johnson DA, Bolge SC, Liljas B. The burden of disrupting gastro-oesophageal reflux disease. Clin Drug Investig. 2010;30(3):167–78.
5. Williams JG, Roberts SE, Ali MF, Cheung WY, Cohen DR, Demery G, Edwards A, Greer M, Hellier MD, Hutchings HA, Ip B. Gastroenterology Services in the UK. The burden of disease, and the organisation and delivery of services for gastrointestinal and liver disorders: a review of the evidence. Gut. 2007;56(Suppl 1):1–13.
6. DiPalma JA. Management of severe gastroesophageal reflux disease. J Clin Gastroenterol. 2001;32(1):19–26.
7. Charbel S, Khandwala F, Vaezi MF. The role of esophageal pH monitoring in symptomatic patients on PPI therapy. Am J Gastroenterol. 2005;100(2):283–9.
8. Kahrilas PJ, Shaheen NJ, Vaezi MF. American Gastroenterological Association medical position statement on the management of gastroesophageal reflux disease. Gastroenterology. 2008;135(4):1383–91.
9. Oh DS, Hagen JA, Fein M, Bremner CG, Dunst CM, DeMeester SR, Lipham J, DeMeester TR. The impact of reflux composition on mucosal injury and esophageal function. J Gastrointest Surg. 2006;10(6):787–97.

10. McQuaid KR, Laine L, Fennerty MB, Souza R, Spechler SJ. Systematic review: the role of bile acids in the pathogenesis of gastro-oesophageal reflux disease and related neoplasia. Aliment Pharmacol Ther. 2011;34(2):146–65.

11. Vaezi MF, Richter JE. Role of acid and duodenogastroesophageal reflux in gastroesophageal reflux disease. Gastroenterology. 1996;111(5):1192–9.

12. Bredenoord AJ, Smout AJ. Refractory gastrooesophageal reflux disease. Eur J Gastroenterol Hepatol. 2008;20(3):217–23.

13. DeVault KR. The role of acid suppression in patients with non-erosive reflux disease or functional heartburn. Aliment Pharmacol Ther. 2006;23:33–9.

14. Iwakiri K, Kawami N, Sano H, Tanaka Y, Umezawa M, Kotoyori M, Hoshihara Y, Sakamoto C. Acid and non-acid reflux in Japanese patients with non-erosive reflux disease with persistent reflux symptoms, despite taking a double-dose of proton pump inhibitor: a study using combined pH-impedance monitoring. J Gastroenterol. 2009;44(7):708–12.

15. Fass R. Proton-pump inhibitor therapy in patients with gastro-oesophageal reflux disease. Drugs. 2007;67(11):1521–30.

16. Vaezi MF. Atypical manifestations of gastroesophageal reflux disease. Medscape Gen Med. 2005;7(4):25.

17. Richter JE. How to manage refractory GERD. Nat Clin Pract Gastroenterol Hepatol. 2007;4(12):658–64.

18. Hong SK, Vaezi MF. Gastroesophageal reflux monitoring: pH (catheter and capsule) and impedance. Gastrointest Endosc Clin N Am. 2009;19(1):1–22.

19. Pohl D, Tutuian R. Reflux monitoring: pH-metry, bilitec and oesophageal impedance measurements. Best Pract Res Clin Gastroenterol. 2009;23(3):299–311.

20. Johnson LF, DeMeester TR. Development of the 24-hour intraesophageal pH monitoring composite scoring system. J Clin Gastroenterol. 1986;8:52–8.

21. Johnson LF, Demeester TR. Twenty-four-hour pH monitoring of the distal esophagus. Am J Gastroenterol. 1974;62(4):325–32.

22. Richter JE, Bradley LA, DeMeester TR, Wu WC. Normal 24-hr ambulatory esophageal pH values. Dig Dis Sci. 1992;37(6):849–56.

23. Wiener GJ, Morgan TM, Copper JB, Castell DO, Sinclair JW, Richter JE. Ambulatory 24-hour esophageal pH monitoring. Dig Dis Sci. 1988;33(9):1127–33.

24. Wiener GJ, Richter JE, Copper JB, Wu WC, Castell DO. The symptom index: a clinically important parameter of ambulatory 24-hour esophageal pH monitoring. Am J Gastroenterol. 1988;83(4):358–61.

25. Slaughter JC, Goutte M, Rymer JA, Oranu AC, Schneider JA, Garrett CG, Hagaman D, Vaezi MF. Caution about overinterpretation of symptom indexes in reflux monitoring for refractory gastroesophageal reflux disease. Clin Gastroenterol Hepatol. 2011;9(10):868–74.

26. Dean BB, Gano AD Jr, Knight K, Ofman JJ, Fass R. Effectiveness of proton pump inhibitors in nonerosive reflux disease. Clin Gastroenterol Hepatol. 2004;2(8):656–64.

27. Sharma N, Agrawal A, Freeman J, Vela MF, Castell D. An analysis of persistent symptoms in acid-suppressed patients undergoing impedance-pH monitoring. Clin Gastroenterol Hepatol. 2008;6(5):521–4.

28. Finks JF, Wei Y, Birkmeyer JD. The rise and fall of antireflux surgery in the United States. Surg Endosc Other Interv Tech. 2006;20(11):1698–701.

29. Pointner R, Granderath FA. Laparoscopic fundoplication: when, how and what to do if it fails? Eur Surg. 2008;40(6):261–9.

30. Weitzendorfer M, Spaun GO, Antoniou SA, Tschoner A, Schredl P, Emmanuel K, Koch OO. Interim report of a prospective trial on the clinical efficiency of a new full-thickness endoscopic plication device for patients with GERD: impact of changed suture material. Surg Laparosc Endosc Percutan Tech. 2017;27(3):163–9.

31. Kim MS, Holloway RH, Dent J, Utley DS. Radiofrequency energy delivery to the gastric cardia inhibits triggering of transient lower esophageal sphincter relaxation and gastroesophageal reflux in dogs. Gastrointest Endosc. 2003;57(1):17–22.

32. Tam WC, Schoeman MN, Zhang Q, Dent J, Rigda R, Utley D, Holloway RH. Delivery of radiofrequency energy to the lower oesophageal sphincter and gastric cardia inhibits transient lower oesophageal sphincter relaxations and gastro-oesophageal reflux in patients with reflux disease. Gut. 2003;52(4):479–85.

33. Arts J, Bisschops R, Blondeau K, et al. A double-blind sham-controlled study of the effect of radiofrequency energy on symptoms and distensibility of the gastro-esophageal junction in GERD. Am J Gastroenterol. 2012;107:222–30.

34. Aziz AM, El-Khayat HR, Sadek A, Mattar SG, McNulty G, Kongkam P, Guda MF, Lehman GA. A prospective randomized trial of sham, single-dose Stretta, and double-dose Stretta for the treatment of gastroesophageal reflux disease. Surg Endosc. 2010;24(4):818–25.

35. Dughera L, Rotondano G, De Cento M, Cassolino P, Cisarò F. Durability of Stretta radiofrequency treatment for GERD: results of an 8-year follow-up. Gastroenterol Res Pract. 2014;2014:531907.

36. Corley DA, Katz P, Wo JM, Stefan A, Patti M, Rothstein R, Edmundowicz S, Kline M, Mason R, Wolfe MM. Improvement of gastroesophageal reflux symptoms after radiofrequency energy: a randomized, sham-controlled trial. Gastroenterology. 2003;125(3):668–76.

37. Coron E, Sebille V, Cadiot G, Zerbib F, Ducrotte P, Ducrot F, Pouderoux P, Arts J, Le Rhun M, Piche T, Bruley des Varannes S. Clinical trial: radiofrequency energy delivery in proton pump inhibitor-dependent gastro-oesophageal reflux disease patients. Aliment Pharmacol Ther. 2008;28(9):1147–58.

38. Noar M, Squires P, Noar E, Lee M. Long-term maintenance effect of radiofrequency energy delivery for refractory GERD: a decade later. Surg Endosc. 2014;28(8):2323–33.

39. Perry KA, Banerjee A, Melvin WS. Radiofrequency energy delivery to the lower esophageal sphincter reduces esophageal acid exposure and improves GERD symptoms: a systematic review and meta-analysis. Surg Laparosc Endosc Percutan Tech. 2012;22(4):2.

40. Auyang ED, Carter P, Rauth T, Fanelli RD, SAGES Guidelines Committee. SAGES clinical spotlight review: endoluminal treatments for gastroesophageal reflux disease (GERD). Surg Endosc. 2013;27(8):2658–72.

41. Lipka S, Kumar A, Richter JE. No evidence for efficacy of radiofrequency ablation for treatment of gastroesophageal reflux disease: a systematic review and meta-analysis. Clin Gastroenterol Hepatol. 2015;13(6):1058–67.

42. Richardson WS, Stefanidis D, Fanelli RD. Society of American Gastrointestinal and Endoscopic Surgeons response to "no evidence for efficacy of radiofrequency ablation for treatment of gastroesophageal reflux disease: a systematic review and meta-analysis". Clin Gastroenterol Hepatol. 2015;13(9):1700–1.

43. Liang WT, Yan C, Wang ZG, Wu JM, Hu ZW, Zhan XL, Wang F, Ma SS, Chen MP. Early and midterm outcome after laparoscopic fundoplication and a minimally invasive endoscopic procedure in patients with gastroesophageal reflux disease: a prospective observational study. J Laparoendosc Adv Surg Tech. 2015;25(8):657–61.

44. Yan C, Liang WT, Wang ZG, Hu ZW, Wu JM, Zhang C, Chen MP. Comparison of Stretta procedure and toupet fundoplication for gastroesophageal reflux disease-related extra-esophageal symptoms. World J Gastroenterol. 2015;21(45):12882.

45. Liang WT, Wu JM, Wang F, Hu ZW, Wang ZG. Stretta radiofrequency for gastroesophageal reflux disease-related respiratory symptoms: a prospective 5-year study. Minerva Chir. 2014;69(5):293–9.

46. Zhang C, Wu J, Hu Z, Yan C, Gao X, Liang W, Liu D, Li F, Wang Z. Diagnosis and anti-reflux therapy for GERD with respiratory symptoms: a study using multichannel intraluminal impedance-pH monitoring. PLoS One. 2016;11(8):e0160139.

47. Pandolfino JE, Krishnan K. Do endoscopic antireflux procedures fit in the current treatment paradigm of gastroesophageal reflux disease? Clin Gastroenterol Hepatol. 2014;12(4):544–54.

48. Hunter JG, Kahrilas PJ, Bell RC, Wilson EB, Trad KS, Dolan JP, Perry KA, Oelschlager BK, Soper NJ, Snyder BE, Burch MA. Efficacy of transoral fundoplication vs omeprazole for treatment of regurgitation in a randomized controlled trial. Gastroenterology. 2015;148(2):324–33.

49. Trad KS, Barnes WE, Simoni G, Shughoury AB, Mavrelis PG, Raza M, Heise JA, Turgeon DG, Fox MA. Transoral incisionless fundoplication effective in eliminating GERD symptoms in partial responders to proton pump inhibitor therapy at 6 months: the TEMPO randomized clinical trial. Surg Innov. 2015;22(1):26–40.

50. Trad KS, Simoni G, Barnes WE, Shughoury AB, Raza M, Heise JA, Turgeon DG, Fox MA, Mavrelis PG. Efficacy of transoral fundoplication for treatment of chronic gastroesophageal reflux disease incompletely controlled with high-dose proton-pump inhibitors therapy: a randomized, multicenter, open label, crossover study. BMC Gastroenterol. 2014;14(1):174.

51. Håkansson B, Montgomery M, Cadiere GB, Rajan A, Bruley des Varannes S, Lerhun M, Coron E, Tack J, Bischops R, Thorell A, Arnelo U. Randomised clinical trial: transoral incisionless fundoplication vs. sham intervention to control chronic GERD. Aliment Pharmacol Ther. 2015;42(11–12):1261–70.

52. Testoni PA, Mazzoleni G, Testoni SG. Transoral incisionless fundoplication for gastroesophageal reflux disease: techniques and outcomes. World J Gastrointest Pharmacol Ther. 2016;7(2):179.

53. Huang X, Chen S, Zhao H, Zeng X, Lian J, Tseng Y, Chen J. Efficacy of transoral incisionless fundoplication (TIF) for the treatment of GERD: a systematic review with meta-analysis. Surg Endosc. 2017;31(3):1032–44.

54. Testoni PA, Testoni S, Mazzoleni G, Vailati C, Passaretti S. Long-term efficacy of transoral incisionless fundoplication with Esophyx (Tif 2.0) and factors affecting outcomes in GERD patients followed for up to 6 years: a prospective single-center study. Surg Endosc. 2015;29(9):2770–80.

55. Toomey P, Teta A, Patel K, Ross S, Sukharamwala P, Rosemurgy AS. Transoral incisionless fundoplication: is it as safe and efficacious as a Nissen or Toupet fundoplication? Am Surg. 2014;80(9):860–7.

56. Bell RC, Fox MA, Barnes WE, Mavrelis PG, Sewell RW, Carter BJ, Ihde GM, Trad KS, Dargis D, Hoddinott KM, Freeman KD. Univariate and multivariate analyses of preoperative factors influencing symptomatic outcomes of transoral fundoplication. Surg Endosc. 2014;28(10):2949–58.

57. Witteman BP, Kessing BF, Snijders G, Koek GH, Conchillo JM, Bouvy ND. Revisional laparoscopic antireflux surgery after unsuccessful endoscopic fundoplication. Surg Endosc. 2013;27(6):2231–6.

58. Jain D, Singhal S. Transoral incisionless fundoplication for refractory gastroesophageal reflux disease: where do we stand? Clin Endosc. 2016;49(2):147.

59. Zacherl J, Roy-Shapira A, Bonavina L, Bapaye A, Kiesslich R, Schoppmann SF, Kessler WR, Selzer DJ, Broderick RC, Lehman GA, Horgan S. Endoscopic anterior fundoplication with the Medigus Ultrasonic Surgical Endostapler (MUSE™) for gastroesophageal reflux disease: 6-month results from a multi-center prospective trial. Surg Endosc. 2015;29(1):220–9.

60. Kim HJ, Kwon CI, Kessler WR, Selzer DJ, McNulty G, Bapaye A, Bonavina L, Lehman GA. Long-term follow-up results of endoscopic treatment of gastroesophageal reflux disease with the MUSE™ endoscopic stapling device. Surg Endosc. 2016;30(8):3402–8.

61. Gweon TG, Matthes K. Prospective, randomized ex vivo trial to assess the ideal stapling site for endoscopic fundoplication with medigus ultrasonic surgical endostapler. Gastroenterol Res Pract. 2016;31:2016.

62. Pace F, Costamagna G, Penagini R, Repici A, Annese V. Endoscopic antireflux procedures–an unfulfilled promise? Aliment Pharmacol Ther. 2008;27(5):375–84.

63. Koch OO, Kaindlstorfer A, Antoniou SA, Spaun G, Pointner R, Swanstrom LL. Subjective and objective data on esophageal manometry and impedance pH monitoring 1 year after endoscopic full-thickness plication for the treatment of GERD by using multiple plication implants. Gastrointest Endosc. 2013;77(1):7–14.
64. Von Renteln D, Schiefke I, Fuchs KH, Raczynski S, Philipper M, Breithaupt W, Caca K, Neuhaus H. Endoscopic full-thickness plication for the treatment of gastroesophageal reflux disease using multiple Plicator implants: 12-month multicenter study results. Surg Endosc. 2009;23(8):1866–75.
65. von Renteln D, Schiefke I, Fuchs KH, Raczynski S, Philipper M, Breithaupt W, Caca K, Neuhaus H. Endoscopic full-thickness plication for the treatment of GERD by application of multiple plicator implants: a multicenter study (with video). Gastrointest Endosc. 2008;68(5):833–44.
66. Satodate H, Inoue H, Fukami N, Shiokawa A, Kudo SE. Squamous reepithelialization after circumferential endoscopic mucosal resection of superficial carcinoma arising in Barrett's esophagus. Endoscopy. 2004;36(10):909–12.
67. Inoue H, Ito H, Ikeda H, Sato C, Sato H, Phalanusitthepha C, Hayee BH, Eleftheriadis N, Kudo SE. Anti-reflux mucosectomy for gastroesophageal reflux disease in the absence of hiatus hernia: a pilot study. Ann Gastroenterol. 2014;27(4):346.

著者：Pradev Inavolu，Nitin Jagtap，and Rakesh Kalapala

译者：鲍云

审校：黄思霖

第 7 章
抗反流黏膜切除术和抗反流黏膜消融术

7.1　简介

胃食管反流病（gastroesophageal reflux disease，GERD）是最常见的胃肠道疾病之一，其患病率呈不断上升趋势[1]。尽管抑酸药物［如质子泵抑制剂（PPI）和伏诺拉生（P-CAB）］是有效的，但仍有部分患者对药物治疗无效或形成药物依赖[2-4]。由于药物治疗无效，GERD 的症状会显著降低患者的生活质量及增加 Barrett's 食管相关疾病发生的风险。

手术干预是 PPI 难治性病例的主要治疗方法。Nissen 胃底折叠术是标准的手术方式，通过将胃底完全包绕食管下段以加强下段食管括约肌功能，短期效果显著且并发症发生率低。尽管外科胃底折叠术是一种有效的治疗方式，但它可能会引起吞咽困难和胀气综合征，并且一些研究报道该方法复发率高，需反复手术[5]。为了填补药物治疗和外科手术干预之间的空白，西方国家开发了各种微创内镜治疗方法，包括经口无切口胃底折叠术（TIF）（EsophyX device；EndoGastricSolutions，Redmond，WA，USA）[6]、MUSE 内镜下胃底折叠术（Medigus Ltd.，Omer，Israel）和 Stretta 系统（Mederi Therapeutics，Greenwich，CT，USA）[8]，这些方法目前均已获得美国食品和药物管理局（Food and Drug Administration，FDA）批准[9]。然而，许多关于新型内镜抗反流手术的研究，只限于证明短期内有良好的症状改善，仍然缺乏长期疗效的数据，而且这些研究均提示了手术的高成本。由于安全问题，以前开发的几种内镜抗反流装置已不再使用。因此，微创手术目前还没有被确立为标准治疗。

在 2003 年，笔者报道了一例 PPI 难治性 GERD 病例，在内镜切除高度异常增生的 Barrett's 食管黏膜后，贲门周围瘢痕形成过程具有抗反流作用[10]。愈合过程中贲门的收缩和收紧可改善 GERD 症状。目前该患者已停用 PPI 超过

10年，未见症状复发。基于这一经验，10名PPI难治性GERD患者接受了该手术方案的治疗，笔者将其称为抗反流黏膜切除术（anti-reflux mucosectomy，ARMS）[11]。ARMS被认为是一种安全有效的内镜治疗方法，可以考虑作为手术干预前的治疗选择。此外，笔者还改进了这项技术，在该手术方式中，笔者对胃食管交界处进行黏膜消融，使愈合过程重建贲门的开口。这种技术被称为抗反流黏膜消融术（anti-reflux mucosal ablation，ARMA）。ARMA的概念与ARMS相似，目的是在愈合过程中收缩和收紧贲门，通过消融黏膜重新形成贲门。在瘢痕形成过程中，通过重建黏膜瓣来缩小食管口，以抑制胃酸倒流。笔者的第一个临床病例是1例接受了ARMS治疗的患者，ARMS治疗部分有效，但未能停用PPI。由于之前的瘢痕，额外的黏膜切除术被认为技术要求太高且风险高。用三角刀在喷雾凝固模式下进行消融以重新形成贲门。术后该患者的GERD症状明显缓解，并且能够在术后停用PPI药物。

在本章中，笔者对当前的手术方式、基本的手术技巧和术后的结果进行了概述。

7.2 抗反流黏膜切除术（ARMS）和抗反流黏膜消融术（ARMA）

7.2.1 适应证

尽管规律服用抑酸药物，仍有典型GERD症状（如反酸或烧心）的患者可考虑行ARMS或ARMA。伴有多种症状和术后状态如袖状胃或远端胃切除术的患者也可从该术式中获益。

7.2.2 排除标准

胃镜检查中食管裂孔疝超过3 cm或Hills瓣膜等级＞Ⅲ级和（或）原发性食管运动障碍的患者，如失弛缓症或LES不完全松弛，则不应考虑进行这些手术。

7.2.3 预评估

在做ARMS或ARMA手术之前，必须预先评估患者EGD情况。这是为了评估内镜下是否有食管炎的证据，并排除大裂孔疝。充分的胃内充气非常重要，可以提供一个良好视野来正确评估疝和胃食管瓣。活检应在内镜医师的判断下进行，以排除嗜酸性粒细胞性食管炎。应采用高分辨率测压法排除食管运动障碍，包括贲门失弛缓症、无效食管运动障碍和痉挛性食管障碍等。与胃酸反流相关的无效食管运动对内镜治疗更有抵抗性，医师必须非常谨慎，因为即使是轻微的狭窄也会引起明显的吞咽困难症状。对于非糜烂性食管炎的患者，应进行 24 h 多通道腔内阻抗和 pH 监测（multichannel intraluminal impedance and pH monitoring，MII-pH），以准确定义 GERD 类型。

7.2.4　抗反流黏膜切除术（ARMS）

7.2.4.1　技术

ARMS 可以使用 GIF-Q260J 内镜（Olympus Corp.，Tokyo，Japan）进行。医师在术前应检查内镜的弯曲度。弯曲度不良的内镜会导致预评估质量差，也会因为难以靠近贲门，导致手术效果差。ARMS 可以采用静脉镇静的方式在内镜诊疗间进行。但是，笔者更建议采用全身麻醉的方式，因为预评估和设计内镜切除区域时需要足量的充气以暴露整个视野。此外，在镇静剂不足的情况下，贲门处的手术对内镜技术要求很高。在笔者的中心，所有的病例都采用透明帽辅助法 EMR 术（EMR-C）。在这种手术方式中，带有斜切口的硬透明帽（MAJ-296，Olympus）和一个细直径的圈套器（SD-221L-25，Olympus）同时使用。套扎法是 ARMS 的一种替代技术[12]。ESD 是另一种切除黏膜的选择，但它的技术要求很高，而且很耗时[13]。强烈建议在 ARMS 手术中采用 EMR 方法。

第 1 步：设计。黏膜切除术是围绕胃的贲门设计的，在贲门的小弯和大弯处都保留部分黏膜的完整。为防止狭窄，务必不要切除食管侧黏膜（鳞状上皮）。沿小弯和大弯保留的黏膜组织条应约 1 cm，类似蝴蝶的形状（图 7.1）。切除区域的宽度应为 2 ~ 3 cm。

第 2 步：黏膜下注射。使用 4 mm 针头的 25 号注射针将混有靛胭脂的生理盐水注入黏膜下层，分离黏膜

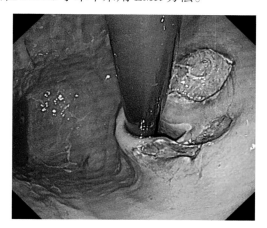

图 7.1　黏膜切除后（ARMS 术后）。可见蝶形，在贲门大弯和小弯对侧保留正常黏膜。

和固有肌层（图 7.2a）。虽然其他溶液也可用于黏膜下注射，但用生理盐水形成黏膜下垫层是足够的。黏膜下注射时要确保足够的隆起，避免损伤深部组织或穿孔。

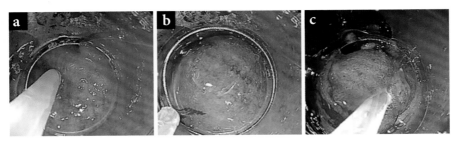

图 7.2 （a）黏膜下注射：将混有靛胭脂的生理盐水行黏膜下注射；（b）预循环：圈套器固定在帽沿内；（c）黏膜切除术：收紧圈套器，然后电切切除黏膜。

第 3 步：黏膜切除术。尽管黏膜切除术可通过 EMR 或 ESD 进行，笔者建议使用 EMR 方式，因为它更安全，手术时间更短。EMR-C 法在笔者机构是标准的手术方式。通过在透明帽的内周槽上预置一个圈套器，轻压和抽吸黏膜（图 7.2b）。完成良好的预处理后，充分吸引目标区域黏膜，然后用电切（强凝模式，30 W，效果 3；VIO300D ERBE，Tübingen，Germany）切除目标黏膜区域，以这种方式进行 EMR-C，直到标记的黏膜区域被完全切除（图 7.2c）。手术切除过程应在倒镜下进行。以小弯为中心，切除贲门 2/3 ~ 4/5 周长的黏膜。一般情况下，黏膜切除术通过 3 ~ 5 次 EMR-C 完成。

第 4 步：止血。使用凝血钳（Coagrasper，FD-410LR，Olympus）进行止血。用电凝处理创面所有裸露的血管。

7.2.4.2　ARMS 术后的管理和随访

ARMS 术后的管理与食管或胃肿瘤切除术的 EMR-C 相似。如果没有不良反应，患者在术后第 1 天可以改为流质饮食。ARMS 术后 4 周内应服用抑酸药，当胃食管反流症状消失时，可停用抑酸药物。一般在术后 2 ~ 3 周复查胃镜，评估黏膜愈合过程，并观察是否有狭窄。当胃镜通过有轻微阻力时，笔者会采用内镜球囊扩张术，作为一种预防狭窄的措施。

7.2.4.3　结果

2012 年 4 月至 2018 年 5 月，109 例 PPI 难治性 GERD 患者在笔者的机构（Showa University Koto Toyosu Hospital，Tokyo，Japan）接受了 ARMS 治疗。最初的 9 例患者通过 ESD 进行 ARMS，随后的患者使用 EMR-C 进行 ARMS。平均手术时间为 54.7 min。有 2 例患者术后有出血，通过内镜止血处理，术中均未需要输血。1 例患者出现小穿孔，采用内镜下夹闭进行处理，该患者的临床治疗过程平稳，并没有增加患者住院时间。这些结果表明，ARMS 可以在没有重大不良事件的风险下进行。然而，需要进行 3 次以上内镜球囊扩张的狭窄率为 14.4%。如图 7.1 所示，在笔者将切除设计修改为蝶形后，这一比率明显改善。这证明了沿小弯和大弯两侧留下未切除的黏膜而不是进行环形切除的重要性。在接受蝴蝶形切除术的 21 例患者中，仅有 1 例患者需要进行一次内镜球囊扩张。

在疗效方面，患者的胃食管反流病的主观和客观指标都有着明显的改善（表 7.1）。使用两个主观量表，即胃食管反流病症状频率量表（frequency scale for the symptoms of GERD，FSSG）和胃食管反流病量表（GERD questionnaire，GerdQ）。2 ~ 6 个月后，FSSG 由 25 降至 12（$P < 0.01$，$n=88$），1 年后由 26 降至 12（$P < 0.01$，$n=61$）。GerdQ 在 2 ~ 6 个月后从 9 降至 7（$P < 0.01$，$n=88$），1 年后从 10 降至 7（$P < 0.01$，$n=61$）。至于长期随访结果，研究对 21 例患者进行了 3 年的长期跟踪随访，FSSG 和 GerdQ 分别从 28 降至 10，从 11 降至 6。尽管 MII-pH 研究一共仅有 27 例患者，但在 ARMS 的前后，他们的酸暴露时间和 DeMeester 综合评分均有明显改善，平均酸暴露时间从 20.8 降至 6.9（$P < 0.01$），平均 DeMeester 评分从 64.4 降至 24.9（$P < 0.01$）。44%（42/96）的患者能够在 6 个月内停用 PPI。在 59 例随访 1 年的患者中，30 例患者（51%）的症状没有复发，显示出 ARMS 具有持续的效果。

表 7.1　ARMS 术后结果（$n=109$）

结果	ARMS 术前	ARMA 术后 2 ~ 6 个月	P 值
症状评分（$n=88$）			
FSSG	25.1 ± 1.1	11.6 ± 0.8	< 0.01
GerdQ	9.4 ± 0.3	6.6 ± 0.3	< 0.01
MII-pH（$n=27$）			
酸暴露时间 %	20.8	6.9	< 0.01
DeMeester 综合评分	64.4	24.9	< 0.01

ARMS：抗反流黏膜切除术；FSSG：胃食管反流病症状频率量表；MII-pH：食管多通道腔内阻抗 -pH 监测。

其他中心进行的 ARMS 手术方式，也取得了满意的结果。Yoo 等人报道了

33例患有病理性反流病和食管超敏症的患者使用EMR-C法的ARMS手术方式[14]。术后6个月，63%的患者能够停止使用PPI，30%的患者能够减少PPI的服用量。胃食管反流病调查问卷的分数也有明显改善。客观参数，如DeMeester评分和MII-pH上的酸暴露时间也有改善。ARMS是一种安全的手术方式，只有2例患者出现狭窄的情况。

印度发表的第一个关于ARMS的研究，共62例患者，显示了与上述报道的研究相似的情况[15]。5例患者（8%）有狭窄，需要进行内镜球囊扩张。45例患者（72.5%）的MII-pH值有所改善，43例患者（69.4%）能够停用PPIs。38例患者（61.3%）在1年的随访中显示出持续的疗效。

这些结果显示了良好的安全性和有效性。但是，目前研究的样本量较小，需要进行更大样本量的研究。

7.2.5 抗反流黏膜消融术（ARMA）

7.2.5.1 技术

ARMA可以使用GIF-Q260J内镜（Olympus）进行操作。医师在术前应检查内镜的弯曲度。该手术可以在内镜诊疗间进行，采用静脉镇静或全身麻醉。首选全身麻醉，是为了进行良好的预评估（设计）和技术原因，需要足够的充气量。

第1步：设计。主要沿着胃贲门的小弯度设计消融。与ARMS一样，不包括食管侧黏膜（鳞状上皮）以防止狭窄。鳞柱交界处远端1 cm处的环形胃黏膜也应保留。ARMA应在倒镜下进行，充分充气，消融区域应设计成马蹄形（图7.3）。

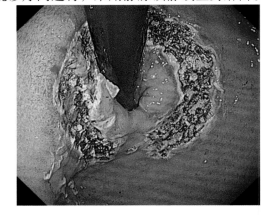

图7.3 内镜消融术后呈马蹄形（保留大弯侧1 SD宽度的正常黏膜）。

第2步：消融。用三角刀J（Olympus）在喷射凝固模式（50 ~ 120 W，效果2）下进行黏膜消融。也可以使用没有注射功能的三角刀，因为它有一个更宽的三角尖来进行有效的消融。关键的技术要点是消融要足够深，以半环形的形式到达黏膜下层，宽度为2 ~ 3 cm。在进行ARMA时，不需要进行黏膜下注射。

第 3 步：止血。术中发现显露血管时，应进行止血处理。

7.2.5.2 术后管理

ARMA 术后管理与 ARMS 相似。如果没有不良反应，患者在术后第 1 天可以开始进流质饮食。患者在 ARMS 术后 4 周内使用抑酸药，当没有胃食管反流症状时，可停用。通常在术后 2 ～ 3 周进行内镜复查，评估黏膜愈合过程，并观察是否有狭窄。如果内镜通过时有轻微阻力，笔者会进行内镜球囊扩张术来预防狭窄。

7.2.5.3 结果

12 例 PPI 难治性 GERD 患者接受了 ARMA 治疗[16]，其中 2 例患者之前曾做过 ARMS 治疗。手术没有出现如出血或穿孔等突发的不良事件。平均手术时间为 40.3 min。1 例患者在 ARMA 术后 2 周因狭窄而出现吞咽困难，通过两次内镜球囊扩张术得以解决。

所有患者都治疗成功，结果见表 7.2。GERD-HRQL 和 FSSG 的中位数均有明显改善，分别从 30.5 分降至 12 分（P=0.002）和从 25 分降至 10.5 分（P=0.002）。DeMeester 综合评分的中位数也从 33.5 分显著提高到 2.8 分（$P < 0.05$）。其中 67% 的患者（8/12）能够停用 PPI，其余 3 例患者仍在服用 PPI，但是他们的症状得到明显改善。

表 7.2　ARMA 的结果（n=12）

结果	ARMA 术前	ARMA 术后 2 个月	P 值
症状评分（n=12）			
FSSG	25	10.5	0.002
GERD-HRQL	30.5	12	0.002
MII-pH（n=8）			
酸暴露时间（%）	9.0	0.5	0.068
DeMeester 综合评分	33.5	2.8	0.05

　ARMA：抗反流黏膜消融术；FSSG：胃食管反流病症状频率量表；GERD HRQL：GERD 健康相关生活质量问卷；MII-pH：多通道腔内阻抗和 pH 监测

7.3 结论

ARMS 和 ARMA 是 PPI 难治性胃食管反流病的安全和可行的内镜治疗方法。这些手术不需要新的、昂贵的、专门的设备，大多数内镜医师都可以用熟练的内镜技术进行操作。笔者的内镜抗反流技术的最大进步是开发了 ARMA。笔者目前正在研究黏膜消融的最佳策略，对该手术方式和术后管理的进一步完善能够填补药物治疗和外科手术干预之间的空白。笔者的经验证明了该手术方式的安全性和有效性，但目前样本量较小，尚需要更大的样本量和长期的随访研究。笔者应该选择合适该治疗方式的患者，目前看来这些手术的短期和长期效果还是较明确的，但仍需要更多的研究数据进一步支持。

参考文献

1. Richter JE, Rubenstein JH. Presentation and epidemiology of gastroesophageal reflux disease. Gastroenterology. 2018;154:267–76.
2. Yadlapati R, DeLay K. Proton pump inhibitor-refractory gastroesophageal reflux disease. Med Clin North Am. 2019;103:15–27.
3. Delshad SD, Almario CV, Chey WD, Spiegel BMR. Prevalence of gastroesophageal reflux disease and proton pump inhibitor-refractory symptoms. Gastroenterology. 2020;158(5):1250–1261.e2.
4. Okuyama M, Nakahara K, Iwakura N, et al. Factors associated with potassium-competitive acid blocker non-response in patients with proton pump inhibitor-refractory gastroesophageal reflux disease. Digestion. 2017;95:281–7.
5. Hakanson BS, Lundell L, Bylund A, Thorell A. Comparison of laparoscopic 270 degrees posterior partial fundoplication vs total fundoplication for the treatment of gastroesophageal reflux disease: a randomized clinical trial. JAMA Surg. 2019;154:479–86.
6. Huang X, Chen S, Zhao H, et al. Efficacy of transoral incisionless fundoplication (TIF) for the treatment of GERD: a systematic review with meta-analysis. Surg Endosc. 2017;31:1032–44.
7. Kim HJ, Kwon CI, Kessler WR, et al. Long-term follow-up results of endoscopic treatment of gastroesophageal reflux disease with the MUSE endoscopic stapling device. Surg Endosc. 2016;30:3402–8.
8. Fass R, Cahn F, Scotti DJ, Gregory DA. Systematic review and meta-analysis of controlled and prospective cohort efficacy studies of endoscopic radiofrequency for treatment of gastroesophageal reflux disease. Surg Endosc. 2017;31:4865–82.
9. Committee AT, Thosani N, Goodman A, et al. Endoscopic anti-reflux devices (with videos). Gastrointest Endosc. 2017;86:931–48.
10. Satodate H, Inoue H, Yoshida T, et al. Circumferential EMR of carcinoma arising in Barrett's esophagus: case report. Gastrointest Endosc. 2003;58:288–92.
11. Inoue H, Ito H, Ikeda H, et al. Anti-reflux mucosectomy for gastroesophageal reflux disease in the absence of hiatus hernia: a pilot study. Ann Gastroenterol. 2014;27:346–51.
12. Monino L, Gonzalez JM, Vitton V, Barthet M. Anti-reflux mucosectomy with band ligation in the treatment of refractory gastroesophageal reflux disease. Endoscopy. 2019;51:E215–E6.
13. Ota K, Takeuchi T, Harada S, et al. A novel endoscopic submucosal dissection technique for proton pump inhibitor-refractory gastroesophageal reflux disease. Scand J Gastroenterol. 2014;49:1409–13.
14. Yoo IK, Ko WJ, Kim HS, et al. Anti-reflux mucosectomy using a cap-assisted endoscopic mucosal resection method for refractory gastroesophageal disease: a prospective feasibility study. Surg Endosc. 2020;34(3):1124–31.

15. Patil G, Dalal A, Maydeo A. Feasibility and outcomes of anti-reflux mucosectomy (ARMS) for proton pump inhibitor dependent Gastroesophageal reflux disease: first Indian study (with video). Digest Endosc. 2019.

16. Haruhiro Inoue, Mayo Tanabe, Enrique Rodríguez de Santiago, Mary Raina Angeli Abad, Yuto Shimamura, Yusuke Fujiyoshi, Akiko Ueno, Kazuya Sumi, Hideomi Tomida, Yugo Iwaya, Haruo Ikeda, Manabu Onimaru, (2020) Anti-reflux mucosal ablation (ARMA) as a new treatment for gastroesophageal reflux refractory to proton pump inhibitors: a pilot study. Endoscopy International Open 08 (02):E133-E138.

著者：Yuto Shimamura and Haruhiro Inoue

译者：阳光

审校：黄思霖

第 8 章

胆道射频消融术

8.1 简介

射频消融（radio frequency ablation，RFA）是一种经典的局部热消融的治疗方法，可导致凝固性坏死，最终使恶性肿瘤局部破坏[1]。RFA 越来越多地被用于治疗癌前病变及恶性肿瘤的局部控制[2,3]。

在进行 RFA 时，导管尖端设有的电极会产生高频交流电，一旦目标温度超过 48~50℃，热损伤便可导致凝固性坏死和细胞死亡[4]。肿瘤坏死后，热休克蛋白等细胞内成分释放，可激活抗原提呈细胞产生免疫反应，以增强免疫对抗肿瘤[5,6]。

最初，RFA 导管被开发应用于外科手术或经皮穿刺治疗[7]。最近，一种经导丝的胆道 RFA 导管被开发并已在动物实验中显示了其安全性和有效性[8]。在随后的研究中，RFA 被用于提高恶性胆道狭窄患者的支架开通率。

在本章中，我们对有关胆道 RFA 的相关文献进行了全面的回顾分析。

8.2 RFA 系统的原理

RFA 的物理原理是基于射频电流和高频交流电产生离子振荡，从而产生可控的摩擦热而破坏组织[1]。电极周围的热能引起凝固性坏死。"凝固性坏死"是指无论细胞能否按照严格的组织学标准死亡，都会对细胞造成不可逆转的热损伤。射频的能量与离子振荡的振幅成正比，根据温度和时间可估计凝固性坏死的体积范围。肿瘤热消融治疗的目的主要是微创性地应用热能摧毁肿瘤组织。

当体内温度达到 42 ~ 45℃时，肿瘤更容易被其他损伤因素破坏，例如放疗及化疗。然而，这个范围的温度并不会杀死细胞。当温度达到 46℃且持续 60 min 便可产生不可逆的细胞损伤。当温度升至 50 ~ 52℃时，发生细胞损伤的时间明显缩短，只需要 4 ~ 6 min。温度在 60 ~ 100℃时可导致蛋白质凝固。当温度超过 105℃时，可致组织沸腾、汽化及碳化，这样反而减少了能量传递，从而阻碍了消融达到的最佳效果。因此，最佳的消融温度是 60 ~ 100℃[1]。

在进行 RFA 治疗时，应考虑热沉没效应对 RFA 的影响。当 RFA 治疗大血管附近的病变时，可能发生热沉没效应。温度相对较低的血管内血流可能会影响邻近病灶温度的升高[9]，如在肝门部位，胆道与肝动脉、门静脉毗邻。因此，在进行 RFA 术时，应考虑到热沉没效应和潜在的血管损伤风险的存在。

8.3 RFA 设备

对于胆道 RFA，现在市面上可用的设备主要有两种：ELRA RF 导管（Taewoong Medical，Gyeonggi-Do，South Korea）和 Habib HPB-RF 导管（Boston Scientifc Corp.，Marlborough，MA，USA）[10, 11]。这两种导管都属于一次性使用装置，可通过导丝送入到胆道肿瘤部位。

ELRA RF 导管直径有 7-Fr，长度为 175 cm，可以插入 0.025 英寸（约 0.0635 cm）或 0.035 英寸（约 0.0889 cm）的导丝。根据探头长度，ELRA RF 导管分为 3 种，11 mm、18 mm 和 20 mm。射频电源是 VIVA 组合发生器（Taewoong Medical），可控制功率范围在 0 ~ 200 W，温度范围 5 ~ 95℃，时间范围 10 s ~ 10 min。通常，胆道 RFA 推荐设置的温度为 80℃，22 mm 导管功率为 10 W，11 mm 和 18 mm 导管功率为 7 W，时间设置为 1 min 或 2 min[4]。

HPB-RF 导管直径为 8-Fr，长度为 180 cm，可插入导丝。HPB-RF 导管有一个长 25 mm 的探头，两电极间的距离为 25 mm。这种导管可连接到不同的 RFA 发生器，如 RITA-1500X RF 发生器（Angiodynamics，Latham，NY，USA）和 ERBE 高频电发生器（SurgicalTechnology Group，Hampshire，UK）。目前，大多数研究者使用的参数设置为功率 7 ~ 10 W，时间最长达 2 min[4]。

8.4 恶性胆道狭窄

肝门部胆管癌、胰头癌、胆总管癌、壶腹部癌以及继发于淋巴结转移的外压均可导致恶性胆道狭窄。大部分恶性胆道狭窄的患者就诊时，已失去外科手术切除机会，对这些患者进行姑息治疗、减轻其痛苦是最主要的治疗目的。对于不能切除的恶性胆道狭窄患者，充分的胆道引流和解除梗阻是提高生存和生活质量最主要的姑息方式[12]。自膨式金属支架（SEMS）的置入是恶性胆道狭窄的一种标准的姑息治疗方式，可延长预期寿命超过 3 个月[13, 14]。尽管，

SEMS 比塑料支架效果更好，但 SEMS 的通畅性依然有限，主要是由于肿瘤的生长和胆泥的排出导致支架闭塞[15]。在 ERCP 放入 SEMS 前行胆道 RFA，可以延长支架通畅率，提高患者存活率（图 8.1）。

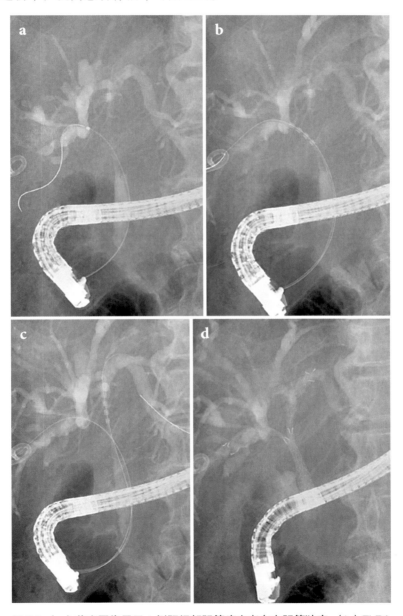

图 8.1 （a）荧光图像显示 1 例肝门部胆管癌患者存在胆管狭窄；（b）ELRA RFA 导管在右肝管狭窄部位进行 RFA（Taewoong Medical，Gyeonggi–Do，South Korea）；（c）在左肝管进行 RFA；（d）RFA 后，SEMS 置入。

最近，一些研究评估了胆道 RFA 治疗不能切除的恶性胆道狭窄患者的结果，研究显示胆道 RFA 是可行的且相对安全的。一项研究显示，胆道 RFA 后狭窄部位的胆管直径明显增加[16]。Sharaiha 等人进行了一项回顾性分析，该研究对恶性胆道狭窄患者行胆道 RFA 后行 SEMS 置入（n=26）与单独行 SEMS 置入（n=40）进行了比较[17]。这项研究中一共纳入 66 名患者，其中 37 名为胆管癌患者，29 名为胰腺癌患者，研究显示两组之间没有显著性差异。同时，通过监测、流行病学及最终结果的数据进行统计分析显示，在行 SEMS 置入之前行胆道 RFA 可提高患者的存活率[18]。胰腺癌患者（14.6 个月 vs. 5.9 个月），胆管癌患者（17.7 个月 vs. 6.2 个月），提示行胆道 RFA 治疗的患者存活率显著提高。Kallis 等人的另一项研究同样显示，胰腺癌的患者行胆道 RFA 加 SEMS 置入的存活率高于单独放置 SEMS 的患者（226 天 vs. 123.5 天）[19]。Laleman 等人的一项前瞻性研究显示，肝门部胆管癌（n=9）、胰腺癌（n=7）、远端胆总管癌（n=2）导致恶性胆总管狭窄的患者接受了胆道 RFA 治疗，支架中位通畅的天数为 110 天（16 ~ 374 天），患者中位生存期为 227 天（16 ~ 374 天）[20]。

有研究比较了胆道 RFA 和光动力疗法（photodynamic therapy，PDT），尽管内镜下的光动力疗法能提高支架的通畅性，改善胆汁引流，降低死亡率，提高患者的生活质量，但其相关的光毒性要求患者避免阳光直射，这限制了 PDT 的应用[3]。一项回顾性单中心研究显示，在不能切除的胆管癌患者中，行胆道 RFA（n=16）和 PDT（n=32）的患者生存率没有统计学差异（中位生存期分别为 9.6 个月 vs. 7.5 个月），胆管炎（0.13 vs. 0.05）和支架闭塞（0.06 vs. 0.02）在 RFA 组中更常见[21]。在另一项研究中，14 例恶性胆道狭窄的患者接受了胆道 RFA，20 例患者接受了 PDT，RFA 组有更低的早期支架更换率（29% vs. 65%）和更低的不良事件发生率（adverse events，AE）（21% vs. 40%）[22]。

在最近的一项随机研究中，Ⅰ型或Ⅱ型肝门部胆管癌狭窄的患者（n=19）或胆总管下端癌患者（n=46）接受了 RFA 加塑料支架置入或单独置入塑料支架进行比较。RFA 组患者支架通畅时间（6.8 个月 vs. 3.4 个月）和生存时间（13.2 个月 ± 0.6 个月 vs. 8.3 个月 ± 0.5 个月）显著延长，这项研究显示实施胆道 RFA 是生存期的主要预后因素，而两组的 AE 发生率相似[23]。

最近的系统性综述和荟萃分析，包括总共 505 例患者，同样显示胆道 RFA 是安全的，并且能改善支架开放程度[24]，尽管对照组更频繁地进行全身化疗，

RFA 组仍然有显著延长的支架通畅时间（50 天 *vs.* 37 天）和存活时间（285 天 *vs.* 248 天）。因此，推测胆道 RFA 除了引起细胞减少外，在肿瘤热性坏死后可能会激发全身的免疫反应。腹痛是胆道 RFA 相关最常见的不良事件。

在因既往外科手术改变解剖结构的患者中，可通过经皮穿刺、超声内镜（EUS）引导和单气囊小肠镜引导的方式行胆道 RFA 后支架置入[25-27]。

8.5　壶腹腺瘤累及胆道

胆道 RFA 可用于壶腹腺瘤累及胆道的治疗（图 8.2）。内镜下十二指肠乳头切除术（endoscopic snare papillectomy，ESP）后胆道内残留的腺瘤可使用胆道

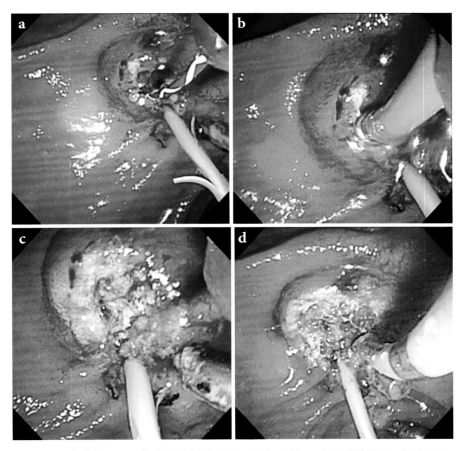

图 8.2　（a）内镜下十二指肠乳头切除术后，置入直径 5-Fr 的胰管支架；（b）RFA 导管放置于胆总管末端；（c）RFA：功率 7 W，维持 30 s；（d）RFA 后，氩气消融残余腺瘤。

RFA 治疗。一些病例报道和病例系列报道显示，行胆道 RFA 可成功地治疗壶腹腺瘤累及胆总管或胰管开口的患者，且具有良好的安全性[28-30]。

最近的一项研究显示，针对 20 例行 ESP 后导管内残留腺瘤的患者行 RFA，其中 15 例为低级别上皮内瘤变，5 例为高级别上皮内瘤变，70% 的患者在行单次 RFA 后的 1 年可获得腺瘤根除[31]。研究中，在胆总管末端的运行功率为 10 W，维持时间为 30 s，随后置入 SEMS 或塑料支架。这项研究中设置较小功率和较短操作时间的目的主要是为了避免诱发胰腺炎。40% 的患者可能发生不良事件，例如腹痛和胆管炎，15% 的患者出现轻度胰腺炎，15% 的患者在行 RFA 后随访期间发生胆道狭窄。行胆道 RFA 根除壶腹部腺瘤的患者，应考虑直肠使用非甾体类抗炎药和置入胰管支架以预防胰腺炎发生。

8.6 SEMS 阻塞的治疗

胆道 RFA 可用于消融闭塞 SEMS 内生长的肿瘤，而不是在闭塞的 SEMS 中置入额外的支架。Nayar 等人研究评估了胆道 RFA 治疗 SEMS 闭塞[32]。这项研究中，7 例恶性胆道狭窄患者行 SEMS 置入后发生闭塞并接受胆道 RFA，其中有 5 例患者（71%）需要额外置入支架以保证胆道引流通畅。在平均随访期（范围 31~540 天），3 例患者（42.9%）分别在 RFA 后 31 天、34 天和 52 天因原发性肿瘤死亡。因此，根据目前的研究结果，胆道 RFA 用于治疗 SEMS 闭塞患者的效果尚不确定，还需要进一步的研究。

在一项动物研究中，将不覆膜的 SEMS 置入后行胆道 RFA，RFA 后的组织学检查显示，支架置入部位的消融深度明显降低[33]。另一项体外研究显示，使用聚丙烯酰胺 – 凝胶模型模拟肿瘤长入不覆膜的 SEMS 的部位也得到类似的结果。SEMS 放置的部位削减了 RFA 的作用，SEMS 覆盖部位的肿瘤很难受到 RFA 的作用。

8.7 胆道 RFA 的安全性

对于内镜医师来说，了解胆道 RFA 可能发生的不良事件很重要。有 10% ~ 62% 的患者报道了胆道 RFA 相关不良事件，包括高达 50% 的患者出现自限性腹痛，另外还有胆管炎、急性胆囊炎、胰腺炎、肝脓肿、肝动脉假性动脉瘤导致胆道出血[4, 24]。不同不良事件发生的差异性比较大，可能是由多种原

因导致，包括狭窄的部位、狭窄部位胆管壁的厚度、胆管与血管的距离、RFA
能量设置的不同、RFA 后放置胆道支架的种类以及内镜医师的经验。严重的不
良事件很少见。

8.8 总结

胆道 RFA 已被证明是一种很有前景的局部辅助治疗方式，适用于恶性胆道
狭窄、壶腹腺瘤累及胆管、肿瘤长入阻塞 SEMS。目前的研究结果显示，胆道
RFA 在技术上是可行的，可以提高支架的通畅性，改善患者的生存率，相对安
全，少有严重的不良事件发生。一项前瞻性随机试验很好地比较了胆道 RFA 和
其他治疗方式，比如 PDT 或放射治疗。未来，胆道 RFA 可扩大其适应证，用
于治疗更多的胆道系统疾病。

参考文献

1. Goldberg SN. Radiofrequency tumor ablation: principles and techniques. Eur J Ultrasound. 2001;13:129–47.
2. Song TJ, Seo DW, Lakhtakia S, et al. Initial experience of EUS-guided radiofrequency ablation of unresectable pancreatic cancer. Gastrointest Endosc. 2016;83:440–3.
3. McCarty TR, Rustagi T. New indications for endoscopic radiofrequency ablation. Clin Gastroenterol Hepatol. 2018;16:1007–17.
4. Larghi A, Rimbas M, Tringali A, et al. Endoscopic radiofrequency biliary ablation treatment: a comprehensive review. Dig Endosc. 2019;31(3):245–55. https://doi.org/10.1111/den.13298.
5. Schueller G, Kettenbach J, Sedivy R, et al. Heat shock protein expression induced by percutaneous radiofrequency ablation of hepatocellular carcinoma in vivo. Int J Oncol. 2004;24:609–13.
6. Haen SP, Pereira PL, Salih HR, et al. More than just tumor destruction: immunomodulation by thermal ablation of cancer. Clin Dev Immunol. 2011;2011:160250.
7. Mao EJ, Watson JB, Soares G, et al. Successful percutaneous endobiliary radiofrequency ablation for unresectable malignant biliary obstruction: a case report and review of the literature. J Gastrointest Cancer. 2014;45(Suppl 1):55–7.
8. Itoi T, Isayama H, Sofuni A, et al. Evaluation of effects of a novel endoscopically applied radiofrequency ablation biliary catheter using an ex-vivo pig liver. J Hepatobiliary Pancreat Sci. 2012;19:543–7.
9. Rhim H, Goldberg SN, Dodd GD 3rd, et al. Essential techniques for successful radio-frequency thermal ablation of malignant hepatic tumors. Radiographics. 2001;21 Spec No:S17–35; discussion S6–9.
10. Rustagi T, Jamidar PA. Intraductal radiofrequency ablation for management of malignant biliary obstruction. Dig Dis Sci. 2014;59:2635–41.
11. Cho JH, Lee KH, Kim JM, et al. Safety and effectiveness of endobiliary radiofrequency ablation according to the different power and target temperature in a swine model. J Gastroenterol Hepatol. 2017;32:521–6.
12. Loew BJ, Howell DA, Sanders MK, et al. Comparative performance of uncoated, self-expanding metal biliary stents of different designs in 2 diameters: final results of an international multicenter, randomized, controlled trial. Gastrointest Endosc. 2009;70:445–53.

13. Hong W, Sun X, Zhu Q. Endoscopic stenting for malignant hilar biliary obstruction: should it be metal or plastic and unilateral or bilateral? Eur J Gastroenterol Hepatol. 2013;25:1105–12.

14. Kaassis M, Boyer J, Dumas R, et al. Plastic or metal stents for malignant stricture of the common bile duct? Results of a randomized prospective study. Gastrointest Endosc. 2003;57:178–82.

15. Alis H, Sengoz C, Gonenc M, et al. Endobiliary radiofrequency ablation for malignant biliary obstruction. Hepatobiliary Pancreat Dis Int. 2013;12:423–7.

16. Figueroa-Barojas P, Bakhru MR, Habib NA, et al. Safety and efficacy of radiofrequency ablation in the management of unresectable bile duct and pancreatic cancer: a novel palliation technique. J Oncol. 2013;2013:910897.

17. Sharaiha RZ, Natov N, Glockenberg KS, et al. Comparison of metal stenting with radiofrequency ablation versus stenting alone for treating malignant biliary strictures: is there an added benefit? Dig Dis Sci. 2014;59:3099–102.

18. Sharaiha RZ, Sethi A, Weaver KR, et al. Impact of radiofrequency ablation on malignant biliary strictures: results of a collaborative registry. Dig Dis Sci. 2015;60:2164–9.

19. Kallis Y, Phillips N, Steel A, et al. Analysis of endoscopic radiofrequency ablation of biliary malignant strictures in pancreatic Cancer suggests potential survival benefit. Dig Dis Sci. 2015;60:3449–55.

20. Laleman W, van der Merwe S, Verbeke L, et al. A new intraductal radiofrequency ablation device for inoperable biliopancreatic tumors complicated by obstructive jaundice: the IGNITE-1 study. Endoscopy. 2017;49:977–82.

21. Strand DS, Cosgrove ND, Patrie JT, et al. ERCP-directed radiofrequency ablation and photodynamic therapy are associated with comparable survival in the treatment of unresectable cholangiocarcinoma. Gastrointest Endosc. 2014;80:794–804.

22. Schmidt A, Bloechinger M, Weber A, et al. Short-term effects and adverse events of endoscopically applied radiofrequency ablation appear to be comparable with photodynamic therapy in hilar cholangiocarcinoma. United European Gastroenterol J. 2016;4:570–9.

23. Yang J, Wang J, Zhou H, et al. Efficacy and safety of endoscopic radiofrequency ablation for unresectable extrahepatic cholangiocarcinoma: a randomized trial. Endoscopy. 2018;50:751–60.

24. Sofi AA, Khan MA, Das A, et al. Radiofrequency ablation combined with biliary stent placement versus stent placement alone for malignant biliary strictures: a systematic review and meta-analysis. Gastrointest Endosc. 2018;87:944–51.e1.

25. Acu B, Kurtulus OE. Feasibility and safety of percutaneous transhepatic endobiliary radiofrequency ablation as an adjunct to biliary stenting in malignant biliary obstruction. Diagn Interv Imaging. 2018;99:237–45.

26. Inoue T, Ito K, Yoneda M. Antegrade radiofrequency ablation and stenting for biliary stricture through endoscopic ultrasound-guided hepaticogastrostomy. Dig Endosc. 2018;30:793–4.

27. Inoue T, Ito K, Yoneda M. Radiofrequency ablation combined with multiple biliary metal stent placement using short-type single-balloon endoscope in patients with surgically altered anatomy. Dig Endosc. 2018;30:395–6.

28. Valente R, Urban O, Del Chiaro M, et al. ERCP-directed radiofrequency ablation of ampullary adenomas: a knife-sparing alternative in patients unfit for surgery. Endoscopy. 2015;47(Suppl 1 UCTN):E515–6.

29. Mehendiratta V, Desilets DJ. Use of radiofrequency ablation probe for eradication of residual adenoma after ampullectomy. Gastrointest Endosc. 2015;81:1055–6.

30. Rustagi T, Irani S, Reddy DN, et al. Radiofrequency ablation for intraductal extension of ampullary neoplasms. Gastrointest Endosc. 2017;86:170–6.

31. Camus M, Napoleon B, Vienne A, et al. Efficacy and safety of endobiliary radiofrequency ablation for the eradication of residual neoplasia after endoscopic papillectomy: a multicenter prospective study. Gastrointest Endosc. 2018;88:511–8.

32. Nayar MK, Oppong KW, Bekkali NLH, et al. Novel temperature-controlled RFA probe for treatment of blocked metal biliary stents in patients with pancreaticobiliary cancers: initial experience. Endosc Int Open. 2018;6:E513–E7.
33. Yoon WJ, Kim YT, Daglilar ES, et al. Evaluation of bipolar radiofrequency ablation for occluded self-expandable metal stents in the bile duct: in vivo and in vitro study. Endoscopy. 2015;47:1167–70.

著者：Tae Jun Song and Dong Wan Seo

译者：白璇

审校：黄思霖

第 9 章
内镜下袖状胃成形术

9.1 技术、流程及患者相关注意事项

内镜下袖状胃成形术（endoscopic sleeve gastroplasty，ESG）是在全身麻醉状态下进行的，所以患者需在手术前一天晚上禁食。ESG 这项技术从最早期开始就已经使用 FDA 批准的全层内镜缝合系统设备（Apollo Endosurgery，Austin，Texas，USA）进行操作[1-3]。目前，其他内镜下缝合设备也在相继诞生，但是均未得到广泛研究，其中包括 GERDx 设备（G-Surg GmbH，Seeon-Seebruck，Germany）和 Endomina device（Endo Tools Therapeutics，Gosselies，Belgium）等[2-3]。Apollo 通过使用螺旋式（开瓶器样）工具嵌入胃壁固有肌层，并在缝合塔之间收缩胃壁，从而使胃组织达到全层闭合[4]。目前，尽管有人质疑是否需要食管套管，但该公司仍然建议在使用此缝合装置期间使用食管套管，以防止食管损伤[5]。手术前可以使用氩气沿胃前后壁进行手术缝合线的标记。为了进行 ESG，内镜医师以逆向方式进行缝合，缝合完成后，缝合线将从缝合切迹延伸至胃底处胃食管交界下方约 1 cm 处。上述缝合过程需要使用 6 ~ 10 次缝合，通常采用三角形或"U 形"模式，操作顺序为：从胃体前壁开始，延伸至胃体大弯，再到胃体后壁，最后回到胃体前壁缝合口约 1 cm 处（图 9.1）[6]。然后将缝合线收紧，从而形成一个袖状胃，使其术后胃管腔容量约为最初胃容量的 30%（图 9.2），并遗留一个小的胃底帽（图 9.3c 和 d）。

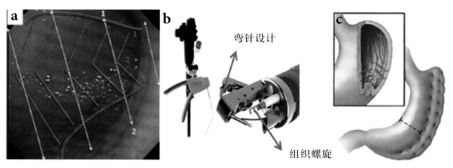

图 9.1 （a）ESG 的缝合模式；（b）用于 ESG 的内镜下全层缝合装置；（c）纵向解剖面，描述胃大弯内陷以形成一个狭窄的袖状胃，从而使胃的容量降低约为原胃容量的 80%。{经过 Elsevier 许可转载 [Abu Dayyeh BK，Acosta A，Camilleri M，Mundi MS，Rajan E，Topazian MD，et al. Endoscopic sleeve gastroplasty alters gastric physiology and induces loss of body weight in obese individuals. Clin Gastroenterol Hepatology. 2017；15（1）：37–43.e1] }。

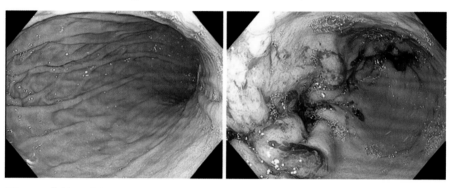

图 9.2 内镜下袖状胃成形术手术前（左）和手术完成后（右）（此图片来源 Andrew C. Storm，MD）。

缝合线最终用收紧装置固定，并通过针头和 T 形标签在各自末端紧紧地固定在适当的位置。手术时间因各医疗中心和医师的经验不同而异，全过程大约 90 分钟。

手术完成后患者可以留院观察 24 小时[4, 7]，也可以于当日离院[8]。手术后常规可短期使用抗生素、止吐药和镇痛药，质子泵抑制剂（PPI）持续使用 3 天至 6 周不等[4, 6]，笔者通常习惯在术后使用至少 1 个月的 PPI。术后患者的饮食建议各不相同，但通常建议患者术后 1 个月内保持流质饮食，然后改为 2 周的半流质饮食，之后逐渐恢复正常饮食[8, 9]。

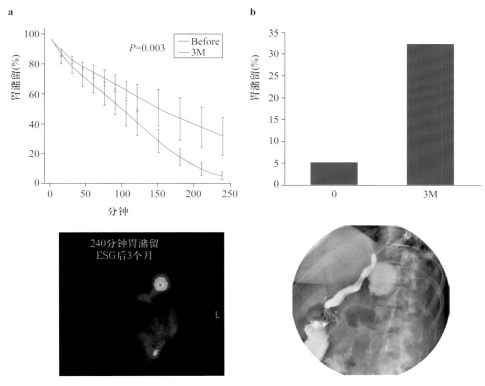

图 9.3 （a）基础状态和 ESG 术后 3 个月胃固体排空的变化（平均值和平均值的标准误差）；（b）基础状态和 ESG 术后 3 个月的胃固体食物在 240 分钟时的胃滞留百分比；（c）摄入固体食物后 240 分钟的胃核素扫描，显示 ESG 术后 3 个月小胃底帽残余固体食物平均值；（d）通过上消化道造影，显示胃底帽和袖状效应。{经 Elsevier 许可转载 ［Abu Dayyeh BK, Acosta A, Camilleri M, Mundi MS, Rajan E, Topazian MD, et al. Endoscopic sleeve gastroplasty alters gastric physiology and induces loss of body weight in obese individuals. Clin Gastroenterol Hepatol. 2017; 15（1）: 37–43.e1］}。

通过这些 ESG 研究得知，如果患者有镜下或者病理胃组织的异常，这将影响内镜下袖状胃成形术的成功或增加相关手术风险，如胃恶性肿瘤史、胃恶性肿瘤家族史、活动性幽门螺杆菌感染、急性胃炎或胃溃疡、胃肠上皮化生、血管异常或既往有胃肠手术史。如果患者存在妊娠期、哺乳期、凝血功能异常或器官功能衰竭等全身性疾病时，也通常排除接受此类手术[4, 6]。

9.2　术者学习曲线

为了进一步推广 ESG 手术，内镜减重治疗不仅是一种有效的减重策略，而且必须也是可重复和实施的。虽然 ESG 的研究总是由那些熟练掌握内镜下缝合的医师进行，但是观察新手的学习过程、操作进步也是富有启示性的。Hill 等人研究了 1 名内镜医师的 ESG 学习曲线，该医师在经过 1 天的培训后，其在接下来的 9 个月内共进行了 21 次 ESG 手术[10]。他的平均手术时间和需二次手术的例数随着手术例数的增多逐渐下降，9 次手术后达到稳定期，7 次手术有效率达 90%。Abu Dayyeh 等人在 25 例 ESG 病例中，手术时间从前 5 例的 217 min ± 17 min 减少到最后 5 例的 98 min ± 4 min（$P < 0.01$）[11]。Sharaiha 等人观察到，在一系列使用 B-spline 回归的 91 例 ESG 病例中，达到预期效果的有 35 例[4]。虽然这些数据之间可能会有所差异，但有一点很明显，通过训练可有效提升 ESG 手术熟练度与手术效率。同时这些研究结果也进一步表明了将内镜减重治疗培训纳入高级内镜培训计划中的重要性和可行性[12]。

9.3 生理机制

胃容积的减少是大多数减重手术研究的核心内容，一些研究探索了各种减重手术促使体重减轻的潜在生理机制[13-15]。虽然胃容量的受限被认为是 ESG 的一个基本原理，但最终导致体重减轻的生理基础尚未完全阐明。Abu Dayyeh 等人在 ESG 术前和术后 3 个月对一些患者进行了生理评估[11]。ESG 显著改变饱腹感，使患者达到最大饱腹感的能量摄入减少 59%（$P=0.003$），同时在患者有饱腹感时，固体食物的胃半排空时间延长了 90 分钟（$P=0.003$）（图 9.3）。综上所述，这些结果表明，食欲及饱腹感的改变在 ESG 术后的体重减轻机制中发挥重要作用。尽管术后体重有明显减轻，但在激素变化方面，Abu Dayyeh 等人发现体内胰高血糖素样肽 -1、瘦素、YY 肽、空腹和餐后胃饥饿素水平较术前没有明显的统计学差异。然而 Graus-Morales 等人发现在 ESG 术后 12 个月体内瘦素具有显著下降趋势[16]。因此，关于 ESG 术后是否会出现激素水平改变及其他生理变化仍需要进一步探索。

9.4 手术预后

9.4.1 ESG 手术成功的标准：体重减轻百分比

有几项研究收集了 ESG 受试者的前瞻性数据进行回顾性分析，以总体重下降百分比（percent total body weight loss，%TBWL）作为减肥干预措施的评判指标。根据内镜减肥治疗的指南提示，临床成功的标准定为 %TBWL 至少达到 15%[17, 18]。早期 ESG 研究的主题在某些情况下已被纳入更大的多中心回顾性研究[7, 11, 19]。主要研究及其意义将在这里描述。

在一项单中心研究中，Sharaiha 等人对 91 例 ESG 术后患者进行了前瞻性随访（平均年龄 43.86 岁 ±11.26 岁，68% 为女性，平均 BMI 40.7 kg/m² ± 7.0 kg/m²）[4]，术后 6 个月时他们的 %TBWL 为 14.4%（随访率为 80%）；术后 12 个月时为 17.6%（随访率为 76%）；术后 24 个月时为 20.9%（随访率为 66%）。另一项西班牙进行的单中心回顾性研究中，148 例 ESG 术后患者（平均年龄 41.53 岁 ±10 岁，82% 为女性，平均 BMI 35.11 kg/m² ± 5.5 kg/m²）在术中采用改良 ESG 缝合技术，其术后 12 个月患者的 %TBWL 为 17.5%[16]。另外有两项较为权威的 ESG 研究来自国际多中心研究数据。Lopez-Nava 等人回顾性分析了来自三个中心（其中 2 个中心在美国，1 个中心在西班牙[9]）的 248 例 ESG 患者（平均年龄 44.5 岁 ±10 岁，73% 为女性，平均 BMI 37.8 kg/m² ± 5.6 kg/m²），术后 6 个月时 %TBWL 为 15.2%，24 个月时为 18.6%。Sartoretto 等人研究了来自三个中心（2 个在美国，1 个在澳大利亚[8]）的 112 例接受 ESG 手术的患者，他们在术后 3 个月的 %TBWL 为 11.9%，术后 6 个月为 14.9%。Storm 等人最近发表了一项荟萃分析，在接受了 ESG 手术的 1607 例患者中，术后 6 个月平均 %TBWL 为 15.784%（95%CL，15.606 ~ 15.961），12 个月为 17.107%（95%CL，17.107 ~ 17.454），同时，术后 18 个月的 %TBWL 为 17.311（95%CL，15.94 ~ 18.659）（图 9.4）[5]。值得注意的是，上述研究均没有设置对照组，但是这些研究结果均提示了 ESG 手术所具有的实际减重的临床意义。

9.4.2 ESG 与其他的减肥方式相比较

之前的回顾性研究均显示了 ESG 方式在减重方面具有长远的疗效，但是在没有设置对照组的情况下，ESG 与其他内镜下减重手术或其他外科减重手术相比的优势尚不明确。两项研究试图解决这个问题。

Fayad 等人回顾性分析了某个中心接受 ESG 及胃内球囊（intragasrtic balloon，IGB）治疗的患者，其中胃内球囊的患者采用重塑一体化双球囊系统（ReShape Lifesciences，San Clemente，CA，USA）或 Orbera 胃内球囊系统（Apollo Endosurgery，Austin，TX，USA），其中球囊在患者术后 6 个月被取出，球囊取出后，两组患者接受相同的术后饮食、运动及随访标准。术后 6 个月时，排除性

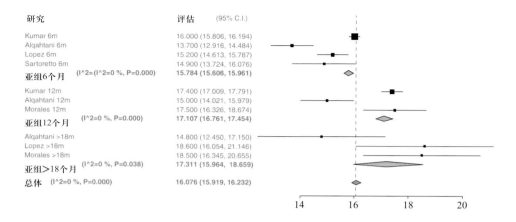

图 9.4　1607 例患者 ESG 术后总体重减轻百分比的 Meta 分析 { 经 Elsevier 许可转载 [Storm AC，Abu Dayyeh BK. Endoscopic sleeve gastroplasty for obesity：defining the risk and reward after more than 1600 procedures. Gastrointest Endosc. 2019；89（6）：1139–40] }。

别、年龄和基础 BMI 后，ESG 组的 %TBWL 为 19.5%（随访率为 43.1%），IGB 组的 %TBWL 为 15%（随访率为 91.4%）（P=0.01）；术后 12 个月时，ESG 组的 %TBWL 为 21.3%（随访率为 36.2%），IGB 组的 %TBWL 为 13.9%（随访率为 42.6%）（P=0.005）。通过上述结果可以看出，ESG 术后的患者在 6 个月至 12 个月期间体重有持续下降的趋势，但是对于 IGB 组的患者，术后 12 个月较术后 6 个月的平均体重有增长趋势。虽然在这项研究中 ESG 研究组纳入的男性比例较大，并且术前基础 BMI 相对较高，但是相关结果确实表明 ESG 相比 IGB 来说 %TBWL 结果更优，尤其从长远疗效来看，ESG 减重效果要优于 IGB。

　　Novikov 等人在一项对 278 例肥胖患者进行了单中心回顾性队列研究中，将 ESG 与传统减重手术—腹腔镜下袖状胃切除术（laparoscopic sleeve gastrectomy，LSG）及腹腔镜下可调节胃束带术（laparoscopic adjustable gastric banding，LAGB）进行了研究对比[20]。这三种手术方式中，LSG 较 LAGB 和 ESG 的 %TBWL 最高（三者分别为 29.28%、13.3% 及 17.57%；P < 0.001），其中 LSG 组相比于 ESG 组的基础 BMI 较高（47.22 kg/m^2 ± 7.84 kg/m^2 vs. 38.61 kg/m^2 ± 6.98 kg/m^2）；当 BMI < 40 kg/m^2 时，这三种手术方式在术后 12 个月时的 %TBWL 基本无差别。同时，与传统手术方式相比，ESG 的术后并发症明显减少，术后住院时间也明显缩短，因此 ESG 与传统手术方式比较，进行 ESG 患者的获益可能更大，特别是对于 BMI 在 30 ~ 40 kg/m^2 的患者效果更佳。

9.4.3 肥胖相关性疾病的预后

虽然大多数关于 ESG 的研究都是使用 %TBWL 作为临床成功指标，Sharaiha 等人提供的其他类型数据却从另一角度强化了关于 ESG 的假设——即肥胖相关疾病的改善也会随之而来。ESG 术后 12 个月时，患者的糖化血红蛋白（glycosylated hemoglobin，HbA1c）从 6.1% ± 1.1% 降 至 5.5% ± 0.48%（P=0.05）；在患有糖尿病或糖耐量异常的患者中，HbA1c 从 6.6% ± 1.2% 降至 5.6% ± 0.51%（P=0.02）。ESG 术后 12 个月时，男性患者的甘油三酯从 131.84 mmol/dL ± 83.19 mmol/dL 降至 92.36 mmol/dL ± 39.43 mmol/dL（P=0.02）。男性患者的血清谷丙转氨酶从 42.4 mg/dL 降 至 22.0 mg/dL（P=0.05）， 女 性 则 从 28.0 mg/dL 降 至 20.0 mg/dL（P=0.01）。尽管患者的上述代谢指标在 ESG 术后得到改善，但是术后 12 个月时患者的血清低密度脂蛋白水平并无显著性差异[4]。Alqahtani 等人研究发现，17 例糖尿病患者中有 13 例在接受 ESG 术后第 3 个月时血糖情况得到完全改善，其余 4 例患者所服用的糖尿病药物剂量较前有所下降[21]。

9.4.4 ESG 临床成功的预测因素

影响 %TBWL 结果的因素可分为患者自身因素和手术相关因素。年龄越小[4]、术后饮食依从性越好、随访[4, 6, 22]依从性越好的患者，预测其 %TBWL 值越理想。Lopez-Nava 等人发现，ESG 术后 6 个月时患者的体重减轻值可以用于预测术后 24 个月时体重的减轻和维持情况[9]。较低的基线 BMI 与更大的超重减轻百分比相关，但与总体重减轻无关，尽管超重减轻百分比不被认为是减肥治疗临床成功的可靠指标，因为它偏向于 BMI 接近非肥胖范围[8, 16]。与更大 %TBWL 相关的治疗特征可能还包括术者的经验，如 Sharaiha 等人证明，91 个连续 ESG 病例中的前 34 个病例的 %TBWL 较低，即使在调整了 BMI 和性别后也是如此[4]。

9.4.5 不良事件

内镜医师们不断改进手术操作以提高手术的安全性，在 ESG 中未观察到主要的术中并发症。例如：Storm 等人的一项研究表明，与不使用食管外套管相比，在 700 多个上消化道内镜缝合过程中使用食管外套管会增加轻微食管黏膜损伤的风险[23]，因此，对于 ESG 手术中是否一定需要使用食管外套管目前仍存在争议。ESG 术后的不良事件还是较为常见的，以至于可能被人们低估，例如术后出现恶心、胃肠道痉挛及一些腹部不适的症状，在 ESG 术后 48 小时内有 38.4%~92.4% 的患者可能会出现上述症状，并且几乎普遍成功地通过药物治疗得到控制[4, 9, 11, 21]。

严重的不良事件很少见，例如出血、胃周渗漏、肺部感染等。对于术中及术后出现出血的情况，在 Sartoretto 等人的研究中，112 例 ESG 手术患者中出现 2 例上消化道出血，通过保守方式进行治疗；Graus-Morales 等人的研究中，148 例 ESG 患者中出现了 1 例上消化道出血，采取了内镜下硬化剂治疗；Alqahtani 等人的纳入了 1000 例患者的研究中，一共有 7 例患者进行了输注红细胞治疗[8, 16, 21]；Lopz-Nava 等人报道了 248 例 ESG 手术患者中 1 例腹腔出血情况[9]，同样给予了输注红细胞治疗。在 248 例中的 2 例（Lopez-Nava 等人）、91 例中的 1 例（Sharaiha 等人）、91 例中的 1 例（Novikov 等人）、112 例中的 1 例（Satoretto 等人）和 1000 例中的 4 例（Alqahtani 等人）ESG 案例在术后前 2 周内报道了伴有液体收集的胃周渗漏[4, 8, 9, 20, 21]，其中至少有 2 例是因为术后未严格遵医嘱饮食，过早地摄入固体食物而导致[19, 20, 24]，所有 9 例均使用抗生素治疗，7 例需要经皮切开引流，且均无需手术即可解决。为了降低胃周渗漏的发生率，Abu Dayyeh 等人在手术中避免进行胃底的操作，因为胃底后方部分尤为薄弱，最具有渗漏风险[11]。其他较为罕见的不良事件有 1 例气胸 / 纵隔气肿，随后对其进行了胸腔穿刺引流及抗生素联合治疗；另外有 1 例患者于 ESG 后 72 小时出现了肺栓塞[9]。

Storm 等人最近的一项荟萃分析发现，在 2019 年所有主要的 ESG 研究报告中（共 1607 例），共统计出了如下并发症及其发生率：腹腔积液（0.4%）、需要输血或内镜干预的出血（0.4%）、气腹或纵隔气肿（0.1%）、肺栓塞（0.1%）、穿孔或死亡（0%）（表 9.1）[23]。

表 9.1　统计包括 1607 例 ESG 手术患者中，出现严重不良并发症的发生概率

在 ESG 中发生的严重不良事件	患者数量（频率）
腹腔积液	7（0.4%）
需要输血或内镜下干预的出血	6（0.4%）
需要 ESG 逆转的难治性症状	3（0.2%）
气腹和气胸	1（0.1%）
肺栓塞	1（0.1%）

在 ESG 中发生的严重不良事件	患者数量（频率）
穿孔或死亡	0 （0）

经过 Elsevier 许可转载［Storm AC，Abu Dayyeh BK. Endoscopic sleeve gastroplasty for obesity：defining the risk and reward after more than 1600 procedures. Gastrointest Endosc. 2019；89（6）：1139-40.］

9.5 二次手术、逆转及外科手术

在使用内镜进行肥胖治疗这一领域内，可拆除胃内装置的最大优势在于其操作的可逆性，如术后出现不耐受现象或术后并发症，可通过简单的操作拆除装置。目前的数据表明 ESG 具有可逆转性，并且不会给患者带来太大风险。文献报道中仅有少数患者需要重新进行 ESG。Alqahtani 等人报道，在 1000 例接受 ESG 手术的患者中有 5 例患者由于恢复体重而重新进行了手术，这其中只有 1 例患者 ESG 手术缝线完好无损[21]，这一经验与其他研究报告相似，即 ESG 可以经过"修饰"以实现进一步体重变化，这一努力被视为比最初的 ESG 操作更具挑战性[25, 26]。

仅在 Alqahtani 等人的研究报告中有通过缝线拆除成功逆转 ESG 的情况，其中 1000 例患者中有 3 例因术后不耐受而需要逆转。对 ESG 逆转的担忧源于手术折叠所致的胃壁增厚和局灶性血管损伤的理论挑战[27]。然而，有文献报道 2 例患者在 ESG 治疗数月后体重明显减轻，发现除了在周围腹部脏器上出现粘连外，胃在其他方面表现正常，从技术方面看，转为腹腔镜袖状胃切除术（LSG）与未进行过胃镜操作的患者没有结果的区别[28]。这与 Alqahtani 等人研究 1000 例患者中的 8 例患者的结果相同，他们因体重减轻不足改行 LSG，但发现这些患者的缝合线并不完整[21]。体重减轻不足可能需要考虑追加手术，技术上可能因为 ESG 时胃折叠不充分，可以让外科医师放心，那些因 %TBWL 不足而寻求追加外科手术的患者，与 ESG 之前相比，可能没有显著或严重的解剖学改变。

9.6 未来研究和讨论的领域

与其他减重手术相比，ESG 的持久性和更低的风险越来越得到人们认可，在减重方面具有广阔前景。目前仍然需要更多研究来明确这种手术效果的持久性，如减重效果是否可持续 2 年以上，以及确定该术式对生理基础和肥胖相关心脏代谢疾病的影响。内镜减重治疗进一步研究的复杂性在于探索联合治疗的潜在协同作用，例如 ESG 的容量限制作用，以及十二指肠黏膜表面重建或十二指肠空肠吻合术中发现的神经激素和吸收不良变化。鉴于利用独特的解剖学和生理特征的内镜减重疗法越来越丰富，识别患者表型以量身定制内镜减重方法可能会提高安全性、耐受性和持续性。目前还需考虑的是如何进一步将内镜下减重治疗纳入高级内镜培训项目中。

参考文献

1. Abu Dayyeh BK, Rajan E, Gostout CJ. Endoscopic sleeve gastroplasty: a potential endoscopic alternative to surgical sleeve gastrectomy for treatment of obesity. Gastrointest Endosc. 2013;78(3):530–5.
2. Wannhoff A, Hofmann C, Meier B, Birk D, Caca K. Endoscopic sleeve gastroplasty for severe obesity by full-thickness suturing using the GERDX device. Endoscopy. 2019;51(2):E34–5.
3. Wallstabe I, Oberaender N, Weimann A, Schiefke I. Endoscopic sleeve gastroplasty using the novel endomina device for morbidly obese patients. Endoscopy. 2018;50(11):E327–8.
4. Sharaiha RZ, Kumta NA, Saumoy M, Desai AP, Sarkisian AM, Benevenuto A, et al. Endoscopic sleeve gastroplasty significantly reduces body mass index and metabolic complications in obese patients. Clin Gastroenter Hepatol. 2017;15(4):504–10.
5. Storm AC, Abu Dayyeh BK. Endoscopic sleeve gastroplasty for obesity: defining the risk and reward after more than 1600 procedures. Gastrointest Endosc. 2019;89(6):1139–40.
6. Fayad L, Cheskin LJ, Adam A, Badurdeen DS, Hill C, Agnihotri A, et al. Endoscopic sleeve gastroplasty versus intragastric balloon insertion: efficacy, durability, and safety. Endoscopy. 2019;51(6):532–9.
7. Lopez-Nava G, Galvao MP, da Bautista-Castano I, Jimenez A, De Grado T, Fernandez-Corbelle JP. Endoscopic sleeve gastroplasty for the treatment of obesity. Endoscopy. 2015;47(5):449–52.
8. Sartoretto A, Sui Z, Hill C, Dunlap M, Rivera AR, Khashab MA, et al. Endoscopic sleeve gastroplasty (ESG) is a reproducible and effective endoscopic bariatric therapy suitable for widespread clinical adoption: a large, international multicenter study. Obes Surg. 2018;28(7):1812–21.
9. Lopez-Nava G, Sharaiha RZ, Vargas EJ, Bazerbachi F, Manoel GN, Bautista-Castano I, et al. Endoscopic sleeve gastroplasty for obesity: a multicenter study of 248 patients with 24 months follow-up. Obes Surg. 2017;27(10):2649–55.
10. Hill C, El Zein M, Agnihotri A, Dunlap M, Chang A, Agrawal A, et al. Endoscopic sleeve gastroplasty: the learning curve. Endosc Int Open. 2017;5(9):E900–e4.
11. Abu Dayyeh BK, Acosta A, Camilleri M, Mundi MS, Rajan E, Topazian MD, et al. Endoscopic sleeve gastroplasty alters gastric physiology and induces loss of body weight in obese individuals. Clin Gastroenterol Hepatol. 2017;15(1):37–43.e1.
12. Sullivan S, Kumar N, Edmundowicz SA, Abu Dayyeh BK, Jonnalagadda SS, Larsen M, et al. ASGE position statement on endoscopic bariatric therapies in clinical practice. Gastrointest Endosc. 2015;82(5):767–72.
13. Park CW, Torquati A. Physiology of weight loss surgery. Surg Clin North Am. 2011;91(6):1149–61, vii

14. Manning S, Pucci A, Batterham RL. Roux-en-Y gastric bypass: effects on feeding behavior and underlying mechanisms. J Clin Invest. 2015;125(3):939–48.
15. Chakravartty S, Tassinari D, Salerno A, Giorgakis E, Rubino F. What is the mechanism behind weight loss maintenance with gastric bypass? Curr Obes Rep. 2015;4(2):262–8.
16. Graus Morales J, Crespo Perez L, Marques A, Marin Arribas B, Bravo Arribas R, Ramo E, et al. Modified endoscopic gastroplasty for the treatment of obesity. Surg Endosc. 2018;32(9):3936–42.
17. Ginsberg GG, Chand B, Cote GA, Dallal RM, Edmundowicz SA, Nguyen NT, et al. A pathway to endoscopic bariatric therapies. Gastrointest Endosc. 2011;74(5):943–53.
18. Abu Dayyeh BK, Kumar N, Edmundowicz SA, Jonnalagadda S, Larsen M, Sullivan S, et al. ASGE Bariatric Endoscopy Task Force systematic review and meta-analysis assessing the ASGE PIVI thresholds for adopting endoscopic bariatric therapies. Gastrointest Endosc. 2015;82(3):425–438.e5.
19. Sharaiha RZ, Kedia P, Kumta N, DeFilippis EM, Gaidhane M, Shukla A, et al. Initial experience with endoscopic sleeve gastroplasty: technical success and reproducibility in the bariatric population. Endoscopy. 2015;47(2):164–6.
20. Novikov AA, Afaneh C, Saumoy M, Parra V, Shukla A, Dakin GF, et al. Endoscopic sleeve gastroplasty, laparoscopic sleeve gastrectomy, and laparoscopic band for weight loss: how do they compare? J Gastrointest Surg. 2018;22(2):267–73.
21. Alqahtani A, Al-Darwish A, Mahmoud AE, Alqahtani YA, Elahmedi M. Short-term outcomes of endoscopic sleeve gastroplasty in 1000 consecutive patients. Gastrointest Endosc. 2019;89(6):1132–8.
22. Lopez-Nava G, Galvao M, Bautista-Castano I, Fernandez-Corbelle JP, Trell M. Endoscopic sleeve gastroplasty with 1-year follow-up: factors predictive of success. Endosc Int Open. 2016;4(2):E222–7.
23. Storm AC, Vargas EJ, Matar R, Wong Kee Song LM, Sawas T, Bazerbachi F, et al. Esophageal overtubes provide no benefit to safety or technical success in upper gastrointestinal tract endoscopic suturing. Endosc Int Open. 2019;7(7):E919–21.
24. Barola S, Agnihotri A, Khashab MA, Kumbhari V. Perigastric fluid collection after endoscopic sleeve gastroplasty. Endoscopy. 2016;48(S1):E340–1.
25. Chang KJ. Endoscopic foregut surgery and interventions: the future is now. The state-of-the-art and my personal journey. World J Gastroenterol. 2019;25(1):1–41.
26. Kumta NA, Doshi R, Aronne LJ, Sharaiha RZ. Trimming the fat: endoscopic suturing for tightening of prior endoscopic sleeve gastroplasty. Gastrointest Endosc. 2017;85(1):253–4.
27. Movitz BR, Lutfi RE. Endoscopic sleeve gastroplasty: are we burning bridges? Surg Obes Relat Dis. 2017;13(12):2056–8.
28. Ferrer-Marquez M, Ferrer-Ayza M, Rubio-Gil F, Torrente-Sanchez MJ, Martinez Amo-Gamez A. [Revision bariatric surgery after endoscopic sleeve gastroplasty]. Cir Cir. 2017;85(5):428–431.

著者：Daniel Maselli，Andrew C. Storm，and Barham Abu Dayyeh

译者：岳珂琳

审校：黄思霖

第 **10** 章
内镜下全层切除术

10.1 前言

内镜下全层切除术（endoscopic full-thickness resection，EFTR）是一项相对较新的技术，它极大地扩展了内镜下切除病变的可能性，该技术同样适用于上消化道及下消化道。适应证包括早期上皮来源肿瘤（如复发或术后残留的结直肠腺瘤）、上皮下肿瘤切除（resection of subepithelial tumors，SET）和诊断性EFTR。目前可以使用不同的技术来进行EFTR，包括暴露的EFTR与非暴露的EFTR，主要区别在于后者在切除前用夹子或缝线固定切除部位。全层切除装置（full thickness resection device，FTRD）将切除部位的封闭和切除本身结合在一个装置中，这是研究得最好的EFTR装置，主要用于难治性结肠腺瘤的切除。在上消化道，内镜和腹腔镜相结合可实现全层切除。SET是上消化道全层切除的主要适应证。

10.2 技术和设备

10.2.1 暴露与非暴露全层切除术

为了成功地进行EFTR，不仅需要切除目标病变，还需要安全地闭合由此产生的全层缺损。根据这两个步骤的顺序，可以分为暴露和非暴露的EFTR。在暴露的EFTR中，首先对靶病变进行全层切除，继而对全层缺损进行闭合。这可能会导致肿瘤细胞进入腹腔引发种植转移，以及增加细菌感染和腹膜炎的风险。此外，泄漏的空气和腔内塌陷使内镜下闭合切除缺损更加困难，导致气腹进展。与此相反，在非暴露的EFTR切除部位，首先用夹子或其他装置固定，然后再切除目标病灶[1, 2]。

10.2.2 全层切除装置——FTRD

FTRD 装置（Ovesco Endoscopy, Tuebingen, Germany）是目前唯一一种将切除和缺损闭合结合在一起的设备（图 10.1）。它包括一个透明帽，预装有一个修改过的夹子装置［OTSC（over-the-scope clip），Ovesco Endoscopy, Tuebingen, Germany］和一个切除圈套器。FTRD 安装在内镜的先端。夹子展开的触发器穿过内镜的钳道，而圈套手柄则在内镜外部的一个灵活的盖子下运作。要使用 FTRD 系统进行 EFTR 时，必须将目标病变纳入透明帽中。这可以通过使用抓钳或组织锚来实现。建议在切除前标记病变边界，因为安装 FTRD 会显著降低可见度。在病变被吸入透明帽内后，夹子释放后立即闭合圈套。笔者在 ERBE VIO（ERBE Elektromedizin GmbH, Tuebingen, Germany）高频电刀上使用以下设置，最终切除病变：电切，效果 4，最大 180 W。

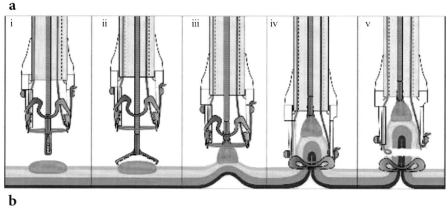

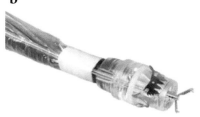

图 10.1 全层切除装置 FTRD。（a）FTRD 系统安装在内镜先端。圈套手柄位于内镜外部的透明盖下。（b）使用 FTRD 系统包括以下步骤：（ⅰ+ⅱ）识别和抓取病变；（ⅲ）将病变拉入透明帽；（ⅳ）释放夹子装置；（ⅴ）在夹子上方病变被圈套切除。

10.2.3 夹子装置辅助全层切除术

与 FTRD 切除类似，EFTR 可以通过首先应用夹子装置（OTSC or Padlock

Clip，Aponos Medical，Kingston，NH，USA）来固定切除基底，然后进行圈套切除。根据笔者的经验，与 FTRD 系统相比，FTRD 系统将两个步骤结合在一个设备中，热损伤的风险增加，切除的标本更小。

10.2.4 上消化道内镜下全层切除术

在上消化道中，已经介绍了几种不同的技术来执行 EFTR。虽然通常用圈套器或 ESD 刀进行切除，但不同研究中所用的封闭消化道全层缺损的装置有所不同。传统常用金属夹和 OTSC 闭合这些缺损，还可以选择使用更专业的缝合设备，如 GERDx（G-Surg GmbH，Seeon，Germany）、Overwitch（Apollo Endosurgery Inc.，Austin，TX，USA）或双臂杆式缝合系统（图 10.2）。这些设备可在切除前夹闭切除部位，再进行非暴露性 EFTR。

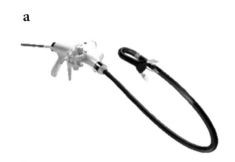

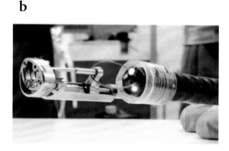

图 10.2　用于上消化道 EFTR 的设备。（a）GERDx（G-Surg GmbH，Seeon，Germany）（图 a 获得制造商的许可）；（b）双臂杆式缝合系统（尚未商用，图来源于 Mori 等人[3]）。

10.2.5 腹腔镜内镜联合全层切除术

与单纯内镜手术不同，腹腔镜内镜联合手术（laparoscopic endoscopic cooperative surgery，LECS）是将腹腔镜和内镜结合起来，实现全层切除并闭合缺损。经典的 LECS 步骤包括：①内镜下黏膜下环周切开；②腹腔镜下四分之三周的浆膜—肌层切开；③将肿瘤翻转到腹腔；④用吻合器闭合切口并由腹腔镜取回肿瘤。目前已经对这项技术进行了若干改进。反转 LECS 是为了降低肿瘤细胞种植到腹膜腔的风险而研制的。与传统的 LECS 手术相比，肿瘤不会进入腹腔，而是通过内镜取回。然而，胃壁是开放的，因此不能排除腹腔污染的可能性。相比之下，腹腔镜联合内镜入路肿瘤切除术（combination of laparoscopic and endoscopic approaches to neoplasia with non-exposure technique，CLEAN-NET）和非穿孔内镜下胃壁翻转术（non-exposed endoscopic wall-inversion surgery，NEWS）是非暴露全层切除的术式。CLEAN-NET 手术为在腹腔镜下进行浆肌层切开，黏膜作为屏障（净网）保存。然后将肿瘤拉入腹腔，缝合，切除肿瘤。NEWS 手术步骤包括：①在肿瘤周围的黏膜和浆膜侧进行标记；②黏膜下注射；③腹腔镜浆膜下切开和缝合；④内镜黏膜下剥离；⑤经口取出标本（图 10.3）[4]。

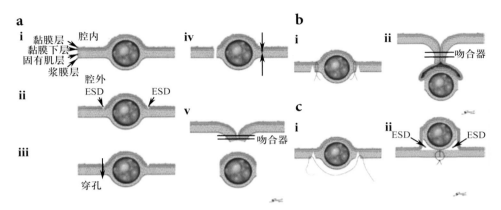

图 10.3　腹腔镜内镜联合手术的不同技术：（a）经典 LECS 手术流程；（b）CLEAN–NET 手术；（c）NEWS 手术（All figures from Hiki et al.[4]）。

与单纯内镜技术相比，这些联合手术的主要缺点是需要更多的资源支持（例如：内镜医师、外科医师、麻醉师、手术室等）。

10.3　胃全层切除术

一些研究总结了单纯内镜下全层切除术的不同。在使用暴露型 EFTR 的研究中，切除部位的后续闭合是通过内镜金属夹完成的，可以单独使用，也可以与尼龙圈联合，或使用 OTSC。OTSC 被证明在经自然腔道内镜手术（natural orifice transluminal endoscopic surgery，NOTES）胃造口的闭合方面具有优越性。表 10.1 总结了这些研究。

表 10.1　上消化道内镜全层切除术的选定研究概述

研究	患者人数	平均大小（范围），厘米	R0 切除率（%）	闭合创面装置	并发症
Zhou 2011[5]	26	2.8（1.2 ~ 4.5）	100	TTS 夹	无
Feng 2014[6]	48	1.6（0.5 ~ 4.8）	100	TTS 夹	5 例患者出现腹部不适

续表

研究	患者人数	平均大小（范围），厘米	R0 切除率（％）	闭合创面装置	并发症
Huang 2014[7]	35	2.8（2.0 ~ 4.9）	100	TTS 夹	无
Shi 2013[8]	20	1.5（0.4 ~ 3.0）	100	TTS 夹 + 结扎环	5 例患者有轻微腹痛，体温升高，予抗生素治疗
Ye 2014[9]	51	2.4（1.3 ~ 3.5）	98	TTS 夹 + 结扎环	无
Schlag 2013[10]	20	1.7（0.7 ~ 3.0）	85	OTSC	6 例患者不能单纯内镜切除，需要腹腔镜楔形切除，另有 1 例患者用 TTS 夹闭合创面
Guo 2015[11]	23	1.2（0.6 ~ 2.6）	100	OTSC	2 例患者局限性腹膜炎，无须手术治疗

注：总结了不同研究中切除缺损的大小、完全切除率、闭合切除缺损的装置以及发生的并发症。

在一项猪的实验研究中，将双臂杆状缝合系统的全层缝合与 OTSC 和手工缝合进行了对比，显示出其与手工缝合相似的强度[3]。采用该装置的 EFTR 在五头猪模型上显示是可行的。到目前为止，OverStitch 系统仅在猪模型中进行了评估。它被用于在内镜下机器人装置的 EFTR 后成功的修复缺损[12]。

在 31 例肿瘤中位大小为 20.5 mm 的患者研究报告中，使用 GERDx 装置（其前身 Plicator，NDO Surgical Inc.，Mansfield，NA，USA）和圈套切除进行胃 SET 的非暴露 EFTR 治疗，R0 切除率达到 90%，3 例患者发生穿孔，所有患者均通过进一步缝合成功治疗。该方法用于治疗最大直径达 48 mm 的肿瘤（图 10.4）[13]。

最近，发表了使用 FTRD 对 29 例患者小型胃 SETs（最大 15 mm）进行 EFTR 的结果。所有病例切除安全可行，组织学诊断明确。大约三分之二的患者实现了完整切除，因此可能无需对这类患者进行内镜随访。根据笔者的经验，使用 FTRD 的 EFTR 可能有助于诊断硬化性胃癌，也称皮革胃。

经典 LECs 及其衍生术式已被评估用于 SETs 和早期胃癌切除。特别是对于早期胃癌的治疗，目前只有很少的数据，这些技术目前还不适合推广[4]。据报道，经典的 LECS 成功切除了 6 cm、侧向扩展的早期胃癌[14]。然而，传统

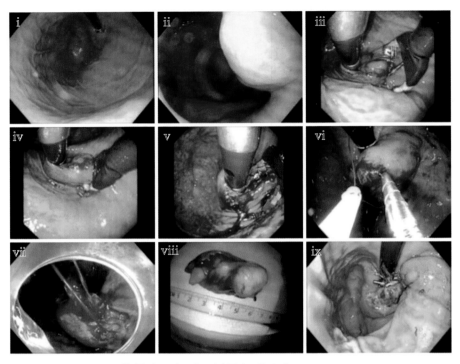

图 10.4　用 GERDx 装置全层切除 1 例胃间质瘤（gastric gastrointestinal stroma tumor，GIST）。使用 GERDx 装置进行全层切除的步骤如下：（ⅰ + ⅱ）上皮下肿瘤；（ⅲ + ⅳ）使用 GERDx 装置在肿瘤下方应用第一次缝线；（ⅴ）第二次缝线；（ⅵ）使用双通道内镜，在第二个工作通道中使用锚定装置，进行圈套切除；（ⅶ）切除后出血，可通过两个 TTS 夹和一条 GERDx 装置进行内镜下的全层缝合处理；（ⅷ）切除标本（组织学：GIST，R0 切除）；（ⅸ）第二天的切除创面。

的 LECS 大多被考虑用于 SETs 切除，因为在暴露的全层切除术中存在肿瘤细胞扩散的潜在风险。在 1 例早期胃癌患者治疗中，NEWS 与前哨淋巴结清扫相结合[15]。在进一步的研究中，有 14 例患者报道了一种联合腹腔镜辅助、内镜下全层切除术和腹腔镜淋巴结清扫术的方法。然而，其中 5 例由于胃壁闭合困难、胃瘘或局部缺血，不得不转为外科胃切除术[16]。

10.4　十二指肠全层切除术

一项使用 FTRD 系统或夹子辅助技术的小型回顾性研究显示，EFTR 用来成功切除十二指肠腺瘤或上皮下肿瘤（图 10.5）。另一项包括 20 例患者的回顾性研究显示，使用 FTRD 成功切除了所有病变，R0 切除率为 63.2%。术后第

1 天发生 3 例轻微出血事件，均通过内镜成功处理[17]。另有研究介绍了使用 Padlock Clip 结合圈套切除术治疗 6 例上皮下肿瘤[18]。

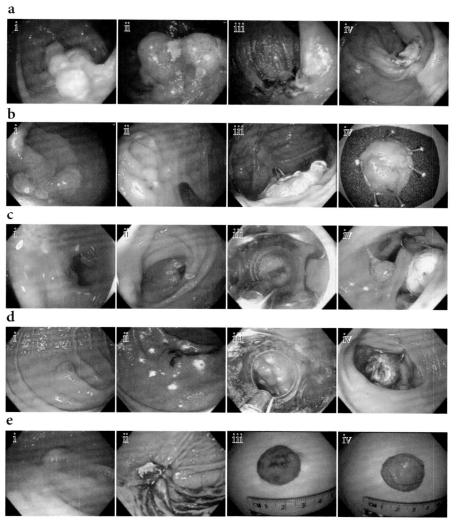

图 10.5　上、下消化道不同病变的 FTRD 切除示例：（a）混合 EMR-FTRD 切除复发性、隆起型升结肠腺瘤；（b）切除阑尾口的锯齿状腺瘤；（c）切除憩室口的 2 个息肉；（d）全层切除十二指肠腺瘤；（e）切除胃间质瘤。

10.5 结直肠全层切除术

10.5.1 适应证和技术

结直肠 EFTR 的主要适应证是切除"难治性腺瘤",包括残留或复发性腺瘤的疤痕,以及黏膜下肿瘤浸润引起的非隆起性病变。此外还包括切除解剖位置困难的腺瘤(即阑尾口或憩室的息肉),切除直肠 SETs 或诊断性 EFTR 也是进一步的适应证。结直肠 EFTR 研究中使用最多、效果最好的设备是 FTRD 系统(图 10.5a~d),此外还描述了切除部位的夹闭和随后的圈套切除。

10.5.2 结直肠全层切除术的效果

第一篇回顾性研究报道了在结直肠中使用 FTRD 治疗的 25 例患者,大多数患者因腺瘤切除困难而接受了 FTRD 切除术,其中也包括 1 例 SET 患者和 1 例接受诊断性 EFTR 的患者。25 例中有 24 例通过安装在内镜先端的 FTRD 到达目标病灶。手术成功率为 83.3%,组织学证实全层切除率为 87.5%,R0 切除率为 75.0%。该研究未出现严重不良事件[19]。此后,又发表了几项进一步的研究,表 10.2 总结了其中最重要的几个问题。来自德国的一项前瞻性多中心研究(WALL RESECT)是迄今为止研究 FTRD 系统为数不多的前瞻性研究之一,也是迄今为止 FTRD 系统最大规模的研究[23]。研究纳入了 181 例患者,主要指征为难治性腺瘤,173 例(79.0%)符合指征。其次是早期癌症(T1 期)15 例(8.3%),SET 23 例(12.7%)。靶病变分布于整个结肠,100% 的患者通过 FTRD 到达。手术成功率 89.5%,R0 切除率 76.9%。在因难治性腺瘤切除的亚组患者中,R0 切除率为 77.7%。

在结肠中也评估了使用 OTSC 和圈套切除的两步方法。有两项研究在切除前使用 OTSC 或 Padlock Clip[27, 28],该研究报道了 17 例和 26 例患者的结果,两项研究的成功率分别为 94% 和 100%。然而,其中一项研究也包括在上消化道接受 EFTR 的患者,由于采用分离法,需要取出和重新插入内镜。

10.5.3 结直肠全层切除术的并发症

总体来说,结直肠的 EFTR 是安全的,严重并发症很少。在整个研究过程中,大多数轻微不良事件的总发生率约为 10%。包括出血、疼痛、电凝综合征或穿孔(表 10.3)。大多数并发症可以保守治疗或内镜治疗,只有不到 2% 的患者因并发症需要手术。涉及阑尾口病变的 EFTR 可能导致急性阑尾炎,需要后续手术。

表 10.2 结直肠全层切除装置（FTRD）研究概况

研究	设计	患者人数	到达病灶率（%）	技术成功率（%）	全层切除率（%）	R0 切除率（%）
Schmidt 等，2015[19]	回顾性	25	96.0	83.3	87.5	75.0
Richter Schrag 等，2016[20]	回顾性	20	100.0	75.0	60.0	80.0
Valli 等，2018[21]	结合回顾与前瞻性	60	96.7	96.7	85.0	76.7
Vitali 等，2018[22]	前瞻性	12	100.0	100.0		83.3
Schmid 等，2018[23]	前瞻性	181	100.0	89.5	81.0	76.9
Aepli 等，2018[24]	回顾性	33	97.0	87.9	80.6	87.9
Andrisani 等，2018[25]	回顾性	114	96.0	94.3	91	90
vander Spek 等，2018[26]	结合回顾与前瞻性	51	100.0	88.2	84.3	78.4

注：总结了 476 例接受 FTRD 治疗的患者在研究中报道的并发症。对 10 余例患者结肠 FTRD 系统研究的主要结局参数总结。

表 10.3 结直肠癌 FTRD 切除术后的并发症

不良事件	数量，*n*（% of 476）
出血	18（3.8）
穿孔	11（2.3）
息肉切除术后综合征或疼痛	11（2.3）
阑尾炎	5（1.1）
其他	8（1.7）
急诊手术	6（1.3）

10.5.4 特殊情况

早期结直肠癌似乎是 EFTR 的一个有趣目标。WALL RESECT 研究的亚组分析报道了早期结直肠癌 FTRD 切除的结果，包括 29 例组织学检查确定的早期癌患者。其中 21 例实现了 R0 切除。除了 8 例组织学上不完全切除的患者外，还有 8 例患者存在黏膜下浸润深度 > 1000 μm 的高危情况，尽管也是 R0 切除。因此，总共有 16 例患者接受了手术评估。13 例 R0 切除且风险较低的患者中有 11 例进行了 3 个月的随访，所有病例均无复发或残留的迹象[23]。最近，发表了对德国国家 FTRD 登记处的回顾性分析，该研究包括 156 例患者。据报道，完全切除（R0）占 71.8%，43.9% 的患者根据组织学检查被归类为低风险，并接受了内镜随访。几乎所有的患者在 FTRD 切除术后，可以分为低风险和高风险状态。值得注意的是，在恶性息肉不完全切除后进行 FTRD 切除的患者有 80% 以上显示出低风险情况，在此情况下可以避免进一步的肿瘤切除手术[29]。

对于最大 25 mm 的结直肠病变，可使用 FTRD 完成病变的切除。对于较大的病变，可以将 EMR 与 FTRD 相结合。这种混合 EMR-FTRD 技术允许内镜切除抬举不佳的大型腺瘤[30]。首先，对隆起区域进行单独的 EMR，然后对非隆起部分进行 FTRD 切除。一项小型回顾性研究对 10 例患者进行分析，未报道任何并发症。

上述研究表明，累及阑尾口的病变使用 EFTR 是可能的。然而，术后阑尾炎的发生率很低。WALL RESECT 研究包括 34 例在阑尾口进行 FTRD 切除的患者，其中 3 例发生急性阑尾炎。笔者自己对 40 多例患者的分析（仅发表在国会摘要）显示，约五分之一的病例发生阑尾炎，一般在切除术后早期出现，潜伏期超过 1 个月。一项针对 7 例患者的小型研究也显示阑尾炎的发病率相似[31]。

直肠神经内分泌肿瘤也可以用 FTRD 系统安全有效地切除。

结直肠的诊断性全层切除在某些情况下也是可能的，包括运动障碍的诊断以及淀粉样变性的诊断[32]。

10.5.5　结直肠 FTRD 切除术后的随访

对于早期结直肠黏膜肿瘤 EFTR 术后的随访，目前尚无指南建议。大多数中心在 3 个月后进行首次结肠镜检查随访。如果 FTRD 夹未能自发脱落（约三分之二的患者出现这种情况），则应使用特殊装置将其移除，以便对切除部位进行全面检查[33]。

10.6　总结

内镜下全层切除术极大地提高了内镜切除术的可能性，并允许对一些需要手术的病变进行内镜下治疗。在下消化道，主要指征是切除抬举不良的腺瘤。目前已经可以通过 FTRD 系统安全有效地完成，该系统已在多项研究中得到了良好的评估。SETs 是上消化道全层切除的主要适应证。因此，有多种手术可供选择，包括单纯的内镜手术以及腹腔镜内镜联合手术。首选的方法取决于适应证、肿瘤位置以及当地的专业能力。在进行上消化道或下消化道全层切除术之前，必须具备足够的个人技能和当地资源，以充分管理潜在的并发症。

参考文献

1. Schmidt A, Meier B, Caca K. Endoscopic full-thickness resection: current status. World J Gastroenterol. 2015;21(31):9273–85. https://doi.org/10.3748/wjg.v21.i31.9273.

2. Mori H, Kobara H, Nishiyama N, Masaki T. Current status and future perspectives of endoscopic full-thickness resection. Dig Endosc. 2018;30(Suppl 1):25–31. https://doi.org/10.1111/den.13042.

3. Mori H, Kobara H, Fujihara S, Nishiyama N, Rafiq K, Oryu M, et al. Feasibility of pure EFTR using an innovative new endoscopic suturing device: the double-arm-bar suturing system (with video). Surg Endosc. 2014;28(2):683–90. https://doi.org/10.1007/s00464-013-3266-z.

4. Hiki N, Nunobe S, Matsuda T, Hirasawa T, Yamamoto Y, Yamaguchi T. Laparoscopic endoscopic cooperative surgery. Dig Endosc. 2015;27(2):197–204. https://doi.org/10.1111/den.12404.

5. Zhou PH, Yao LQ, Qin XY, Cai MY, Xu MD, Zhong YS, et al. Endoscopic full-thickness resection without laparoscopic assistance for gastric submucosal tumors originated from the muscularis propria. Surg Endosc. 2011;25(9):2926–31. https://doi.org/10.1007/s00464-011-1644-y.

6. Feng Y, Yu L, Yang S, Li X, Ding J, Chen L, et al. Endolumenal endoscopic full-thickness resection of muscularis propria-originating gastric submucosal tumors. J Laparoendosc Adv Surg Tech A. 2014;24(3):171–6. https://doi.org/10.1089/lap.2013.0370.

7. Huang LY, Cui J, Lin SJ, Zhang B, Wu CR. Endoscopic full-thickness resection for gastric submucosal tumors arising from the muscularis propria layer. World J Gastroenterol. 2014;20(38):13981–6. https://doi.org/10.3748/wjg.v20.i38.13981.

8. Shi Q, Chen T, Zhong YS, Zhou PH, Ren Z, Xu MD, et al. Complete closure of large gastric defects after endoscopic full-thickness resection, using endoloop and metallic clip interrupted suture. Endoscopy. 2013;45(5):329–34. https://doi.org/10.1055/s-0032-1326214.

9. Ye LP, Yu Z, Mao XL, Zhu LH, Zhou XB. Endoscopic full-thickness resection with defect closure using clips and an endoloop for gastric subepithelial tumors arising from the muscularis propria. Surg Endosc. 2014;28(6):1978–83. https://doi.org/10.1007/s00464-014-3421-1.

10. Schlag C, Wilhelm D, von Delius S, Feussner H, Meining A. EndoResect study: endoscopic full-thickness resection of gastric subepithelial tumors. Endoscopy. 2013;45(1):4–11. https://doi.org/10.1055/s-0032-1325760.

11. Guo J, Liu Z, Sun S, Liu X, Wang S, Ge N, et al. Endoscopic full-thickness resection with defect closure using an over-the-scope clip for gastric subepithelial tumors originating from the muscularis propria. Surg Endosc. 2015;29(11):3356–62. https://doi.org/10.1007/s00464-015-4076-2.

12. Chiu PW, Phee SJ, Wang Z, Sun Z, Poon CC, Yamamoto T, et al. Feasibility of full-thickness gastric resection using master and slave transluminal endoscopic robot and closure by overstitch: a preclinical study. Surg Endosc. 2014;28(1):319–24. https://doi.org/10.1007/s00464-013-3149-3.

13. Schmidt A, Bauder M, Riecken B, von Renteln D, Muehleisen H, Caca K. Endoscopic full-thickness resection of gastric subepithelial tumors: a single-center series. Endoscopy. 2015;47(2):154–8. https://doi.org/10.1055/s-0034-1390786.

14. Nunobe S, Hiki N, Gotoda T, Murao T, Haruma K, Matsumoto H, et al. Successful application of laparoscopic and endoscopic cooperative surgery (LECS) for a lateral-spreading mucosal gastric cancer. Gastric Cancer. 2012;15(3):338–42. https://doi.org/10.1007/s10120-012-0146-5.

15. Goto O, Takeuchi H, Kawakubo H, Sasaki M, Matsuda T, Matsuda S, et al. First case of non-exposed endoscopic wall-inversion surgery with sentinel node basin dissection for early gastric cancer. Gastric Cancer. 2015;18(2):434–9. https://doi.org/10.1007/s10120-014-0406-7.

16. Cho WY, Kim YJ, Cho JY, Bok GH, Jin SY, Lee TH, et al. Hybrid natural orifice transluminal endoscopic surgery: endoscopic full-thickness resection of early gastric cancer and laparoscopic regional lymph node dissection—14 human cases. Endoscopy. 2011;43(2):134–9. https://doi.org/10.1055/s-0030-1255955.

17. Bauder M, Schmidt A, Caca K. Endoscopic full-thickness resection of duodenal lesions-a retrospective analysis of 20 FTRD cases. United European Gastroenterol J. 2018;6(7):1015–21. https://doi.org/10.1177/2050640618773517.

18. Kappelle WFW, Backes Y, Valk GD, Moons LMG, Vleggaar FP. Endoscopic full-thickness resection of gastric and duodenal subepithelial lesions using a new, flat-based over-the-scope clip. Surg Endosc. 2018;32(6):2839–46. https://doi.org/10.1007/s00464-017-5989-8.

19. Schmidt A, Bauerfeind P, Gubler C, Damm M, Bauder M, Caca K. Endoscopic full-thickness resection in the colorectum with a novel over-the-scope device: first experience. Endoscopy. 2015;47(8):719–25. https://doi.org/10.1055/s-0034-1391781.

20. Richter-Schrag HJ, Walker C, Thimme R, Fischer A. [Full thickness resection device (FTRD). Experience and outcome for benign neoplasms of the rectum and colon]. Chirurg. 2016;87(4):316–25. https://doi.org/10.1007/s00104-015-0091-z.

21. Valli PV, Mertens J, Bauerfeind P. Safe and successful resection of difficult GI lesions using a novel single-step full-thickness resection device (FTRD((R))). Surg Endosc. 2018;32(1):289–99. https://doi.org/10.1007/s00464-017-5676-9.

22. Vitali F, Naegel A, Siebler J, Neurath MF, Rath T. Endoscopic full-thickness resection with an over-the-scope clip device (FTRD) in the colorectum: results from a university tertiary referral center. Endosc Int Open. 2018;6(1):E98–E103. https://doi.org/10.1055/s-0043-124079.

23. Schmidt A, Beyna T, Schumacher B, Meining A, Richter-Schrag HJ, Messmann H, et al. Colonoscopic full-thickness resection using an over-the-scope device: a prospective multicentre study in various indications. Gut. 2018;67(7):1280–9. https://doi.org/10.1136/gutjnl-2016-313677.

24. Aepli P, Criblez D, Baumeler S, Borovicka J, Frei R. Endoscopic full thickness resection (EFTR) of colorectal neoplasms with the full thickness resection device (FTRD): clinical experience from two tertiary referral centers in Switzerland. United European Gastroenterol J. 2018;6(3):463–70. https://doi.org/10.1177/2050640617728001.

25. Andrisani G, Soriani P, Manno M, Pizzicannella M, Pugliese F, Mutignani M, et al. Colo-rectal endoscopic full-thickness resection (EFTR) with the over-the-scope device (FTRD((R))): a multicenter Italian experience. Dig Liver Dis. 2019;51(3):375–81. https://doi.org/10.1016/j.dld.2018.09.030.

26. van der Spek B, Haasnoot K, Meischl C, Heine D. Endoscopic full-thickness resection in the colorectum: a single-center case series evaluating indication, efficacy and safety. Endosc Int Open. 2018;6(10):E1227–E34. https://doi.org/10.1055/a-0672-1138.

27. Fahndrich M, Sandmann M. Endoscopic full-thickness resection for gastrointestinal lesions using the over-the-scope clip system: a case series. Endoscopy. 2015;47(1):76–9. https://doi.org/10.1055/s-0034-1377975.

28. Backes Y, Kappelle WFW, Berk L, Koch AD, Groen JN, de Vos Tot Nederveen Cappel WH, et al. Colorectal endoscopic full-thickness resection using a novel, flat-base over-the-scope clip: a prospective study. Endoscopy. 2017;49(11):1092–7. https://doi.org/10.1055/s-0043-114730.

29. Kuellmer A, Mueller J, Caca K, Aepli P, Albers D, Schumacher B, et al. Endoscopic full-thickness resection for early colorectal cancer. Gastrointest Endosc. 2019;89(6):1180–1189. e1. https://doi.org/10.1016/j.gie.2018.12.025.

30. Meier B, Caca K, Schmidt A. Hybrid endoscopic mucosal resection and full-thickness resection: a new approach for resection of large non-lifting colorectal adenomas (with video). Surg Endosc. 2017;31(10):4268–74. https://doi.org/10.1007/s00464-017-5461-9.

31. Bronzwaer MES, Bastiaansen BAJ, Koens L, Dekker E, Fockens P. Endoscopic full-thickness resection of polyps involving the appendiceal orifice: a prospective observational case study. Endosc Int Open. 2018;6(9):E1112–E9. https://doi.org/10.1055/a-0635-0911.

32. Valli PV, Pohl D, Fried M, Caduff R, Bauerfeind P. Diagnostic use of endoscopic full-thickness wall resection (eFTR)—a novel minimally invasive technique for colonic tissue sampling in patients with severe gastrointestinal motility disorders. Neurogastroenterol Motil. 2018;30(1). https://doi.org/10.1111/nmo.13153.

33. Bauder M, Meier B, Caca K, Schmidt A. Endoscopic removal of over-the-scope clips: clinical experience with a bipolar cutting device. United European Gastroenterol J. 2017;5(4):479–84. https://doi.org/10.1177/2050640616671846.

著者：Andreas Wannhoff，Horst Neuhaus，and Karel Caca

译者：严巍

审校：黄思霖

第 11 章
结肠内镜下黏膜切除术

缩写：

CSP：cold snare polypectomy　冷圈套息肉切除术

CSPEB：clinically signifcant post endoscopy bleeding　具有临床意义的内镜
检查后出血

DMI：deep mural injury　深入表层的损伤

EEI：enhanced endoscopic imaging　图像内镜增强

EMR：endoscopic mucosal resection　内镜下黏膜切除术

GIT：gastrointestinal tract　胃肠道

HGD：high-grade dysplasia　重度异型增生

IMC：intramucosal carcinoma　黏膜内癌

IPB：intra-procedural bleeding　术中出血

LGD：low grade dysplasia　轻度异型增生

LMN：lymph node metastases　淋巴结转移

LSL：laterally spreading lesion　侧向发育型病变

LVI：lymphovascular invasion　淋巴管血管侵犯

MP：muscularis propria　固有肌层

nCE：chromoendoscopy　色素内镜

PPES：post-polypectomy electrocoagulation syndrome　息肉切除术后电凝
综合征

SMF：submucosal fibrosis　黏膜下纤维化

SMI：submucosal invasion　黏膜下浸润

STSC：snare tip soft coagulation　圈套器尖端软凝

TSC：topical submucosal chromoendoscopy　局部黏膜下色素内镜

TTS：through the scope　　经过内镜

UEMR：underwater endoscopic mucosal resection　　水下内镜下黏膜切除术

11.1　简介

内镜下黏膜切除术（EMR）用于治疗胃肠道（GIT）黏膜及肿瘤病变。EMR 是较大的（≥ 20 mm）结肠侧向发育型病变（LSLs）的首选疗法，在长期随访中，EMR 的治疗成功率超过 95%，90% 以上的患者可通过 EMR 避免进一步的外科手术[1, 2]。与外科手术相比，EMR 治疗结肠侧向发育型病变（LSLs）还能显著控制复发率和节约成本[1, 3]。本章将会针对结肠息肉评估、EMR 手术方式以及 EMR 相关并发症的预防和管理进行探讨。

11.2　病变的选择和准备

在进行 EMR 之前，应对每个病变进行仔细的内镜下评估，需特别注意病灶的大小、解剖位置以及黏膜下浸润风险（SMI），良好的肠道清洁准备不仅十分有助于术前对病灶的充分评估，也能降低穿孔后的感染风险。尽管切除大的侧向发育型病变（LSLs）可能需要更高的技术要求，但病变本身的大小并不影响病变的可切除性，通过适当的方法和精细的技术，即使是近环周甚至环周生长的侧向发育型病变（LSLs）也可以行内镜下切除[4, 5]。

只有无淋巴结转移风险或淋巴结转移风险极低的病变才适合内镜下切除，由于黏膜内没有淋巴及血管通道，黏膜内病变的淋巴转移风险可忽略不计。因此，对于黏膜内病变，EMR 是一种合适的治疗方法，这包括了低度异型增生（LGD）和高度异型增生［HGD，有时也指黏膜内癌（IMC）］。对于浸润性癌，黏膜下浸润深度越深，其淋巴结转移率也越高。对于此类病变，一般不推荐内镜下切除。病变浸润黏膜下浅层 SMI（sm1，浸润黏膜下层上 1/3）可能除外，这类病变淋巴结转移的风险可能低于根治性手术的风险，特别是对存在并发症的或者老年患者。例如：结肠 LSL 浸润深度 sm1 发生 LNM 的风险低至 3%，而 sm3 病变发生 LNM 的风险高达 25%[6]。尽管如此，对可能存在浅表 SMI 的病变，内镜黏膜下剥离术（ESD）还是首选的治疗措施，因为整块标本的切除能够对局部分期和病变进行准确的组织学评估。

病变 SMI 的风险可以通过评估病变大体形态、腺管开口类型和血管形态确定。

11.2.1 结肠 LSL 的形态学分类

巴黎分型是消化道 GIT 早癌形态学分型的经典方法[7]。浅表性病变（Type 0）分为三型：隆起型（0 – Ⅰ）、平坦型（0 – Ⅱ）和凹陷型（0 – Ⅲ）（图 11.1）。0 – Ⅰ 型又分为有蒂型（0 – Ⅰp）和无蒂型（0 – Ⅰs）。0 – Ⅱ 型分为浅表隆起型（0 – Ⅱa）、浅表平坦型（0 – Ⅱb）、浅表凹陷型（0 – Ⅱc）三个亚型。浅表隆起型（0 – Ⅱa）LSL 和息肉样病变（0 – Ⅰs）也可以根据表面形态分类为颗粒型（"气泡"表面）或非颗粒型（相对光滑和较硬的表面）。具有混合形态的病变可使用巴黎分型组合来描述，例如，伴有息肉样成分的浅表隆起的 LSL 描述为巴黎 0 – Ⅱa+ Ⅰs 病变。

某些形态与更高的 SMI 风险相关，对于巴黎分型 0 – Ⅰ 型病变，病灶的大小是预测黏膜下浸润（SMI）的主要因素。对于巴黎分型 0 – Ⅱ 型病变，0 – Ⅱb 型和 0 – Ⅱc 型病变发生 SMI 的风险最大，而颗粒型巴黎分型 0 – Ⅱa LSLs 发生 SMI 的风险非常低（约 1%）。巴黎分型中 0 – Ⅲ 型病变的深部 SMI 发生率较高，通常不适合内镜下切除[1, 8]，表 11.1 详细描述了基于形态学和解剖位置的结直肠 LSL 的 SMI 风险[8]。

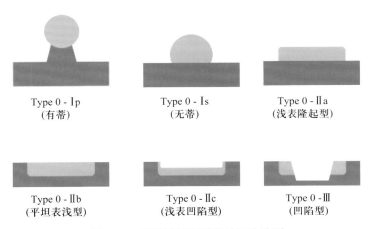

Type 0 - Ⅰp
（有蒂）

Type 0 - Ⅰs
（无蒂）

Type 0 - Ⅱa
（浅表隆起型）

Type 0 - Ⅱb
（平坦表浅型）

Type 0 - Ⅱc
（浅表凹陷型）

Type 0 - Ⅲ
（凹陷型）

图 11.1 胃肠道病变形态的巴黎分型

表 11.1 结直肠 LSL 中不同形态和位置的 SMI 风险

形态		结肠中的位置	风险（%）
巴黎分型 0 – Ⅱa 颗粒型		近端	0.7
		远端	1.2

续表

形态		结肠中的位置	风险（%）
巴黎分型 0 – Ⅱa 无颗粒型		近端	3.8
		远端	6.4
巴黎分型 0 – Ⅱa+ Ⅰs 颗粒型		近端	4.2
		远端	10.1
巴黎分型 0 – Ⅱa+ Ⅰs 无颗粒型		近端	12.7
		远端	15.9
巴黎分型 0 – Ⅰs 颗粒型		近端	2.3
		远端	5.7
巴黎分型 0 – Ⅰs 无颗粒型		近端	12.3
		远端	21.4

注：源自 Burgess 等人，2017 年。

11.2.2　腺管开口类型和血管形态的评估

色素内镜（chromoendoscopy，CE）和图像增强内镜（EEI）用于评估病变的表面腺管开口和血管形态，血管及腺管结构中断区域可能表示有潜在 SMI，两种方式都相对容易使用且安全，在检测胃肠道（GIT）肿瘤中具有较高的敏感性[9, 10]。色素内镜（CE）包括局部应用吸收性染料（如亚甲蓝）或对比染料（如靛胭脂）以突出病变表面的异常。通常，色素内镜（CE）与放大内镜相结合，以更好地描绘精细的表面微结构。

图像增强内镜包括窄带成像（NBI，Olympus，Tokyo，Japan）、图像增强腔镜技术 i-Scan（Pentax，Tokyo，Japan）或智能分光比色技术（FICE，Fujifilm，Tokyo，Japan），也可用于评估病变的精细表面结构。这些模式是当前新一代高清晰度内镜的内置功能，与色素内镜（CE）相比，它们不需要在手术过程中制备或手工应用染色剂，节省了时间和成本。将 EEI 与 CE 进行比较的研究（主要限于结肠病变的诊断）发现二者之间具有相似的敏感性和特异性[11]。

日本学者 Kudo 等根据结直肠黏膜隐窝形态提出了 pit pattern 分类标准，它是指用放大内镜观察腺管开口部的形态（即 pit 形态），从而诊断肿瘤与非肿瘤，并进一步对癌的浸润深度等进行判断的诊断方法。此分类共 5 型[12]，pit 分型最初是在色素内镜（CE）和放大内镜的基础上发展起来的，也可应用于高分辨率结肠镜、放大镜和图像增强内镜（EEI）。Ⅰ型和Ⅱ型 Pit 外观分别为圆形和星形，两者都被认为代表良性病变（正常组织、增生性息肉或炎症）；Ⅲ型 Pit 细分为Ⅲ – S（小、圆形、管状 Pit）和Ⅲ – L（较大、圆形、管状 Pit），代表管状腺瘤；Ⅳ型 Pit 外观呈树枝状，代表病变有绒毛组织学结构；Ⅴ型 Pit 分为Ⅴi（不规则）和Ⅴn（非结构、无定形）的子类别，可能是黏膜下癌或进展期癌。

pit pattern 分型为Ⅴ型病变表示存在 SMI，通常不适合 EMR。然而，微小的局灶性 SMI 可能偶尔发生在看似保存完好 Pit 的病变中，内镜医师应警惕隐性 SMI 风险增加的特殊类型，包括直肠乙状结肠的 LSL（OR 1.91）、巴黎分型中 0 – Ⅱc 和 0 – Ⅰs 型的病变（OR 分别为 1.80 和 2.73）、非颗粒表面形态（OR 2.80）、病变大小增加（每增加 10 mm，OR 增加 1.12）和 pit pattern 分型Ⅴ型（OR 14.2）[8]。其他评估表面血管形态模式的分类系统（Sano 和 NBI 国际结直肠内镜 NICE 分类）[13, 14] 也被用于评估结直肠息肉的组织学。

11.3　内镜下黏膜切除术

结肠 EMR 通过"注射和切除"方法进行。使用这种技术，在目标病变下方进行黏膜下注射以形成液体垫，将其与更深的固有肌层（MP）分离，然后进行圈套器切除（图 11.2）。

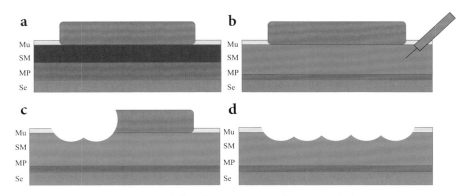

图 11.2　内镜下注射和切除黏膜示意图。Mu：黏膜，SM：黏膜下层，MP：固有肌层，Se：浆膜层。（a）较大且侧向发育的黏膜病变；（b）黏膜下注射；（c）分片圈套切除术；（d）病变完全切除。

11.3.1　患者准备

术前应告知患者手术相关事项，签订手术知情同意书，包括对 EMR 风险和治疗方案介绍。内镜报告应包括对病变大小、位置、巴黎分型形态的描述，并包括彩色图像。内镜医师应了解患者的全部病史，抗血栓药物、抗血小板药物（除阿司匹林外）通常应在手术前 7 天停用，抗凝药物的停用时间取决于药物品种，如华法林为 5 ~ 7 天，新型口服抗凝剂（newer oral anticoagulants，NOAC）为 2 ~ 3 天，暂停这些药物可能会增加血栓形成风险，一些高危病例（例如最近植入冠状动脉支架或严重的血栓栓塞）需要在手术前与主治医师进行详细讨论。

将病灶置于 6 点方位为最佳，左侧卧位（图 11.3），这样可避免肠腔内容物对操作区域的遮挡，如发生穿孔，可最大程度地减少肠内容物外流造成管腔外污染。二氧化碳的使用可显著减少 EMR 术后疼痛及因术后并发症而入院的情况，故应常规使用二氧化碳代替空气[15]，对于困难位置的病变，例如覆盖于回盲瓣的病变、位于褶皱或弯曲处的病变，可以通过改变患者的体位和（或）使用远端透明帽辅助操作。成人结肠镜通常优于小儿结肠镜，因为其具有较大的

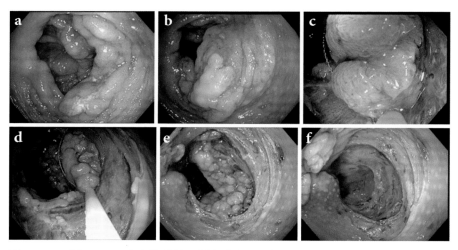

图 11.3　1 例 70 mm 大小的升结肠侧向发育型病灶 EMR 术。（a）病变累及升结肠近端约 60% 的管腔周长，延伸超过 2 ~ 3 个皱襞，病变不累及阑尾开口或回盲瓣，形态学上呈颗粒状，病灶巴黎分型为 0 – Ⅱa+ Ⅰs，pit pattern 型为 Ⅳ 型。左侧卧位。（b）使用染色液 +1：100 000 肾上腺素进行黏膜下注射。（c、d）圈套器切除。以先前病变切除的边缘指引下一步放置圈套器。切除时，圈套器应平行于肠壁放置（而非垂直），以预防伤及固有肌层。（e、f）切除应从远端向近端进行，以全面地切除所有可见病变。

工作通道（分别为 3.7 mm 和 3.2 mm），可将更多更大的标本直接吸入息肉收集器，而不需要使用回收网。对于难以靠近的病变，尤其是需要倒镜的部位，使用灵活的小儿结肠镜可能更为有利。

11.3.2 黏膜下注射和圈套

黏膜下注射液包括胶体溶液、稀释至 1 ∶ 100 000 的肾上腺素和染色剂（每 500 ml 溶液 80 mg 靛胭脂或 20 mg 亚甲蓝），将液体注入黏膜下层会形成一个液体缓冲垫，从而降低圈套器损伤 MP 层和更深层组织的风险，避免切除后的深层损伤（DMI）。与生理盐水相比，琥珀酰明胶（Gelofusin；Braun，Melsungen，Germany）等胶体溶液可减少注射次数、切除次数和手术持续时间[16]。稀释的肾上腺素可减少术中出血（IPB）风险并延迟黏膜下液体垫的消散，但其不能降低并发症术后出血（CSPEB）的发生率[17]。染色剂应用于黏膜下结缔组织，而不是更深层次的 MP 层，此有助于识别病变边缘及确定切除的平面层次。

11.3.3 切除技术

11.3.3.1 黏膜下注射

使注射针装满注射液后，在切线位将注射针抵住黏膜，先不穿透黏膜，接下来请助手一边注射一边将针尖刺入黏膜下层，息肉及黏膜下层立即隆起，表明注射在了正确的平面。建议于最困难的部位着手注射及切除，通常是在口侧端的黏膜皱襞后注射，在该侧注射可将病变移向内镜，有助于病灶的切除。对于部分或完全位于皱襞后的病变，特别是在右半结肠的病变，可能需要进行倒镜，以便于黏膜下注射及抬举病变。

黏膜下注射时轻轻回拉注射导管，同时轻轻旋转结肠镜，使针尖缓慢向上偏转，同时注意将针尖保持在黏膜下，这种方法促使注射液分布到黏膜下层，并允许内镜医师引导提升方向，将 LSL 移动到更容易接近的位置，由于过度注射会导致组织过度拉伸，妨碍视野和组织切除，故应避免。

SMF 或深层 SMI 可能会导致病灶抬举不良，SMF 有可能是因之前活检或尝试行内镜下切除治疗时对黏膜下层频繁注射而致的皱襞脱垂[18]，SMF 的内镜征象包括"喷射征"，即注射过程中液体无法注于病变部位而喷射至他处，或出现"峡谷效应"，即病变周边升高、所围绕的中心区域却抬举不良[1, 18]。透壁注射也可能导致抬举不良，在注射过程中轻轻退针有助于定位在黏膜下层，相反，表面黏膜注射可立即形成表面蓝色水泡，但病变不会升高。在深层 SMI 情况下，黏膜下的肿瘤浸润是病变处无法抬高的另一原因。

11.3.3.2　圈套器切除术

圈套器的放置对于操作的有效性和安全性至关重要。将病变放在 6 点钟位置，在一侧（通常是最难触及的一侧）开始 EMR，然后系统性地对病变进行切除，目的是尽可能在少分片的情况下完全切除病变。应尽可能对 ≤ 20 mm 的 LSL 进行整块切除，这有助于组织学评估，与分片切除相比整块切除的病变复发率更低。

完全打开圈套器，将其与组织平面切向对齐，然后向下倾斜抵于抬举起的液体垫上，同时轻轻吸气，抽吸气体可使结肠壁的张力降低，使组织"落入"打开的圈套器中。闭合圈套器前，应包括病变周围的 2 ~ 3 mm 正常黏膜，以确保病变的完全切除、避免边缘处残留小的遗留病灶，一旦定位适当，逐渐收紧圈套器，圈套器的紧密闭合将 MP 与圈套器内组织分开。圈套器紧闭前不能切除病变，通常也不可能在不使用电切除或冷切除直接切除 10 mm 以上的组织。

笔者建议内镜医师在离断组织过程中控制好圈套器，内镜医师的感觉可以反馈性提供许多安全及有效性的信息，安全有效的圈套操作可通过以下方式确认。

（1）圈套器的独立移动性：圈套器来回活动时应独立于周边组织。

（2）闭合度：圈套器闭合后，拇指和手指之间应不超过 1 cm 的距离，如果内镜医师不确定，可以将圈套器部分打开并将其再伸入管腔，以排除意外套入的 MP，然后再重复收紧圈套器。

（3）离断速度：离断速度应快，以短脉冲方式踩下脚踏板时，圈套器保持紧密闭合，通常 1 ~ 3 个脉冲足以横断息肉组织，较长时间的离断会增加 MP 损伤、SMF 或 SMI。

高频电刀工作站对 EMR 手术的安全性和有效性至关重要，高频电刀切割模式由于电压控制和调制形式的电流可避免深层组织损伤。分馏切割和凝固循环为首选（例如 Endo Cut 模式 Q，效果 3，切割持续时间 1，切割间隔 6；ERBE，Türbingen，德国）。柔和电凝模式（Soft Coag 效果 4，最大 80 W；ERBE，Türbingen，德国）可用于止血，方法是轻轻地将圈套器尖端放于任何出血点上（STSC，圈套器尖端软凝固）。对切除后黏膜创面的冲洗有助于评估残余病变和 DMI，并有助于识别和控制 IPB。

以上一步 EMR 的残留边缘作为后续切除的指引，圈套器内缘应沿缺损边缘对齐，圈套器放置在病变区域上，然后重复进行上述步骤，这样可确保系统地使用 EMR 切除病变，降低病变残留风险。这些残留病灶很难完全去除，在完全切除所有可见的病变后，建议对 EMR 切口边缘进行圈套器顶端温和电凝技术 STSC，以减少 EMR 切缘处的残余复发。来自前瞻性随机对照试验的数据显示，在术后首次复查结肠镜时，EMR 术中 STSC 能将病变复发率从 21% 降低到 6%（RR 0.28，$P < 0.001$），而迟发性出血或穿孔的发生率没有增加[19]。

包含结节性 0 – Is 型成分的病变最好首先切除周围的侧向生长部分，然后再将结节整块切除（图 11.4），结节应单独送病理以进行组织学评估，因为这些结节更有可能出现 SMI。所有疑似 SMI 的病变，除了那些明确位于盲肠内、靠近回盲瓣或低位直肠的病变，应在距离切除部位 2 ~ 3 cm 部位做 2 ~ 3 个标记，以辅助后续随访检查时通过疤痕进行识别，或辅助术中定位[18]。

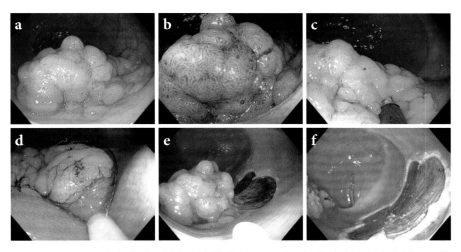

图 11.4　40 mm 大小降结肠侧向发育的病变 EMR 术。（a）病变在形态上是呈颗粒状的 0–IIa+LSL 巴黎分型；（b）在 NBI 模式下，隐窝的分支与管状绒毛腺瘤一致；（c）用 chromogelofusine 溶液 +1∶100 000 肾上腺素在黏膜下注射；（d）圈套器切除从病变的一侧边缘开始，捕获正常黏膜的边缘以确保完全切除；（e）大的颗粒状病灶最后切除；（f）用圈套器尖端软凝固切除的边缘以减少复发风险。

11.4　其他内镜下切除术

11.4.1　分片冷圈套息肉切除术

使用电凝切除的 EMR 具有迟发性出血和穿孔的风险，冷圈套器息肉切除术（CSP）不需要热能，不会诱发上述风险。但冷切方法仅限于整块切除小息肉（≤ 10 mm），对于较大的息肉，CSP 在有或无黏膜下注射以分片的方式即可实现完全切除，同时可减轻与热损伤相关的 EMR 不良事件。迄今为止关于 CSP 方式的数据有限，但最近发表的针对分片 CSP 方式切除无蒂腺瘤性息肉和大的锯齿状息肉的研究显示，分片 CSP 具有良好的临床疗效，几乎没有显著不良事件发生[20-23]。期待更大规模的前瞻性对照研究。

11.4.2　水下 EMR

水下 EMR（UEMR）需要在减压结肠段中进行，注水可以辅助可视化，UEMR 不需要黏膜下注射来抬举病变，因为在注水情况下 MP 层保持圆形且远离黏膜层及黏膜下层，黏膜层及黏膜下层在肠腔内"漂浮"。因此，大块的黏膜组织可通过使用圈套器圈套并通电切除。自 2012 年首次报道以来，多项研究报道了 UEMR 具有有效性和安全性，最近发表的一项包含 10 项研究（包括 508 例非息肉样结直肠病变）的系统评价发现 UEMR 的完全切除率高（96.4%），术后出血率低（2.85%），且无穿孔病例[24]。进一步比较 UEMR 与传统注射后 EMR 切除术的前瞻性研究数据目前尚待完善。

11.5　注意事项

11.5.1　肛门直肠内的 LSL

肛门直肠处远端 5 cm 的淋巴血液循环绕过门静脉的网状内皮系统，直接回流汇入体循环，而剩下结直肠的淋巴、血液循环通过门静脉系统回流。网状内皮系统在隔离肠道病原体和预防 EMR 所导致的菌血症方面具有重要作用，相比之下，位于远端肛门直肠的 LSL（≥ 30 mm）切除术存在着严重的菌血症风险，故建议对远端肛直肠较大的 LSL 进行预防性静脉抗生素治疗，齿状线以远为躯体感觉神经分布区域，故在黏膜下注射液中添加长效局部麻醉剂，如注射 0.5% ~ 0.75% 罗哌卡因将有助于术后镇痛。在这种情况需要进行心电监测。最后，由于痔血管壁厚，充分的黏膜下注射可以避免圈套器的捕捉，故在肛门直肠处进行 EMR 操作通常不会因痔疮的存在诱发额外出血风险[25]。

11.5.2　阑尾周围及回盲瓣 LSL

在阑尾口周围的 LSL 进行 EMR 是一项具有挑战性的任务，但如果病变累及的范围＜ 50% 的阑尾内口周长，且可充分显示阑尾内口的边缘，则可成功完成 EMR。这种情况更适用直径较小（10 mm）、质地偏硬的细圈套器来进行操作，在阑尾口周围及阑尾口内部切除病变有诱发阑尾炎的风险，建议静脉使用抗生素以预防术后感染，然后以 5~7 天的口服抗生素续贯治疗。

涉及回盲瓣（ileocecal valve，ICV）的 LSL 的 EMR（图 11.5）具有较高的失败风险（OR 3.38）[1]，通过在小儿结肠镜上佩戴透明帽将有助于操作，特别是对于低位肠袢，连接透明帽有助于拨开黏膜皱襞并稳定内镜，LSL 如广泛延伸至狭窄的回肠末端或累及回盲瓣上下唇，完整切除病变将会十分困难。建议对涉及 ICV 的 LSL 的 EMR 进行一些调整：①由于空间限制，在处理回肠末端时，首选小型（10 mm）质硬的细线圈套器；②黏膜下注射应保守，因为过量注射会妨碍内镜的观察和远离病变；③应注意 ICV 的前角和后角，这些部位可能会遗漏残余组织[26]。最后，ICV 黏膜下层脂肪较多，切除后可能会暴露潜在的脂肪，但这不一定是损伤过深的表现。

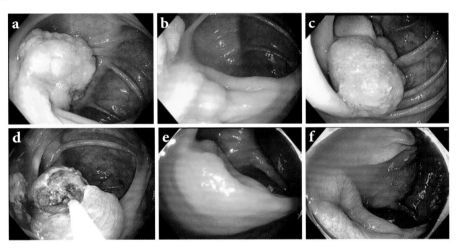

图 11.5　回盲瓣大小约 35 mm 无蒂息肉 EMR 术

11.5.3　有蒂大息肉

带蒂息肉约占所有结肠息肉的三分之一，许多息肉大于 10 mm，且在其蒂内含有一条供血小动脉，有蒂息肉的完全切除是通过横断蒂部来实现的，这样可以最大限度地降低穿孔风险，但也有可能会导致严重供血血管出血。茎粗 ≥ 5 mm、息肉头部直径 ≥ 20 mm、位于右半结肠、息肉性质为恶性肿瘤是出血的危险因素[27]。无论是否预先注射了（1 : 10 000）肾上腺素[28, 29]，带蒂息肉切除后的迟发性出血风险均可通过机械手段进行预防，即使用钛夹或尼龙环在息肉的蒂部进行结扎（图 11.6），通过对息肉头部色泽变白的现象来确认血流阻断得是否充分。在此之后，在结扎点上方使用混合电流或凝固电流进行圈套器电切除，电流纯切会增加出血的风险，应予以避免。

11.5.4　曾经尝试过切除的病变

既往曾尝试切除或曾经活检过的病变部位可出现严重的 SMF。为帮助找到正确的黏膜下平面，操作时应远离纤维化区域进行注射。优先选择小而硬的细线圈套器。当纤维化阻碍圈套器完整圈套取组织时，用冷活检钳钳夹，随后用圈套器尖端实施柔和电凝（cold forceps avulsion followed by snare-tip soft coagulation，CAST）（柔和电凝，效果 4，最大功率 80 W；ERBE，Türbingen，德国）是去除小残留区域的有效技术[30]。由于可能会导致 2 型深层损伤（DMI，见下文"穿孔"部分），故应使用内镜夹（TTS）在该区域进行预防性夹闭，以预防迟发性穿孔的发生。一项前瞻性多中心研究表明，在单次切除治疗失败后，由三级中心内镜医师实施的两阶段 EMR 是一种安全有效的挽救性治疗，具有 84% 的技术成功率，82% 的患者避免了长期随访中的外科手术[31]。

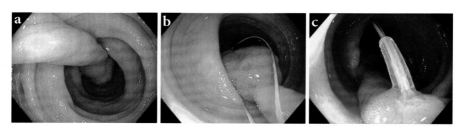

图 11.6　将尼龙环扎在息肉蒂部；（a）茎粗而长的大息肉；（b）尼龙环在息肉上方打开，套住息肉头部后轻柔地向息肉蒂部移动；（c）将尼龙环收紧，如收紧位置得当，可观察到息肉因缺血而褪色。

11.6　术后管理

结肠 EMR 术后应密切观察患者情况，建议采用两阶段管理办法（见下文），患者不适或生命体征出现异常可能预示着穿孔或明显的出血，应及时进行评估。大多数由良性原因引起的腹痛可以通过使用镇痛剂（例如静脉注射对乙酰氨基酚）解决，腹部 CT 适用于出现了持续性腹痛或腹膜炎表现的情况。

观察一段时间后症状与生命体征正常的患者可进入二期康复，在进食流质饮食和度过观察期后，患者即可出院。应告知患者，如果出现便血、发热或腹痛，应及早到医院就诊。观察期间出现不适的患者应入院接受进一步检查和治疗。

通常建议术后 4 ~ 6 个月复查结肠镜，以评估病变是否残留复发。一些因素可用于预测复发风险，来自一项前瞻性多中心研究的最新证据表明，LSLs < 40 mm，没有 IPB 或高度不典型增生，第一次结肠镜复查的阴性预测值为 91%[32]，对于满足所有这些标准的患者，第一次结肠镜复查可推迟到 EMR 术后 18 个月进行。

11.7 手术并发症的管理

结肠 EMR 最常见的并发症是出血和穿孔，其中出血最为常见。出血可发生于术中或术后，甚至可发生在 EMR 手术后 2 周，出血的严重程度介于缓慢的自限性渗血到快速动脉性出血之间，绝大多数出血可通过内镜下止血得到解决。

11.7.1 术中出血

术中出血（IPB）被定义为持续超过 60 秒或需要内镜干预的出血，IPB 发生在高达 11% 的病例中，其与病变大小的增加（OR 1.24/10 mm）、0 – Ⅱa+ Ⅰs 的巴黎分型（OR 2.12）、绒毛性组织学病变（OR 1.84）以及内镜中心每年 EMR 例数是否达到 75 例（OR 3.78）相关[17]。尽管止血措施需要花费额外的时间，且可能与后续病变复发密切相关（OR 1.68），绝大多数 IPB 病例都可以通过内镜下止血得以解决[17]。IPB 可通过热处理方式得到有效治疗，使用电压控制和调制形式的电流有助于避免深度热损伤。STSC 是控制由小动脉或静脉引起的 IPB 的有效技术，通过将圈套器尖端伸出导管 2 ~ 3 mm，轻轻地将尖端接触到出血点，然后施加电流（柔和电凝，效果 4，80 W；ERBE，Türbingen，Germany）可达到止血效果。副送水功能冲洗有助于定位出血点，并且还可将液体压入黏膜下层产生压迫止血作用，对于 STSC 无法实现的止血情况，可以使用止血钳（柔和电凝，效果 4，80 W；ERBE，Türbingen，Germany）或 TTS 夹对出血血管进行处理。注射稀释的肾上腺素应与热处理或机械止血等其他方式一起使用[18]。

11.7.2 迟发性出血

迟发性出血［为具有临床意义的内镜治疗后出血（CSPEB）］，其定义为 EMR 术后 30 天内所发生的任何需要急诊、住院处理或进行干预的出血。根据一项大型多中心研究的数据显示，CSPEB 的发生率为 6.2%，其与病变位于近端结肠（OR 3.72）、使用不受微处理器控制电流的高频电刀（OR 2.03）及 IPB（OR 2.16）相关的风险增加相关[17]。病变的大小和患者的并发症似乎并不能预测 CSPEB 的发生[17]（图 11.7）。

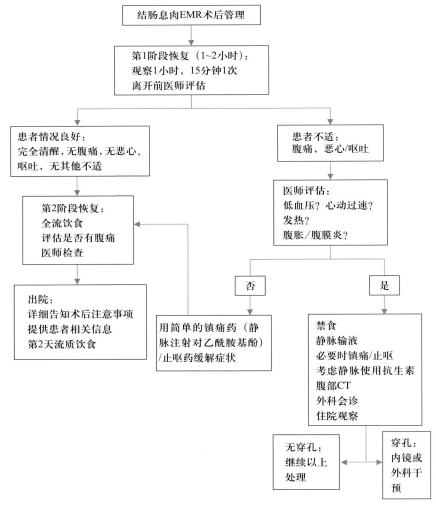

图 11.7 结直肠 LSL 切除后的建议管理方案（改编自 Klein A & Bourke MJ Gastroenterology Clinics of North America 2015。）

在大多数情况下，CSPEB 无须干预即可自发停止。但是，发生以下情况时需积极进行干预：如 CSPEB 为每小时一次便血或者更为频繁（OR 36.7）、麻醉评估等级 ≥ 2（OR 20.1）及需要输血（OR 18.7）[33]，这些因素存在与否构成了 EMR 术后管理的基础（图 11.8）。对术后创面内的非出血血管进行预防性电凝处理并不能显著降低 EMR 后 CSPEB 的发生率[34]，使用钛夹闭合切除创面可降低 CSPEB 的风险，尤其是对于近端和较大的 LSL[35]。

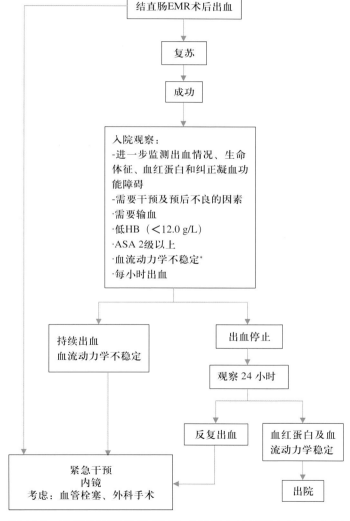

图 11.8　具有临床意义的 EMR 术后出血的管理办法。* 血流动力学不稳定定义为心率 ≥ 100 次 / 分，收缩压 ≤ 100 mmHg，或 SBP 直立性下降 ≥ 20 mmHg（改编自 Burgess NB、Metz AJ、Williams SJ 等人 Clin Gastro Hep 2014）。

11.7.3 穿孔

结肠 EMR 穿孔率为 1% ~ 2%[1]，穿孔是 MP 损伤的类型之一，这些损伤统称为深壁性损伤（DMI）（表 11.2 和图 11.9）[36]。1 型 DMI 为创面暴露但未损伤 MP 纤维，无须治疗；2 型 DMI 黏膜下层和 MP 之间的区别尚不清楚，通常是由于 SMF 或 CAST，由于不能排除深度损伤，2 型 DMI 应预防性夹闭[37]；在 3 型、4 型和 5 型 DMI 中，MP 损伤表现为 MP 内同心环状发白，应始终使用夹子及时夹闭，以避免创面扩大或肠腔外污染。

内镜下微小的 MP 损伤可能是某些迟发性穿孔的来源，使用黏膜下注射液局部冲洗创面（局部黏膜下色素内镜，TSC），在 EMR 创面染色不佳的情况下，可以确认 MP 是否受损[38]。黏膜下的纤维组织易吸收染料，其蓝色外观可确保 MP 没有发生损伤；相反，任何暴露的 MP 纤维不会吸收染料，TSC 后的非染色区域表明 MP 损伤较深，应使用 TTS 夹进行预防性夹闭。

TTS 夹具有与外科手术缝合线相似的抗拉强度，是闭合 ER 相关穿孔的理想选择。使用夹子封闭穿孔的原则和技术重点如下。

（1）尽量减少充气以降低缺损处的张力，使用解痉剂抑制肠道蠕动。

（2）合理摆放患者体位，保持肠道缺损创面清洁。

（3）如果可能，对于 DMI 2 型和 3 型损伤，夹闭之前最好去除病变处的所有病变组织，在明显穿孔（DMI 4 型和 5 型）中，则应优先对穿孔处进行夹闭。

（4）MP 的伤口通常垂直于结肠长轴，夹子最好从左到右放置以保持肠道畅通，放置夹子时还应考虑重力因素，避免将夹子落至接下来将进行操作的区域。

（5）最初的夹子可夹闭于损伤处黏膜的上方，通过牵拉肠壁以便于后续夹子的放置。首先通过吸引将黏膜吸入到张开的夹子中，使创面位于夹子的中心区，将夹子轻轻压于黏膜上，进一步吸引后闭合夹子，并再次注气，确认夹子已抓牢黏膜，释放夹子。

（6）使用缝合装置闭合穿孔是内镜下治疗的另一种选择，尽管这需要重新更换内镜，这一过程有可能会导致管腔的损伤和肠腔外污染，并且可能更适用于较大缺损的闭合，单纯使用夹子将难以实现大型缺损的闭合。2 型和 3 型 DMI 患者在治疗后如临床表现良好、无腹膜炎体征，可在手术当天安排出院。对于术后患者，如腹部 CT 仅显示腔外气体，无腹腔积液，一般预后良好，但如存在腹腔积液，这时应引起充分重视，需进行详细的临床评估和外科会诊。

表 11.2　EMR 后深壁性损伤（DMI）的悉尼分类

Type 1	MP 可见，无机械性损伤，可能有轻微的热损伤
Type 2	黏膜下层局灶或完全缺失，MP 损伤无法确定
Type 3	MP 损伤，肉眼或镜下可识别损伤点
Type 4	MP 损伤，白色烧灼环，可见靶征，未观察到创面污染
Type 5	MP 损伤，白色烧灼环，可见靶征，观察到创面污染

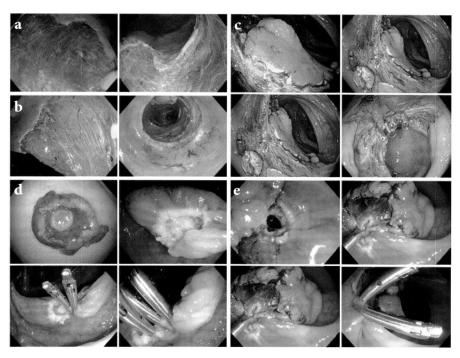

图 11.9　EMR 后深壁性损伤及其处理的示例。（a）（两张图片）：0 型，正常，黏膜下层被蓝色染料均匀染色，无可见的 MP。血管可能出现在蓝层之内或之上。（b）（两张图片）：1 型，深层切除的黏膜下层，图中显示了下层 MP 的透出的肌纤维条纹及发白的外观。这种情况无迟发性穿孔风险。（c）（四张图片）：2 型，缺损中心内存在染色不良区域，通常是由于黏膜下发生纤维化，然而该区域无法充分评估 MP 的损伤程度，建议使用 TTS 夹进行预防性闭合。（d）（四张图片）：3 型，TS（第一张图片），该标本的特征是其中央存在一个白色的 MP 切除后靶形圆圈，其周围是蓝色的黏膜下组织及白色的灼烧黏膜，这提示 MP 存在部分或全层损伤，TS 时应通过 TTS 夹及时夹闭处理，这种情况通常不需要外科手术干预。（e）（四张图片）：4 型，提示穿孔，MP 全层切除且无粪便污染，这种类型的缺损应及时封闭，以避免腹膜污染。EMR 内镜下黏膜切除，MP 固有肌层，TS 靶征，TTS 经过内镜（改编自 Ma MX，Bourke MJ，Best Prac Res Clin Gastroenterol 2016）。

11.7.4 息肉切除术后电凝综合征和迟发性穿孔

息肉切除术后电凝综合征（PPES）是由肠壁透壁热损伤引起的，伴有浆膜炎症和局限性腹膜炎，患者可能在结肠 EMR 后数小时至数天出现发热、局部腹膜炎体征、炎症指标升高，而影像学上却无穿孔征象，PPES 的发生率约为 0.5%，其危险因素包括右半结肠 ER、息肉直径 ≥ 20 mm、高血压和非息肉状病变[27]。

通过充分的黏膜下注射，最大限度地减少电凝电流传输至肠壁黏膜下层，并在电切除前将所圈套的病变往结肠腔内提拉，可降低 PPES 的风险。PPES 保守治疗方案包括静脉输液、使用抗生素和禁食。

幸运的是，迟发性穿孔是比较罕见的，和 PPES 一样，迟发性穿孔可能由电凝相关的热损伤所引起，或由轻微的、难以识别的 MP 损伤引发，大多数患者在 EMR 后 24 小时内就诊，但迟发性穿孔可能会在一周后发生，当怀疑发生迟发性穿孔时，需要紧急行腹部 CT 来确定诊断。迟发性穿孔与粪便污染导致的腹膜炎密切相关，通常需要紧急进行手术，如果肠道组织看起来很健康，则可以通过腹腔镜进行初步修复，否则可能需要通过结肠造瘘或回肠造瘘术让粪便排出。

11.8 结论

内镜下黏膜切除术（EMR）被认为是大的结肠侧向发育型病变的一线治疗方法，与外科手术相比，其有效性、安全性和成本效益得到了强有力的证据支持。然而 EMR 也是一个复杂的过程，具有潜在的严重风险，成功的关键包括对内镜医师和辅助人员进行充分培训、病变的仔细选择、注意细致的技术操作、并发症管理和患者随访，持续的疗效评估和最新文献的学习对于保持最佳结果也至关重要。

参考文献

1. Moss A, Bourke MJ, Williams SJ, Hourigan LF, Brown G, Tam W, et al. Endoscopic mucosal resection outcomes and prediction of submucosal cancer from advanced colonic mucosal neoplasia. Gastroenterology. 2011;140(7):1909–18.
2. Moss A, Williams SJ, Hourigan LF, Brown G, Tam W, Singh R, et al. Long-term adenoma recurrence following wide-field endoscopic mucosal resection (WF-EMR) for advanced colonic mucosal neoplasia is infrequent: results and risk factors in 1000 cases from the Australian colonic EMR (ACE) study. Gut. 2015;64(1):57–65.
3. Jayanna M, Burgess NG, Singh R, Hourigan LF, Brown GJ, Zanati SA, et al. Cost analysis of endoscopic mucosal resection vs surgery for large laterally spreading colorectal lesions. Clin Gastroenterol Hepatol. 2016;14(2):271–8, e1–2.
4. Tutticci N, Klein A, Sonson R, Bourke MJ. Endoscopic resection of subtotal or completely circumferential laterally spreading colonic adenomas: technique, caveats, and outcomes.

Endoscopy. 2016;48(5):465–71.

5. Tutticci N, Sonson R, Bourke MJ. Endoscopic resection of subtotal and complete circumferential colonic advanced mucosal neoplasia. Gastrointest Endosc. 2014;80(2):340.

6. Nascimbeni R, Burgart LJ, Nivatvongs S, Larson DR. Risk of lymph node metastasis in T1 carcinoma of the colon and rectum. Dis Colon Rectum. 2002;45(2):200–6.

7. Participants in the Paris W. The Paris endoscopic classification of superficial neoplastic lesions: esophagus, stomach, and colon. Gastrointest Endosc. 2003;58(6):S3–S43.

8. Burgess NG, Hourigan LF, Zanati SA, Brown GJ, Singh R, Williams SJ, et al. Risk stratification for covert invasive cancer among patients referred for colonic endoscopic mucosal resection: a large multicenter cohort. Gastroenterology. 2017;153(3):732–42.e1.

9. Coletta M, Sami SS, Nachiappan A, Fraquelli M, Casazza G, Ragunath K. Acetic acid chromoendoscopy for the diagnosis of early neoplasia and specialized intestinal metaplasia in Barrett's esophagus: a meta-analysis. Gastrointest Endosc. 2016;83(1):57–67.e1.

10. Brown SR, Baraza W, Din S, Riley S. Chromoscopy versus conventional endoscopy for the detection of polyps in the colon and rectum. Cochrane Database Syst Rev. 2016;4:CD006439.

11. dos Santos CE, Lima JC, Lopes CV, Malaman D, Salomao AD, Garcia AC, et al. Computerized virtual chromoendoscopy versus indigo carmine chromoendoscopy combined with magnification for diagnosis of small colorectal lesions: a randomized and prospective study. Eur J Gastroenterol Hepatol. 2010;22(11):1364–71.

12. Kudo S, Rubio CA, Teixeira CR, Kashida H, Kogure E. Pit pattern in colorectal neoplasia: endoscopic magnifying view. Endoscopy. 2001;33(4):367–73.

13. Ikematsu H, Matsuda T, Emura F, Saito Y, Uraoka T, Fu KI, et al. Efficacy of capillary pattern type IIIA/IIIB by magnifying narrow band imaging for estimating depth of invasion of early colorectal neoplasms. BMC Gastroenterol. 2010;10:33.

14. Hewett DG, Kaltenbach T, Sano Y, Tanaka S, Saunders BP, Ponchon T, et al. Validation of a simple classification system for endoscopic diagnosis of small colorectal polyps using narrow-band imaging. Gastroenterology. 2012;143(3):599–607.e1.

15. Dellon ES, Hawk JS, Grimm IS, Shaheen NJ. The use of carbon dioxide for insufflation during GI endoscopy: a systematic review. Gastrointest Endosc. 2009;69(4):843–9.

16. Moss A, Bourke MJ, Metz AJ. A randomized, double-blind trial of succinylated gelatin submucosal injection for endoscopic resection of large sessile polyps of the colon. Am J Gastroenterol. 2010;105(11):2375–82.

17. Burgess NG, Metz AJ, Williams SJ, Singh R, Tam W, Hourigan LF, et al. Risk factors for intraprocedural and clinically significant delayed bleeding after wide-field endoscopic mucosal resection of large colonic lesions. Clin Gastroenterol Hepatol. 2014;12(4):651–61, e1–3.

18. Ferlitsch M, Moss A, Hassan C, Bhandari P, Dumonceau JM, Paspatis G, et al. Colorectal polypectomy and endoscopic mucosal resection (EMR): European Society of Gastrointestinal Endoscopy (ESGE) clinical guideline. Endoscopy. 2017;49(3):270–97.

19. Klein A, Tate DJ, Jayasekeran V, Hourigan L, Singh R, Brown G, et al. Thermal ablation of mucosal defect margins reduces adenoma recurrence after colonic endoscopic mucosal resection. Gastroenterology. 2019;156(3):604–13.e3.

20. Piraka C, Saeed A, Waljee AK, Pillai A, Stidham R, Elmunzer BJ. Cold snare polypectomy for non-pedunculated colon polyps greater than 1 cm. Endosc Int Open. 2017;5(3):E184–e9.

21. Choksi N, Elmunzer BJ, Stidham RW, Shuster D, Piraka C. Cold snare piecemeal resection of colonic and duodenal polyps >/=1 cm. Endosc Int Open. 2015;3(5):E508–13.

22. Tate DJ, Awadie H, Bahin FF, Desomer L, Lee R, Heitman SJ, et al. Wide-field piecemeal cold snare polypectomy of large sessile serrated polyps without a submucosal injection is safe. Endoscopy. 2018;50(3):248–52.

23. Tutticci NJ, Hewett DG. Cold EMR of large sessile serrated polyps at colonoscopy (with video). Gastrointest Endosc. 2018;87(3):837–42.

24. Spadaccini M, Fuccio L, Lamonaca L, Frazzoni L, Maselli R, Di Leo M, et al. Underwater

EMR for colorectal lesions: a systematic review with meta-analysis (with video). Gastrointest Endosc. 2019;89(6):1109–1116.e4.

25. Holt BA, Bassan MS, Sexton A, Williams SJ, Bourke MJ. Advanced mucosal neoplasia of the anorectal junction: endoscopic resection technique and outcomes (with videos). Gastrointest Endosc. 2014;79(1):119–26.

26. Nanda KS, Tutticci N, Burgess NG, Sonson R, Williams SJ, Bourke MJ. Endoscopic mucosal resection of laterally spreading lesions involving the ileocecal valve: technique, risk factors for failure, and outcomes. Endoscopy. 2015;47(8):710–8.

27. Ma MX, Bourke MJ. Complications of endoscopic polypectomy, endoscopic mucosal resection and endoscopic submucosal dissection in the colon. Best Pract Res Clin Gastroenterol. 2016;30(5):749–67.

28. Paspatis GA, Paraskeva K, Theodoropoulou A, Mathou N, Vardas E, Oustamanolakis P, et al. A prospective, randomized comparison of adrenaline injection in combination with detachable snare versus adrenaline injection alone in the prevention of postpolypectomy bleeding in large colonic polyps. Am J Gastroenterol. 2006;101(12):2805; quiz 913.

29. Kouklakis G, Mpoumponaris A, Gatopoulou A, Efraimidou E, Manolas K, Lirantzopoulos N. Endoscopic resection of large pedunculated colonic polyps and risk of postpolypectomy bleeding with adrenaline injection versus endoloop and hemoclip: a prospective, randomized study. Surg Endosc. 2009;23(12):2732–7.

30. Tate DJ, Bahin FF, Desomer L, Sidhu M, Gupta V, Bourke MJ. Cold-forceps avulsion with adjuvant snare-tip soft coagulation (CAST) is an effective and safe strategy for the management of non-lifting large laterally spreading colonic lesions. Endoscopy. 2018;50(1):52–62.

31. Tate DJ, Desomer L, Hourigan LF, Moss A, Singh R, Bourke MJ. Two-stage endoscopic mucosal resection is a safe and effective salvage therapy after a failed single-session approach. Endoscopy. 2017;49(9):888–98.

32. Tate DJ, Desomer L, Klein A, Brown G, Hourigan LF, Lee EY, et al. Adenoma recurrence after piecemeal colonic EMR is predictable: the Sydney EMR recurrence tool. Gastrointest Endosc. 2017;85(3):647–56.e6.

33. Burgess NG, Williams SJ, Hourigan LF, Brown GJ, Zanati SA, Singh R, et al. A management algorithm based on delayed bleeding after wide-field endoscopic mucosal resection of large colonic lesions. Clin Gastroenterol Hepatol. 2014;12(9):1525–33.

34. Bahin FF, Naidoo M, Williams SJ, Hourigan LF, Ormonde DG, Raftopoulos SC, et al. Prophylactic endoscopic coagulation to prevent bleeding after wide-field endoscopic mucosal resection of large sessile colon polyps. Clin Gastroenterol Hepatol. 2015;13(4):724–30, e1–2.

35. Pohl H, Grimm IS, Moyer MT, Hasan MK, Pleskow D, Elmunzer BJ, et al. Clip closure prevents bleeding after endoscopic resection of large colon polyps in a randomized trial. Gastroenterology. 2019;89(6):1109–1116.e4.

36. Burgess NG, Bassan MS, McLeod D, Williams SJ, Byth K, Bourke MJ. Deep mural injury and perforation after colonic endoscopic mucosal resection: a new classification and analysis of risk factors. Gut. 2017;66(10):1779–89.

37. Swan MP, Bourke MJ, Moss A, Williams SJ, Hopper A, Metz A. The target sign: an endoscopic marker for the resection of the muscularis propria and potential perforation during colonic endoscopic mucosal resection. Gastrointest Endosc. 2011;73(1):79–85.

38. Holt BA, Jayasekeran V, Sonson R, Bourke MJ. Topical submucosal chromoendoscopy defines the level of resection in colonic EMR and may improve procedural safety (with video). Gastrointest Endosc. 2013;77(6):949–53.

著者：Michael X. Ma and Michael J. Bourke

译者：敖吉祥

审校：黄思霖

第 12 章
内镜下黏膜切除术治疗早期食管癌和胃癌

12.1 前言

食管癌和胃癌高居全球十大最常见癌症之列，分别是全球第三和第六大癌症死因[1, 2]。罹患胃癌的终生风险为 0.84%，而其总的终生死亡风险为 0.36%[3]。在所有种族和性别人群中，食管癌的终生诊断风险为 0.5%，白人男性好发，总体终生死亡风险为 0.45%[3]。随着内镜设备和内镜技术的进步，早期食管癌和胃癌的治疗发生了巨大改变。因能同时用于诊断和治疗，具有较好的安全性，并能改善总体死亡率，内镜下黏膜切除术（endoscopic mucosal resection，EMR）在早期食管癌和胃癌的治疗中已经超越外科手术成为优选。

消化道管壁具有四层结构：黏膜层（由上皮层、黏膜固有层和黏膜肌层组成）、黏膜下层、固有肌层和浆膜层。浸润深度是食管癌和胃癌最重要的预后因素之一。TNM 分期对 T1a 癌的定义为局限于黏膜层，其预后明显优于浸润至黏膜下层的 T1b 癌[4-8]。大多数消化道肿瘤在患者出现症状才就诊时已是进展期。2010 年至 2016 年的最新数据显示，仅有不足 20% 的食管癌在诊断时局限在局部，淋巴结受累或远处转移的病例 5 年生存率令人沮丧（分别为 25% 和 5%）[3]。对进展期胃癌，外科手术是唯一有治愈希望的治疗方式，同时也有很高的风险[9]。因此，基于活检病理证实的早期诊断和分期对于确定最适合的治疗方式是至关重要的。

尽管有多种影像学手段可供选择协助病变分期，但是每种方法都有自身局限性。超声内镜（EUS）可用于明确局部淋巴结有无浸润，且对 T1b 深度的病变更为敏感，但对远处转移的敏感性较低。计算机断层扫描成像（CT）用于判断远处转移，但仍需要活检进行组织病理学诊断[6]。电子染色内镜和高清成像在内镜评估时帮助识别黏膜和表面血管的异型性，这些异常常提示黏膜侵犯并指引包括 EMR 在内的进一步内镜治疗。EMR 的一个主要优势是能够将解剖结构可视化，切除标本可供组织病理学诊断，并提供分期和淋巴管血管的受累信息。此外，< 20 mm 的病变可通过 EMR 整体切除，若侧切缘和基底切缘干净，则为治愈性切除。EMR 因较好的效果而成为优选的治疗方式。而 T1b 或更晚期的病变则应转行食管切除术或胃切除术，加或不加用辅助放化疗。

12.2　内镜下黏膜切除术

EMR 包括将黏膜从黏膜下层分离，和尽可能整体切除黏膜病变两大步骤。大块状活检是在新器械和新技术开发之前的传统 EMR 方法。在大块状活检中，创建黏膜下水垫后，单纯通过简单的圈套器而非透明帽切除病变。当今两种常用的 EMR 方法，特别是在早期食管癌和胃癌治疗中使用的，是后期发展起来的透明帽辅助法和多环套扎器辅助法，二者各自被称为"抬举—切割"技术和"吸引—圈套"技术。首先，我们将讨论 EMR 的一般概念和技术，然后具体讨论这些方法的特点。

12.2.1　EMR 的技巧

首先，在实施任何治疗前，应用高分辨率的白光内镜（white-light imaging，WLI）检诊整个食管。在染色内镜（如卢戈碘、靛胭脂或醋酸）或电子染色内镜［如窄带成像（NBI）、i-scan、蓝光成像（BLI）］下，无论是否使用光学放大功能，在描述病变表面细胞和血管形态以确定是否存在黏膜下浸润方面都具有辅助作用。卢戈碘染色能使正常鳞状上皮中的糖原着色，从而将其与缺乏糖原的异型增生上皮区分开。卢戈碘染色会带来诸如增加操作时间、胸骨后疼痛和刺激感等不良反应的问题，但最大的问题还在于它对食管肿瘤的低特异性。NBI 和 BLI 使用了能被血红蛋白吸收的短波长光，以茶褐色渲染出黏膜表面血管的形态模式。而追加近焦距（near focus）放大模式观察则能增强显示这些形态细节。轻微的上皮异型表现可以帮助识别 WLI 下难以发现的癌。一些血管和黏膜的变化特征可用于预测浸润深度[10-12]。与 WLI 相比，NBI 在检出早期食管癌和胃癌方面具有更高的临床价值，应考虑用于高危患者的随访监测[4, 7, 10, 13, 14]。对于怀疑有黏膜下浸润的病变，EUS 可用于浸润深度评估，但其准确性并不高[7, 15]。

一旦诊断明确，在病变边界以外至少 2 mm 的正常黏膜处环病变间断电凝标记。这有助于将病变完全纳入透明帽和圈套器中。如果需进行分片切除，环周标记也有助于在由烧灼或出血造成视野模糊时再识别病变。最重要的是，所有活检的部位都要精确地定位。如果任何病变在组织学上被发现有黏膜下浸润，追加治疗前要确定浸润的确切位置。准确地使用 Prague 分型报告 Barrett's 食管病变的环周和最长径，对于根除治疗和后续的随访监测也很重要[2, 6, 8, 10, 13, 16]。

接下来，如果需要黏膜下注射，使注射针与病变呈角刺入黏膜。在黏膜下注射生理盐水形成一个隆起的"水垫"而将黏膜层和固有肌层分离。内镜医师根据黏膜隆起的情况决定黏膜下注射需要的液体量。黏膜下注射常用的液体包括高渗盐水、肾上腺素稀释液、纤维蛋白原、玻璃酸钠和羟丙基甲基纤维素。与单用生理盐水相比，这些溶液有助于减少术后出血，延长"水垫"的存在时间，提升手术安全性。黏膜下注射的益处在于，将黏膜层和肌层分开，防止电灼和切除过程中损伤肌层，从而降低穿孔风险。此外，如果注射时黏膜抬举不良提示可能存在黏膜下浸润，是进展期肿瘤的特征，需要重新选择治疗方式[6, 13, 14, 17]。

最后，将固定在内镜先端的透明帽置于标记的病变上方，再利用圈套器将病变圈套、切除。透明帽法和多环套扎法在切除病变时都要用到透明帽和圈套器。顾名思义，"吸引—切割"套扎技术需要将病变吸引起来并将套扎环置于底部收紧形成假息肉样隆起，最后使用圈套器切除。这种方法无需黏膜下注射。后面笔者会对上述方法细节进行介绍。

切除组织标本使用甲醛固定后制成蜡块，将标本连续切片后用于 HE 染色。冰冻切片分析与永久切片分析相关性较好，可用于实时诊断决策，避免多次重复的侵入性操作[5, 13]。如果病理提示肿瘤是侵袭性的，则应为患者选择其他治疗方式，避免不必要的额外手术。

12.2.2 透明帽辅助法

透明帽辅助法在 20 世纪 90 年代早期首次提出并用于治疗食管、胃和结肠黏膜病变[18]。它也被称为"抬举和切割"技术，利用水垫和夹持钳抬高病变黏膜后，再切除标记病变。

这种方法通过黏膜下注射液体形成一个可见的黏膜隆起。在内镜前端安装的透明帽有一个专门的凹槽，可以帮助特制的新月形圈套器"预塑形"。具体操作为：将透明帽置于病变上方，轻轻吸引使病变贴紧透明帽。自内镜钳道插入圈套器并打开，将圈套器外鞘管固定在透明帽的边缘。此时透明帽和圈套器一起置于可以覆盖整个病变的位置。使用吸引或抓钳将黏膜拉入透明帽内后，在病变周围收紧圈套器。预设合适的参数，交替使用电凝和电切电流切下病变。有不同形状、柔韧度和尺寸的透明帽可供选择。斜（椭圆形口）帽通常用于较大或更多切线位的食管病变。直（圆形平口）帽大小适中，适用于较小的病变（＜1 cm）。透明帽质地可软可硬，外径12.9~18 mm不等。相比传统的圈套器，新月形圈套器柔韧度更好，与透明帽配合使用更加灵活。目前已有专用的一次性黏膜切除器械套装，包括特定尺寸、形状、材质的透明帽和新月形圈套器。

透明帽辅助法存在穿孔风险。然而，穿孔在大多数涉及食管黏膜切除的手术中均有发生。圈套器在多次使用时会变形，因此，在对较大的病变进行分片切除时，最好每片切除都换用新的圈套器[10, 14, 17, 19]。

12.2.3 多环套扎辅助 EMR 术（图 12.1）

针对多环套扎辅助方法，目前也有成品的专用黏膜切除器械，即预装在透明帽上的多环套扎器（六环或七环）。在内镜前端安装器械后对准病变，将黏膜完全吸引进入透明帽，释放套扎环使吸入的黏膜形成假息肉样。使用六角形的圈套器在套扎环的上方或下方通电切下病变。切除时应注意预先标记的边界以保证病变完全切除。这些套扎环经过特殊设计，其力度不足以套住坚韧的肌肉层，以防止对固有肌层的电损伤。因此，理论上多环套扎法治疗是无须黏膜下注射的。该方法可以在一次治疗中完成多次切除，因为多环套扎器和圈套器不共用内镜钳道。切除的标本在治疗结束时通过吸引或网兜回收。

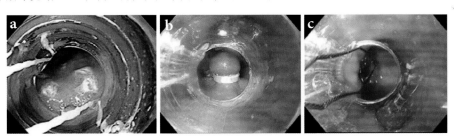

图 12.1 多环套扎辅助 EMR 术。（a）距病变边界 2 mm 处行电凝标记；（b）将病变吸入透明帽并在底部释放黏膜切除专用的套扎环以形成"假息肉"；（c）输送六边形圈套器到位并打开准备切除病变。

相比之下，两种方法发生穿孔的风险相近。多环套扎法可能更适用于需要分片切除的较大病变。最终，治疗方式的选择需要综合考虑组织病理学结果、内镜医师的技术能力，以及患者的安全和经济负担。

12.3 EMR 在食管癌中的应用

12.3.1 EMR 应用于食管鳞状细胞癌（esophageal squamous cell cancer，ESCC）

鳞状细胞癌（SCC）是世界范围内最常见的食管癌病理类型。其危险因素包括吸烟和饮酒（无论独立或叠加）、贲门失弛缓症、营养不良（包括与经济水平相关的铁摄入不足），以及乳腺癌、头颈部肿瘤的纵隔放疗史[2]。EMR 治疗 ESCC 的绝对适应证为：T1a 深度的浅表性病变（局限于黏膜上皮和黏膜固有层的 m1 和 m2）；无淋巴结或血管受累；小于 3/4 食管环周受累。因为此类 T1a 的浅表病变的淋巴结转移风险非常低，而大于 3/4 周的病变整块切除困难，并且导致长期食管狭窄的风险明显增加[4, 20, 21]。

对 ESCC 施行 EMR 治疗时，使用 NBI 放大内镜观察上皮内乳头状毛细血管袢（intrapapillary capillary loops，IPCL）的形态变化对于确定黏膜异型增生是非常有用的。日本食道学会提出了一套 IPCL 模式的分型系统：正常形态的 IPCL 形态为 A 型。如果 IPCL 形态出现异常，则认定为 B 型。再根据异常 IPCL 的粗细，以及是否保留了袢状形态，将 B 型进一步细分为 B1~B3 型。NBI 放大内镜对 ESCC 诊断具有很高的价值，其对 B1 型 IPCL 的诊断分类灵敏度达 97.5%，总体准确率＞90%，而这类病变适用 EMR 治疗[10]。上述的透明帽辅助法和多环套扎法在国际上，尤其是日本已经广泛应用于早期 ESCC 的治疗。

不能做到完整切除是 EMR 治疗 ESCC 的主要缺陷，尤其是在难以做到整块切除的情况下。分片切除可能会使组织标本扭曲，导致切缘情况无法明确。相比之下，内镜黏膜下剥离术（endoscopic submucosal dissection，ESD）在整块切除和 R0 切除率方面较 EMR 具有更大优势，尤其是对于直径大于 20 mm 的较大病变优势明显[10, 19]。与 EMR 相比，ESD 对 ESCC 具有明显更高的治愈性切除率和 5 年无复发生存率，但同时引起穿孔和术后狭窄的风险也更高[10, 22]。目前，针对 m1 和 m2 深度的局部 ESCC，ESD 和 EMR 均为一线治疗方式，而 EMR 多用于治疗较小的病变。治疗前医师应和患者充分沟通，使其知晓上述治疗方式的风险和获益，以确定最佳的个体化方案。有研究发现在术后 1 年以上的随访中，ESCC 复发率可达 20% 以上，因此，术后随访也是治疗的一个基本方面[13]。但目前仍缺少标准化方案明确随访时间和方式。

12.3.2　EMR 应用于食管腺癌（esophageal adenocarcinoma，EAC）

EAC 已超过 SCC 成为美国最常见的食管癌病理类型。这一流行病学特点转变的原因尚不完全清楚，但人群的向心性肥胖趋势、营养摄入、吸烟和药物使用等多个因素都可能参与其中。Barrett's 食管（BE）是 EAC 的前驱病变。其发生癌变的概率随黏膜的异型增生程度升高而增加。而一旦出现淋巴结受累，EAC 的 5 年生存率降至 20% 以下。值得注意的是，90% 以上的 EAC 患者事先没有诊断为 BE。美国胃肠病学会（ACG）和美国胃肠内镜学会（ASGE）已经公布了对于 BE 的内镜监测和基于异型增生程度治疗 BE 的推荐意见，其最终目标是早期诊断或预防 EAC 进展[24, 25]。

如果在 BE 患者的随访内镜检查中发现任何黏膜异常（如结节、溃疡、轮廓不规则等），EMR 可用于诊断和治疗此类病灶。EMR 切除能够保证足够的侧切缘和完整的黏膜深度，使得病变组织学分期准确性优于标准内镜活检，改变了约一半患者的最终诊断[15]。NBI 辅助可以提高上消化道内镜检查对细微黏膜异常的检出。如果 EMR 治疗过程中黏膜抬举不良，且组织学显示底切缘异型增生或病变较大（> 15 mm），则可能存在黏膜下浸润，应考虑转行 ESD 治疗[7, 14]。如果 EMR 切除标本内诊断有 EAC，切缘干净，深度仅限于黏膜内（T1a）的癌发生淋巴结转移风险低，内镜切除可作为一线根治方案。针对剩余 BE 病变进行消融治疗以根除肠上皮化生，能够显著降低异型增生的风险和 EAC 的复发[4, 17, 23, 24]。

T1b 的 EAC 淋巴结受累的风险取决于黏膜下浸润的深度。此外，较深的浸润增加了脉管浸润的可能性，这也是淋巴结转移和总体预后的一个预测因素。黏膜下浅层的 EAC（T1b sm1）出现肿瘤转移的可能性较低。对于任何 T1b 或者更高分期的 EAC，最好由包括内镜科、外科、肿瘤科在内的多学科协作团队（multidiscip-linary team，MDT）讨论制订治疗计划。病变浸润至黏膜下层中 1/3、下 1/3 深度时（sm2 和 sm3）具有较高的转移风险，但对于某些高危患者，若评估的获益大于并发症风险，则可采用内镜治疗而非手术治疗[4, 13, 15, 16, 19, 26]。

12.3.3　EMR 在早期胃癌中的应用

胃腺癌，特别是贲门腺癌在美国的发病率与 EAC 同时开始上升[27]。这两种癌症有一些相似的流行病学特点，例如都好发于白人男性人群等。由于与 EAC 在病理上有很多相似之处，两者的治疗方法也相似，但贲门癌的治疗要求更加严格[9, 19]。2001 年，日本胃癌协会首次发布了胃癌的治疗指南。此后，随着 EMR 技术的进步和 ESD 治疗的改进,以及整块切除的大病变越来越多,胃癌治疗指南也不断更新[5]。与食管癌一样,浸润深度和脉管侵犯是胃癌转移的主要预测因素[5, 8, 19]。截至 2014 年,EMR 或 ESD 作为胃癌标准治疗的绝对适应证是高分化、无溃疡、直径 ≤ 2 cm 且深度限于黏膜内的 T1a 病变。指南中也允许和推荐将 EMR 和 ESD 的适应证扩大至那些被认为淋巴结转移可能性"非常低"的病变,以尽可能实现整块切除和完整切除。例如无脉管侵犯的无论分化程度高或者低的 T1a 期病变,存在或不存在溃疡,直径小于或大于 2 ~ 3 cm。指南建议在治愈性切除后每半年或 1 年进行一次内镜随访。如果 EMR/ESD 治疗未达到治愈,肿瘤切缘阳性或复发,应考虑进行再次 ESD、外科手术切除或化疗。

ESD 治疗早期胃癌的复发率低于 EMR,因此在亚洲成为早期胃癌的推荐治疗。由于具有手术时间短、发生穿孔等不良事件风险较低的特点,对于有严重并发症(包括肝硬化和心血管疾病)的患者应考虑施行 EMR[14, 17]。日本胃癌协会指出,两种内镜下治疗方法都应该被认为是探索性的,直到从正在进行的临床试验中得到确定的、积极的结果[5]。内镜医师最终应该基于自身的经验选择恰当的治疗方式(表 12.1)。

表 12.1 ESCC、EAC 和 EGC 患者的 EMR 适应证小结

	ESCC	EAC	EGC
分期	T1a	T1a	T1a
直径(mm)	≤ 20	≤ 20	≤ 20
浸润深度	m1,m2(m3 or sm1 ≤ 200 μm)	m1,m2,m3(sm1)	m1,m2,m3
组织学分化程度	低级别或高级别上皮内瘤变(原位癌)	低级别瘤变 高级别瘤变 腺癌	高分化
管腔受累范围	< 3/4		
表面形态	平坦型病变(巴黎分型 0 – IIb 型病变)	任何可见的异常(巴黎分型 I，IIa，IIb，IIc)	无溃疡

12.4 不良事件

EMR 的并发症包括轻微出血、狭窄和穿孔。不同中心报道的发生率由于病例数的不同而有偏差,且发生率还与切除的次数和环周治疗的范围有关。最

常见的急性并发症是术中的少量出血，但并不引起血红蛋白变化。研究报道其发生率为 1%~13%[13, 17, 20, 26]。食管狭窄在所有并发症中最常见，发生率为 3% ~ 20%，通常采用球囊扩张治疗。不同研究报道的 EMR 并发穿孔率各不相同，但都很少见，在 1% 左右。相比 EMR，ESD 报道的穿孔率显著升高[10, 17]。内镜医师的技术水平也对并发症的发生率有明显的影响。Inoue 等[18] 指出，充分的黏膜下注射抬举对于降低 EMR 的穿孔风险非常重要。他还指出，由于胃壁伸展性受限，使用较小的透明帽和较轻的吸引力有助于保护肌层并降低穿孔的风险。

总体而言，EMR 治疗食管癌和胃癌的并发症发生率以及相关死亡率远低于外科手术。长期生存研究显示，接受内镜切除治疗的患者拥有很好的预后，其生存率与一般人群并无差异[11]。

12.5 EMR 的未来

虽然 EMR 治疗极具前景，但仍有需要改进的地方。对于手术本身，确定最适合的注射液和注射量有助于保证黏膜抬举的效果和持续时间。标准化的电刀参数设置可以获得最佳的切割和电凝效果，有助于更快地止血和减少病变边缘组织学结构的破坏。

研究表明，ESD 和 EMR 在安全性和功效方面存在差异。ESD 具有整块切除 > 2 cm 或 m3 及更深的黏膜下浸润病变的能力[5, 10, 19, 28]。然而，ESD 的手术流程更复杂，需要有经验的内镜医师操作，且有更高的穿孔风险。目前在切除较大病变且需要保留标本边缘时，优先推荐使用 ESD 而非 EMR。未来的治疗指南应该划分 EMR 和 ESD 的绝对适应证，以明确其在不同上消化道癌症治疗中的定位。

监测和随访是所有癌症治疗的一个重要方面。防止 ESCC 和 EAC 的复发，明确随访监测间隔时间和方式很有必要。同样，对于早期胃癌，笔者认为应该建立具体的监测方案，以监测治愈性切除术后复发或密切追踪进展性肿瘤的变化，以便在病情进展变化时尽快给予适当治疗。最后，对于食管根治性切除治疗，研究应当关注降低术后狭窄的发生率。

参考文献

1. Bray F, Ferlay J, Soerjomataram I, Siegel RL, Torre LA, Jemal A. Global cancer statistics 2018: GLOBOCAN estimates of incidence and mortality worldwide for 36 cancers in 185 countries. CA Cancer J Clin [Internet]. 2018 [cited 2020 Jul 6];68(6):394–424. http://doi.wiley.com/10.3322/caac.21492

2. Enzinger PC, Mayer RJ. Esophageal cancer. N Engl J Med [Internet]. 2003 [cited 2020 Jul 6];349(23):2241–52. http://www.nejm.org/doi/abs/10.1056/NEJMra035010

3. Howlander N, Noone A, Karpcho M, Miller D. SEER cancer statistics review, 1975–2017 [Internet]. Bethesda: National Cancer Institute; 2020. https://seer.cancer.gov/csr/1975_2017/

4. Kitagawa Y, Uno T, Oyama T, Kato K, Kato H, Kawakubo H, et al. Esophageal cancer practice guidelines 2017 edited by the Japan esophageal society: part 2. Esophagus [Internet]. 2019 [cited 2020 Jul 6];16(1):25–43. http://link.springer.com/10.1007/s10388-018-0642-8

5. Japanese Gastric Cancer Association. Japanese gastric cancer treatment guidelines 2014 (ver. 4). Gastric Cancer [Internet]. 2017 [cited 2020 Jul 6];20(1):1–19. http://link.springer.com/10.1007/s10120-016-0622-4

6. Rubenstein JH, Shaheen NJ. Epidemiology, diagnosis, and management of esophageal adenocarcinoma. Gastroenterology [Internet]. 2015 [cited 2020 Jul 6];149(2):302–317.e1. https://linkinghub.elsevier.com/retrieve/pii/S0016508515006423

7. Mansour NM, Groth SS, Anandasabapathy S. Esophageal adenocarcinoma: screening, surveillance, and management. Annu Rev Med [Internet]. 2017 [cited 2020 Jul 6];68(1):213–27. http://www.annualreviews.org/doi/10.1146/annurev-med-050715-104218

8. Abe N, Sugiyama M, Masaki T, Ueki H, Yanagida O, Mori T, et al. Predictive factors for lymph node metastasis of differentiated submucosally invasive gastric cancer. Gastrointest Endosc [Internet]. 2004 [cited 2020 Jul 9];60(2):242–5. https://linkinghub.elsevier.com/retrieve/pii/S0016510704016827

9. Takahashi T, Saikawa Y, Kitagawa Y. Gastric cancer: current status of diagnosis and treatment. Cancers [Internet]. 2013 [cited 2020 Jul 9];5(4):48–63. http://www.mdpi.com/2072-6694/5/1/48

10. Yip H-C, Chiu PW-Y. Endoscopic diagnosis and management of early squamous cell carcinoma of esophagus. J Thorac Dis [Internet]. 2017 [cited 2020 Jul 6];9(S8):S689–96. http://jtd.amegroups.com/article/view/14477/11819

11. Ishihara R, Tanaka H, Iishi H, Takeuchi Y, Higashino K, Uedo N, et al. Long-term outcome of esophageal mucosal squamous cell carcinoma without lymphovascular involvement after endoscopic resection. Cancer [Internet]. 2008 [cited 2020 Jul 6];112(10):2166–72. http://doi.wiley.com/10.1002/cncr.23418

12. Yao K, Anagnostopoulos G, Ragunath K. Magnifying endoscopy for diagnosing and delineating early gastric cancer. Endoscopy [Internet]. 2009 [cited 2020 Jul 6];41(05):462–7. http://www.thieme-connect.de/DOI/DOI?10.1055/s-0029-1214594

13. Namasivayam V, Wang KK, Prasad GA. Endoscopic mucosal resection in the management of esophageal neoplasia: current status and future directions. Clin Gastroenterol Hepatol [Internet]. 2010 [cited 2020 Jul 6];8(9):743–54. https://linkinghub.elsevier.com/retrieve/pii/S1542356510005628

14. Larghi A, Waxman I. State of the art on endoscopic mucosal resection and endoscopic submucosal dissection. Gastrointest Endosc Clin N Am [Internet]. 2007 [cited 2020 Jul 6];17(3):441–69. https://linkinghub.elsevier.com/retrieve/pii/S1052515707000669

15. Moss A, Bourke MJ, Hourigan LF, Gupta S, Williams SJ, Tran K, et al. Endoscopic resection for Barrett's high-grade dysplasia and early esophageal adenocarcinoma: an essential staging procedure with long-term therapeutic benefit. Am J Gastroenterol [Internet]. 2010 [cited 2020 Jul 6];105(6):1276–83. http://journals.lww.com/00000434-201006000-00013

16. Barnes JA, Willingham FF. Endoscopic management of early esophageal cancer. J Clin Gastroenterol [Internet]. 2015 [cited 2020 Jul 6];49(8):638–46. http://journals.lww.com/00004836-201509000-00005

17. Hwang JH, Konda V, Abu Dayyeh BK, Chauhan SS, Enestvedt BK, Fujii-Lau LL, et al. Endoscopic mucosal resection. Gastrointest Endosc [Internet]. 2015 [cited 2020 Jul 6];82(2):215–26. https://linkinghub.elsevier.com/retrieve/pii/S0016510715024050

18. Inoue H, Kawano T, Tani M, Takeshita K, Iwai T. Endoscopic mucosal resection using a cap: techniques for use and preventing perforation. Can J Gastroenterol [Internet]. 1999 [cited 2020 Jul 6];13(6):477–80. http://www.hindawi.com/journals/cjgh/1999/198230/abs/

19. Pouw RE, Bergman JJGHM. Endoscopic resection of early oesophageal and gastric neoplasia. Best Pract Res Clin Gastroenterol [Internet]. 2008 [cited 2020 Jul 6];22(5):929–43. https://linkinghub.elsevier.com/retrieve/pii/S1521691808000668

20. Malik S, Sharma G, Sanaka MR, Thota PN. Role of endoscopic therapy in early esophageal cancer. World J Gastroenterol [Internet]. 2018 [cited 2020 Jul 13];24(35):3965–73. http://www.wjgnet.com/1007-9327/full/v24/i35/3965.htm

21. Berger A, Rahmi G, Perrod G, Pioche M, Canard J-M, Cesbron-Métivier E, et al. Long-term follow-up after endoscopic resection for superficial esophageal squamous cell carcinoma: a multicenter Western study. Endoscopy [Internet]. 2019 [cited 2020 Jul 6];51(04):298–306. http://www.thieme-connect.de/DOI/DOI?10.1055/a-0732-5317

22. Ono S, Fujishiro M, Niimi K, Goto O, Kodashima S, Yamamichi N, et al. Long-term outcomes of endoscopic submucosal dissection for superficial esophageal squamous cell neoplasms. Gastrointest Endosc [Internet]. 2009 [cited 2020 Jul 6];70(5):860–6. https://linkinghub.elsevier.com/retrieve/pii/S0016510709018343

23. Singh T, Sanghi V, Thota PN. Current management of Barrett esophagus and esophageal adenocarcinoma. Cleve Clin J Med [Internet]. 2019 [cited 2020 Jul 6];86(11):724–32. https://www.ccjm.org/lookup/doi/10.3949/ccjm.86a.18106

24. Shaheen NJ, Falk GW, Iyer PG, Gerson LB. ACG clinical guideline: diagnosis and management of Barrett's esophagus: Am J Gastroenterol [Internet]. 2016 [cited 2020 Jul 6];111(1):30–50. http://journals.lww.com/00000434-201601000-00017

25. ASGE Standards of Practice Committee, Qumseya B, Sultan S, Bain P, Jamil L, Jacobson B, et al. ASGE guideline on screening and surveillance of Barrett's esophagus. Gastrointest Endosc. 2019;90(3):335–359.e2.

26. Barr H. Endoscopic therapy for Barrett's oesophagus. Gut [Internet]. 2005 [cited 2020 Jul 12];54(6):875–84. http://gut.bmj.com/cgi/doi/10.1136/gut.2004.047118

27. Blot WJ. Rising incidence of adenocarcinoma of the esophagus and ngastric cardia. JAMA J Am Med Assoc [Internet]. 1991 [cited 2020 Jul 6];265(10):1287. http://jama.jamanetwork.com/article.aspx?doi=10.1001/jama.1991.03460100089030

28. Ge PS, Muthusamy VR. Endoscopic mucosal resection for Barrett's esophagus. J Laparoendosc Adv Surg Tech [Internet]. 2017 [cited 2020 Jul 6];27(4):404–11. http://www.liebertpub.com/doi/10.1089/lap.2016.0532

著者：Suneha Sundaram，Prateek Sharma，and Madhav Desai

译者：李博

审校：张昱，黄思霖

第 **13** 章

内镜下十二指肠黏膜表面重建术：代谢性疾病的潜在治疗方法

13.1 简介

2 型糖尿病（type 2 diabetes mellitus，T2DM）和非酒精性脂肪性肝病（nonalcoholic fatty liver disease，NAFLD）是世界范围内广泛流行的代谢性疾病[1, 2]，它们与肥胖[3] 密切相关，分别影响全球 8.5% 和 24% 的人口。这些代谢性疾病是一个巨大且日益严重的公共卫生问题，并可能导致危及生命的并发症。T2DM 与心血管疾病和肾功能衰竭密切相关，而 NAFLD 可能会演变为更具侵袭性的肝脏坏死性炎症，即非酒精性脂肪性肝炎（nonalcoholic steatohepatitis，NASH），后者可能会演变为肝硬化和肝细胞癌。预计到 2030 年，NAFLD 相关死亡率和晚期肝病患病率预计将翻一番[4]，因此，NAFLD/NASH 预计将在未来几十年成为西方国家肝移植的首要适应证[5]。

胰岛素抵抗是代谢性疾病发生发展过程中的关键致病因素，不仅因为其对血糖的控制作用，还因其在调节脂质和蛋白质代谢方面所起到的多种作用[6-8]。目前，减轻胰岛素抵抗的唯一有效措施是减肥。尽管如二甲双胍和噻唑烷二酮这样的药物被认为具有胰岛素增敏作用，但它们的效果有限。此外，尽管目前有许多可用于治疗 T2DM 的药物，但近 50% 的患者由于进行性 β 细胞丢失和对药物治疗的依从性差而控制效果不佳。

现有的 T2DM 治疗措施均无法有效延缓疾病的进展，减重以提高胰岛素敏感性是目前治疗 NASH 的唯一有效治疗方法[9]。然而，仅有少数患者能做到对肝损伤和 T2DM 产生效果的显著且持续的体重减轻。除了生活方式的改变，减肥手术（包括 Roux-en-Y 胃旁路术：RYGB）也被证明对 NASH 受试者的组织学损伤有着显著改善[10]。此外，这种手术和一种被称为胃旁路手术的创伤小的改良手术已被纳入了 2 型糖尿病治疗指南[11]。值得注意的是，在手术后的短短几天内，代谢情况就可得到明显改善，这与显著的体重减轻无关，这一特征表明，避免食物与十二指肠和近端空肠接触可能会引起胰岛素增敏效应[12, 13]。目前，尽管如此，减肥手术仍然是一种具有严重并发症风险的侵入性方法，仍然被认为只适用于病态肥胖患者。

实验证据表明，暴露于过高的膳食脂肪和糖中会导致动物和人类十二指肠的病理变化，包括十二指肠黏膜肿胀[14]、肠内分泌细胞密度和数量的变化[15]、内分泌细胞增生[15]，以及肠道激素信号通路的改变。

因此，基于这些考虑，十二指肠黏膜可能成为使用内镜微创方法治疗代谢性疾病的潜在靶点。本章旨在介绍十二指肠黏膜表面重建术（duodenal mucosal resurfacing，DMR）这项微创内镜手术的有效性和安全性。

13.2　内镜下十二指肠黏膜表面重建术

上述研究支持以十二指肠黏膜为靶点，鉴于其参与代谢稳态，目的是治疗代谢紊乱。内镜下十二指肠黏膜表面重建术（DMR）是一种新型的微创手术，使用经口导管（图 13.1），采用对十二指肠黏膜进行热消融的方法，使十二指肠黏膜被新的上皮替代。消融术治疗的有效性和安全性已经得到了证实，这些治疗方法被广泛应用，尤其是射频消融术治疗 Barrett's 食管[17-19]。

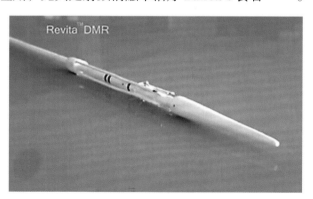

图 13.1　第二代 Revita™ 导管（Fractyl Laboratories Inc., Lexington，MA）。

13.2.1　动物模型验证研究

DMR 的临床前试验使用 Goto–Kakizaki（GK）大鼠，GK 大鼠是糖尿病胰岛素抵抗模型，与术前相比，GK 大鼠十二指肠黏膜热消融术改善了口服葡萄糖耐量试验结果（图 13.2）[20]，而接受相同干预的非糖尿病 Sprague-Dawley 大鼠没有观察到血糖的改善。该手术的安全性和可行性也在猪模型中进行了评估，未发现对固有肌层及更深层次的损伤[20]。

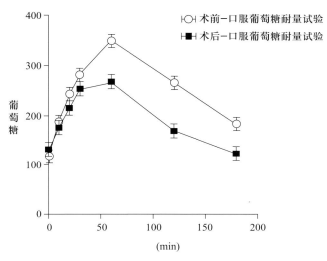

图 13.2　Goto-Kakizaki 大鼠（*n*=9）十二指肠黏膜磨损前后进行口服葡萄糖耐量试验结果对比，十二指肠黏膜磨损后曲线下面积下降 25%（摘自 Cherrington et al. 2017）。

13.2.2　十二指肠黏膜表面重建术

DMR 设备（RevitaSystem™；Fractyl Laboratories Inc.，Lexington，MA，USA）是同时具备黏膜下层抬高（将黏膜与肌层分离）和热液消融功能的一次性导管（图 13.1）。该装置包括 3 个盐水输送针，固定在球囊周围导管中，连接到控制台。透视下，推送导丝至 Treitz 韧带以下，以便定位和操纵导管。消融前，将止血夹固定在乳头的对侧，透视球囊位置，以防止在此水平上进行消融。然后将球囊充气，并通过侧导管抽吸作用，将 3 个注射针插入黏膜。在内镜（儿童结肠镜）引导下，用 200 ml 的 0.9% 生理盐水混合亚甲蓝溶液黏膜下注射（图 13.3），同一个球囊导管输送热液（到 90℃；10 秒预冷和后冷应用）以达到仅限于黏膜的环周水热消融。从十二指肠下曲到 Treitz 韧带进行 5~10 次纵向相邻的注射 / 消融，该过程包括两次黏膜下注射，然后是一次消融，并从近端到远端重复。然后拔出导管，在取出内镜前检查十二指肠黏膜表层的坏死情况（图 13.3）。患者在术后第 1 天出院，术后 3 天保持流质饮食，术后 14 天内恢复固体食物。DMR 3 个月后，进行上消化道内镜检查以评估术后并发症，同时观察新上皮的再生情况（图 13.3）。

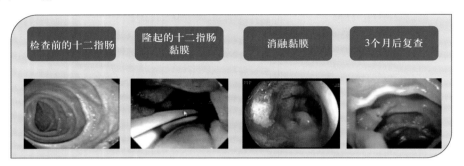

检查前的十二指肠　　隆起的十二指肠黏膜　　消融黏膜　　3个月后复查

图 13.3　十二指肠黏膜表面重建术前后的内镜情况

13.2.3　用 Revita TM 系统评估十二指肠黏膜表面重建术治疗 2 型糖尿病及脂肪肝的安全性和有效性

首次人体单中心研究[21]共纳入 44 例使用口服降糖药物仍控制不佳的 2 型糖尿病患者，并在这些患者的十二指肠选取 3 ~ 12 cm 的范围进行了单次 DMR 手术。入组者均为肥胖、T2DM 发病时间小于 10 年，且至少服用一种口服降糖药。正在使用注射药物的 1 型糖尿病患者或既往有胃肠手术以及解剖结构改变者被排除在外。

DMR 操作过程是可以接受的。常见的不良反应是腹痛和 3 例十二指肠狭窄，经单次扩张后缓解。当前的 DMR 是双导管消融。进一步的改进消融前抬高黏膜下层，以避免上述与手术相关的不良事件。

术后 6 个月的 HbA1c 指标显著下降 1.2%（图 13.4）。术后 3 个月体重减轻 3.9 kg，6 个月减轻 2.5 kg。

最近，开展了一项国际多中心、开放标签的研究，46 名肥胖的 T2DM 患者接受了 DMR 术，平均年龄为 55 岁（31 ~ 69 岁），平均病程为 6 年（0.1 ~ 12 年）。术后均未发生十二指肠狭窄。12 个月后，HbA1c 平均降低 1.0% ± 0.2%（$P \leq 0.001$），胰岛素抵抗稳态模型评估（homeostatic model assessment of insulin resistance，HOMA−IR）平均降低了 −3.6 ± 0.9（$P=0.005$）。此外，随着年龄的增长，转氨酶显著降低，谷丙转氨酶（alanine aminotransferase，ALT）平均值为 10 ± 2（$P=0.005$），体重有着不同程度的减轻（平均为 2.7 kg ± 0.6 kg）。

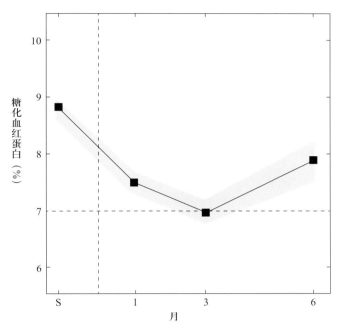

图 13.4 DMR 对 HbA1C 水平的影响，HbA1c 水平在 7.5% ～ 10% 且三次或三次以上消融患者基线，1 个月、3 个月和 6 个月的 HbA1C 水平（*n*=19）（Cherrington et al. 2017）。

欧洲和美国目前正在进行一项多中心、随机、前瞻性、双盲研究，对使用两种口服降糖药物控制不佳的 T2DM 患者进行 DMR 和假手术组比较（NCT 02879383/NCT 03653091）。另外两项试验研究也在进行中，一项是评估 DMR 在活检证实的 NASH 患者中的作用（NCT 03536650），另一项是评估在使用胰岛素治疗的 T2DM 患者中 DMR 的潜在益处。最终，DMR 可能被证实与胰岛素一样具有多效性，目前一项使用 DMR 治疗女性不孕症的研究正在进行中。

13.3 结语及展望

总的来说，到目前为止的临床试验数据表明，内镜下十二指肠黏膜表面重建术具有基本的安全性，并对 T2DM 患者产生积极的代谢改善，在 NAFLD 患者可能产生同样的积极作用。

随着 T2DM 和 NAFLD 等代谢疾病发病率的日益增高，笔者认为需要新的治疗手段。迄今为止，批准的治疗方法中包括很难实现和保持的减肥，目前有效的药物只能提供短暂效果。减肥手术目前被认为是唯一能够阻止 T2DM 和

NASH 进展的方法，甚至可能是完全缓解的方法。

DMR 有望为减肥手术提供一种微创的替代方法，可在代谢性疾病中观察到病理黏膜的再生。

目前，仍需要进一步的研究，尤其是大型对照试验，以确定这种方法在治疗 T2DM 和 NAFLD 中的作用。

参考文献

1. Younossi Z, Anstee QM, Marietti M, Hardy T, Henry L, Eslam M, et al. Global burden of NAFLD and NASH: trends, predictions, risk factors and prevention. Nat Rev Gastroenterol Hepatol [Internet]. 2017. http://www.nature.com/doifinder/10.1038/nrgastro.2017.109.

2. NCD Risk Factor Collaboration (NCD-RisC). Worldwide trends in diabetes since 1980: a pooled analysis of 751 population-based studies with 4.4 million participants. Lancet (London, England) [Internet]. 2016 [cited 2018 Aug 4];387(10027):1513–30. http://linkinghub.elsevier.com/retrieve/pii/S0140673616006188.

3. Pimpin L, Cortez-Pinto H, Negro F, Corbould E, Lazarus J V, Webber L, et al. Burden of liver disease in Europe: epidemiology and analysis of risk factors to identify prevention policies. J Hepatol [Internet]. 2018 [cited 2018 Oct 29];69(3):718–35. https://linkinghub.elsevier.com/retrieve/pii/S0168827818320579.

4. Estes C, Anstee QM, Arias-Loste MT, Bantel H, Bellentani S, Caballeria J, et al. Modeling NAFLD disease burden in China, France, Germany, Italy, Japan, Spain, United Kingdom, and United States for the period 2016–2030. J Hepatol [Internet]. 2018 [cited 2018 Oct 29];69(4):896–904. https://linkinghub.elsevier.com/retrieve/pii/S0168827818321214.

5. Wong RJ, Aguilar M, Cheung R, Perumpail RB, Harrison SA, Younossi ZM, et al. Nonalcoholic steatohepatitis is the second leading etiology of liver disease among adults awaiting liver transplantation in the United States. Gastroenterology [Internet]. 2015 [cited 2018 Oct 29];148(3):547–55. http://www.ncbi.nlm.nih.gov/pubmed/25461851.

6. Samuel VT, Shulman GI. The pathogenesis of insulin resistance: integrating signaling pathways and substrate flux. J Clin Invest [Internet]. 2016 [cited 2018 Oct 31];126(1):12–22. http://www.ncbi.nlm.nih.gov/pubmed/26727229.

7. Shulman GI. Cellular mechanisms of insulin resistance in humans. Am J Cardiol [Internet]. 1999 [cited 2018 Oct 31];84(1A):3J–10J. http://www.ncbi.nlm.nih.gov/pubmed/10418851.

8. Saltiel AR, Kahn CR. Insulin signalling and the regulation of glucose and lipid metabolism. Nature [Internet]. 2001 [cited 2018 Oct 31];414(6865):799–806. http://www.ncbi.nlm.nih.gov/pubmed/11742412.

9. Vilar-Gomez E, Martinez-Perez Y, Calzadilla-Bertot L, Torres-Gonzalez A, Gra-Oramas B, Gonzalez-Fabian L, et al. Weight loss through lifestyle modification significantly reduces features of nonalcoholic steatohepatitis. Gastroenterology. 2015;149(2):367–378.e5.

10. Lassailly G, Caiazzo R, Buob D, Pigeyre M, Verkindt H, Labreuche J, et al. Bariatric surgery reduces features of nonalcoholic steatohepatitis in morbidly obese patients. Gastroenterology [Internet]. 2015;149(2):379–88. https://doi.org/10.1053/j.gastro.2015.04.014.

11. Rubino F, Nathan DM, Eckel RH, Schauer PR, Alberti KGMM, Zimmet PZ, et al. Metabolic surgery in the treatment algorithm for type 2 diabetes: a joint statement by International Diabetes Organizations. Diabetes Care [Internet]. 2016 [cited 2018 Jan 24];39(6):861–77. http://www.ncbi.nlm.nih.gov/pubmed/27222544.

12. Jørgensen NB, Jacobsen SH, Dirksen C, Bojsen-Møller KN, Naver L, Hvolris L, et al. Acute and long-term effects of Roux-en-Y gastric bypass on glucose metabolism in subjects with

type 2 diabetes and normal glucose tolerance. Am J Physiol Metab [Internet]. 2012 [cited 2018 Aug 4];303(1):E122–31. http://www.physiology.org/doi/10.1152/ajpendo.00073.2012.

13. Bojsen-Møller KN, Dirksen C, Jørgensen NB, Jacobsen SH, Serup AK, Albers PH, et al. Early enhancements of hepatic and later of peripheral insulin sensitivity combined with increased postprandial insulin secretion contribute to improved glycemic control after Roux-en-Y gastric bypass. Diabetes [Internet]. 2014 [cited 2018 Oct 30];63(5):1725–37. http://www.ncbi.nlm.nih.gov/pubmed/24241533.

14. Verdam FJ, Greve JWM, Roosta S, Van Eijk H, Bouvy N, Buurman WA, et al. Small intestinal alterations in severely obese hyperglycemic subjects. J Clin Endocrinol Metab. 2011;96(2):379–83.

15. Theodorakis MJ. Human duodenal enteroendocrine cells: source of both incretin peptides, GLP-1 and GIP. AJP Endocrinol Metab [Internet]. 2005;290(3):E550–9. http://ajpendo.physiology.org/cgi/doi/10.1152/ajpendo.00326.2004.

16. Cherrington AD, Rajagopalan H, Maggs D, Devière J. Hydrothermal duodenal mucosal resurfacing: role in the treatment of metabolic disease. Gastrointest Endosc Clin N Am [Internet]. 2017;27(2):299–311. https://doi.org/10.1016/j.giec.2016.12.002.

17. Peter S, Mönkemüller K. Ablative endoscopic therapies for Barrett's-esophagus-related neoplasia. Gastroenterol Clin North Am [Internet]. 2015 [cited 2018 Jan 2];44(2):337–53. http://linkinghub.elsevier.com/retrieve/pii/S088985531500031X.

18. O'Connell K, Velanovich V. Effects of Nissen fundoplication on endoscopic endoluminal radiofrequency ablation of Barrett's esophagus. Surg Endosc Other Interv Tech. 2011;25(3):830–4.

19. Fleischer DE, Sharma VK. Endoscopic ablation of Barrett's esophagus using the Halo® system. Dig Dis. 2008;26(4):280–4.

20. Haidry R, Van Baar AC, Neto MG, Caplan J, Bergman JJ, Rodriguez L, Thompson CC, Deviere J. Duodenal mucosal resurfacing: proof-of-concept, procedural development, and initial implementation in the clinical setting. Gastrointest Endosc. 2019;90(4):673–681.e2.

21. Rajagopalan H, Cherrington AD, Thompson CC, Kaplan LM, Rubino F, Mingrone G, et al. Endoscopic duodenal mucosal resurfacing for the treatment of type 2 diabetes: 6-month interim analysis from the first-in-human proof-of-concept study. Diabetes Care. 2016;39(12):2254–61.

22. van Baar ACG, Nieuwdorp M, Holleman F, Deviere J, Crenier L, Haidry R, Batterham RL, Hopkins D, Rodriguez Grunert L, Galvao Neto M, Vignolo P, Costamagna G. BJJGHM. Single duodenal mucosal resurfacing elicits improvements in glycaemic and hepatic parameters in type 2 diabetes mellitus: complete 1 year results from the first prospective multicenter study. In: P1242, UEGW 2018 [Internet]. http://journals.sagepub.com/doi/pdf/10.1177/2050640617725676.

著者：Alia Hadefi and Jacques Devière

译者：于恒

审校：张昱，黄思霖

第 **14** 章
电子（虚拟）染色内镜

14.1 电子（虚拟）染色内镜概述

14.1.1 前言

软式内镜自问世以来，其主要目的之一就是用于发现并定性胃肠道肿瘤。70 年代日本内镜医师引入的染料喷洒技术称为"传统色素内镜"，这种染色技术对检出消化道肿瘤效果显著[1]。然而，该技术在西方国家并未广泛使用，这也使电子（虚拟）染色内镜技术得以发展。目前主流的电子染色技术包括 Olympus 公司的窄带成像（narrow-band imaging，NBI），Fujifilm 公司的智能分光比色技术、蓝光成像（blue light imaging，BLI）和联动成像技术（linked colour imaging，LCI），以及 Pentax 公司的 I-scan 技术。这些技术都是利用不同波长光在穿透能力上的差异这一特点作为基础。白光是波长范围为 400 ~ 700 nm 的宽波幅混合光。红光的波长长、扩散深且范围广；相比之下，蓝光的波长更短，仅能在浅表组织内小范围扩散。蓝光能够被血红蛋白高度吸收的特点，使其能增强表面微血管。新生血管生成是肿瘤的一个特征，不同类型肿瘤在不同发展阶段通常会呈现不同的表面微血管形态。使用蓝色光谱中的光可以凸显黏膜表面新生血管形态，有助于检出和确定肿瘤的特征。

14.1.2 窄带成像（narrow-band imaging，NBI）

NBI（Olympus Medical System，Tokyo，Japan）是第一个商业化应用的窄带成像技术。它是一种滤光技术，其原理是通过使用红—绿—蓝滤光片过滤白光，白光中的红光成分（650 nm）被滤除，保留了 415 nm 和 540 nm 窄谱波长的蓝光和绿光。

蓝光增强显示黏膜表层的毛细血管网，使其呈现褐色，而绿光则凸显了上皮下的血管，使其呈现青色，从而清晰地区分显示黏膜和浅表血管[1-4]。这是一个很好的增强显示表面血管形态的技术。初代的 NBI 由于滤光而导致整体图像偏暗，而这个问题在新版的 NBI 中已得到很好的解决。

14.1.3　智能分光比色技术（flexible spectral imaging colour enhancement，FICE）

FICE（Fujifilm，Tokyo，Japan）与 NBI 的主要区别在于 FICE 并不采用实时的滤光技术，而是通过光谱分析技术来进行图像后处理。FICE 将普通白光内镜获得的图像经数字化处理后生成具有特定波长光组合的图像。具体来讲，FICE 将普通内镜图像分解为单一波长的分光图像，赋予其红、绿、蓝三色光组合，通过特殊算法处理实时获得色彩增强的合成图像。由于可以像 NBI 一样去除红光部分，留下绿光和蓝光光谱，可产生与 NBI 相似的图像。该系统预设有10 种波长组合参数[5, 6]，其成像效果灵活丰富。但同时也由于 FICE 的设定参数范围广泛，对于所产生的图像缺乏统一的判断标准，给内镜医师增加了诊断困惑。

14.1.4　蓝光成像技术（blue light imaging，BLI）和联动成像技术（linked colour imaging，LCI）

Fujifilm 公司近期推出的 ELUXEO 7000（FUJIFILM，Tokyo，Japan）是新一代的内镜系统，它配备了 4 个高强度的发光二极管（light-enitting diode，LED）激发光源和百万像素 CMOS（complementary metal oxide semiconductor，互补金属氧化物半导体）技术，可以实现内镜下全高清显示。

4 个 LED 光源产生不同波长的光，通过改变不同波长的强度来形成 BLI 和 LCI 的显像。BLI 及 LCI 不使用滤波技术，而是采用 410 nm 特定波长的激光替代传统的氙气灯产生 BLI。LCI 是一种新的图像增强技术，它通过同时使用窄带短波光和适当的白光进行组合来获得图像，可以增强显示黏膜红色区域与背景黏膜的细微色差。由于大多数胃肠道肿瘤是红色的，故 LCI 下肿瘤看起来比背景黏膜更红[7-9]。

14.1.5　I-Scan 数字对比技术（i-scan digital contrast，pentax）

I-Scan 技术（Pentax，Tokyo，Japan）是另一种后处理技术，它基于内镜处理器（EPKi）中嵌入实时标测技术的后处理图像采集软件。计算机控制的数字处理提供了每幅图像 1.25 万像素的分辨率，允许分析和修改像素光度数据。I-Scan 主要包括三种图像增强模式：表面增强（surface enhancement，SE）模式能提高解剖结构边缘的可视度，增加明暗对比，使暗区更暗，亮区更亮，从而更好地区分病变边界。对比增强（contrast enhancement，CE）模式略微抑制白光中的红、绿光成分，同时在较暗或较凹陷的黏膜区域增加少许蓝色色调，有助于观察黏膜表面细微的不规则形态，界定黏膜表面的"高峰和低谷"。色调增强（tone enhancement，TE）模式可以通过修改每个像素的色化来帮助定制增强，分析白光图像的红—绿—蓝三色成分（R-G-B），然后解析并抑制大多数主要的红光，创建具有提升的蓝/绿对比度的图像以检测更细微的黏膜异常[10-12]。

14.1.6　I-Scan OE 光学增强技术（I-Scan OE technology，Pentax）

这是 Pentax 公司新的技术。它综合了光波限制与数字图像处理技术，能够以比白光更高的对比度显示血管、腺管和黏膜的表面结构。其创新的光学滤波器通过将血红蛋白吸收光谱（415 nm、540 nm 和 570 nm）的峰值连接起来形成连续的波长光谱，从而实现更高的整体透过率。不同的滤波器有两种模式。Mode 1 模式使用的滤光器具有增强血管对比度的功能，与 NBI 类似，在 415 nm 和 540 nm 附近有两个较大的吸收带。Mode 2 模式使用的滤光器可以传输长波长光（红色）以及具有适合突出血管的特性的光[12]。

14.1.7　自体荧光成像技术（auto-fluorescence imaging，Olympus）

自体荧光成像基于自体组织中如胶原、黄素和卟啉等内源性的荧光团，被短波长光激发后，可以发出组织荧光，其效果受黏膜厚度、血流量和内源性荧光团的影响。正常组织、炎症组织和肿瘤组织有着不同的自体荧光特性。肿瘤组织和非肿瘤组织之间的荧光差异是通过另一个配备了滤光片的电荷耦合器件（charge coupled devices，CCD）图像传感器来检测的，滤光片可以切断蓝色激发光。视频处理器将捕获的自动荧光信号与用于照明的绿光的一些黏膜反射相结合，以产生假彩色图像，组织区域实时显示为紫色、紫罗兰色或绿色。其中正常组织常呈绿色，肿瘤性病变则在绿色的正常黏膜背景上表现为紫色或洋红色[13]。

14.1.8　Storz 专业图像增强软件（Storz professional image enhancement software，SPIES）

这是另一种后处理技术，可以识别最细微的组织细节。它可过滤白光中的红光成分，剩下的颜色波被扩展，获取每个像素的亮度数据并应用结构细节的算法来增强图像的明/暗对比。SPIES CLARA 模式在明区和暗区均能清晰地显示细节特征，SPIES CHROMA 模式则可增强色彩对比[14]。

14.2 电子染色内镜在上消化道的应用

在本段中，笔者将讨论上述技术在诊断巴雷特（Barrett's）食管以及食管鳞状上皮肿瘤中的应用。食管癌是全球第八大常见癌症。过去几十年中，尽管食管腺癌的发病率在西方国家迅速上升，但在其他地区，鳞状细胞癌（squamous cell cancer，SCC）仍然是最常见的食管癌病理类型。

美国胃肠内镜学会（ASGE）制定了一套电子染色内镜技术在巴雷特食管诊断中的应用标准，这些内容写在了 ASGE 发布的保留和纳入有价值的内镜创新（preservation and incorporation of valuable endoscopic innovations，PIVI）项目文件中[15]。主要讨论了这些内镜技术应用于巴雷特食管中的有效性、成本和随访监测方案的依从性等。PIVI 中要求，通过具有靶向活检的成像技术来替代不伴异形增生巴雷特食管的内镜随访期间对随机黏膜活检的需要，每位患者需达到90% 及以上敏感性，98% 及以上的阴性预测值，以及 80% 以上的特异性[16]。

14.2.1 窄带成像技术（NBI）在巴雷特食管中的应用

NBI 是第一个商业化的窄带成像技术，也是目前所有虚拟内镜技术中研究最多的。在巴雷特食管中，NBI 有助于提高胃肠上皮化生与异型增生的检出和靶向活检。

在一项针对巴雷特食管异型增生的前瞻性、对照研究中，Wolfsen 等[17]指出，与普通分辨率内镜相比，高分辨率 NBI（HD-NBI）非放大内镜下检出的异型增生更多，异型增生的病理等级更高（$P < 0.001$），所需的活检数量更少（$P < 0.001$）。然而，很难界定这个结果是由高清还是由 NBI 带来的。最近的一项前瞻性 RCT 研究指出高分辨率白光内镜（high-definition white light endoscopy，HD-WLE）和高分辨率窄带成像（high-definition narrow band imaging，HD-NBI）相比，二者对肠上皮化生的检出率相似，但 HD-NBI 组受检者所需的活检次数更少（3.6 *vs.* 7.6，$P < 0.0001$），并检出更多的异型增生（30% *vs.* 21%，$P= 0.01$）[18]。Mannath 等对 8 项研究的 446 名患者进行了荟萃分析，结果发现 NBI 结合放大模式对巴雷特食管高级别上皮内瘤变有很高的准确性，主要判断依据为黏膜微表面结构以及微血管形态的变化[19]。然而，NBI 诊断特殊肠上皮化生（specialized intestinal metaplasia，SIM）的敏感性高但特异性较低[18]。

上述所有数据都来自于专业内镜中心的高肿瘤风险人群。目前尚缺乏基于普通人群的 RCT 研究数据。所以，NBI 在巴雷特食管内镜监测中的确切作用仍有待明确。

基于 NBI 的内镜不同分型系统（表 14.1），Silva 等在研究中比较了其中的三种分型，发现这些分型对不伴异型增生的肠上皮化生的诊断准确率为 57%~63%，对肿瘤性病变的诊断准确率为 75%[20]。国际巴雷特食管 NBI 小组 BING 最近开发并验证了一个简化的分类系统，可将诊断准确率提高至 85% ~ 92%[21]。值得注意的是，这些分类方法多是由经验丰富的内镜专家通过分析肿瘤高风险人群的静态内镜图片后总结出的。因此，普通内镜医师在日常人群内镜检查中使用上述分型方法的有效性尚待验证。由于这些分型多是将肿瘤描述为具有异常表面结构和血管结构的区域，因而应用方便，临床适用性强。

表 14.1　NBI 模式下 Barrett's 食管分类系统

	正常	肠上皮化生	肿瘤性改变
Kansas	黏膜形态：环状 血管形态：正常	黏膜形态：山嵴状或绒毛状 血管形态：正常	黏膜形态：异常变形扭曲形态 血管形态：正常
Amsterdam	黏膜形态：正常 血管形态：正常 异常血管：无	黏膜形态：正常 血管形态：绒毛状或脑回状 异常血管：无	黏膜形态：异常 血管形态：异常 异常血管：有
Nottingham	A 型：圆形 / 椭圆形小凹及正常黏膜血管结构	B 型：绒毛状 / 嵴状 / 线状小凹及正常黏膜血管结构 C 型：无小凹结构，有正常的黏膜血管结构	D 型：扭曲变形的小凹结构伴随异常的黏膜血管形态
BING	黏膜形态：环状，嵴状，绒毛状或管状 血管形态：血管通常规则分布于黏膜嵴之间，显示出正常的或者延长分枝状的血管结构		黏膜形态：紊乱的黏膜形态 血管形态：局灶或者弥漫性分布的异常血管，伴随异常的黏膜纹理

14.2.2　NBI 在鳞状上皮肿瘤中的应用

Muto 等的一项随机对照多中心研究中，NBI 对食管表浅癌的检出率明显高于白光内镜（97% *vs.* 55%，*P* < 0.01），NBI 的诊断敏感性为 97.2%，准确性为

88.9%，均显著高于白光内镜（$P < 0.01$）[22]。在 Chai 等人对 113 例患者进行的另一项随机试验中，与高分辨率白光内镜（HD-WLE）相比，NBI 明显提高了食管鳞状细胞癌和高级别上皮内瘤变的检出率[23]。最近，Morita 等进行了一项系统回顾（18 项研究）和荟萃分析（12 项研究），以评估 NBI 与卢戈氏碘溶液对 1911 例患者的诊断能力[24]。研究发现 NBI 对每个患者（和每个病灶）的诊断灵敏度、特异度、阳性和阴性预测值分别为 88%（每个病灶 94%）、88%（每个病灶 65%）、8.32（每个病灶 2.62）、0.16（每个病灶 0.12），而使用卢戈氏碘染色的灵敏度、特异度、阳性和阴性预测值分别为 92%（每个病灶 98%）、82%（每个病灶 37%）、5.42（每个病灶 1.4）、0.13（每个病灶 0.39）（图 14.1）。

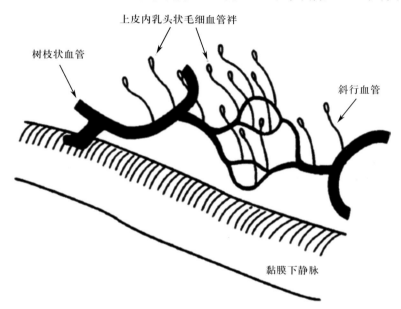

上皮内乳头状毛细血管袢

树枝状血管

斜行血管

黏膜下静脉

图 14.1　食管黏膜血管结构示意图（Inoue H，Honda T，Yoshida T，et al. Ultrahigh magnification endoscopy of the normal oesophageal mucosa［J］. Dig Endosc，1996，8：134-138）。

此外，在 NBI 下也可根据 IPCL 分型即井上分型（图 14.2）来评估食管癌的侵袭性[25]，这种分类非常详细，在西方国家并没有广泛采用。2016 年，日本食道学会（Japan Esophageal Society，JES）推出了一种结合 NBI 及放大内镜的更为简化的内镜分类系统即 JES 分型[26]，其对浅表食管癌总体诊断准确率为 90.5%。对局限于上皮层（m1）或固有层（m2）的 B1 型病变，该分型的灵

敏度、特异度、阴性预测值（negative predictive value，NPV）分别为 97.5%、
72.9% 和 89.7%。对侵及黏膜肌层（m3）或黏膜下浅层（sm1）的 B2 型病变，
其灵敏度、特异度、阴性预测值分别为 75.0%、96.2%、96.2%。对深达黏膜
下深层（sm2）的 B3 型病变，其灵敏度、特异度、阴性预测值分别为 55.0%、
100% 和 95.5%。JES 分型是井上分型的简化版，更容易被西方国家的内镜医师
采用（表 14.2）。

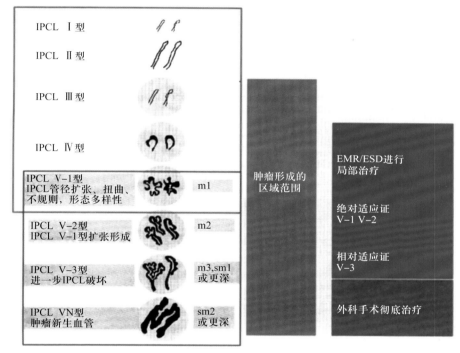

图 14.2　IPCL 分型（来源于 Inue 等人）[22]

表 14.2　IPCL 的 JES 放大内镜分型系统

血管模式分型		定义	
A		A 型：正常或轻度不规则的 IPCL	
B1		B 型：不规则、高度扩张的异常血管	呈袢的 B 型 IPCL

血管模式分型		定义
B2		B 型：不规则、高度扩张的异常血管 — 不呈祥的 B 型 IPCL
B3		高度扩张的 IPCL，管径是 B2 型血管的 3 倍

14.2.3 智能分光比色技术（flexible spectral imaging colour enhancement，FICE）

Osawa 等在一项前瞻性研究中比较了经鼻内镜下 FICE 和白光模式对巴雷特食管的诊断效果。研究结果表明，FICE 模式对栅状血管的显示更加清晰，能更好地区分巴雷特黏膜与胃黏膜的分界（$P < 0.0001$）[27]。在 Pohl 的另一项研究中，纳入 57 例巴雷特食管的患者，FICE 模式对每个病灶的诊断灵敏度为 87%，与传统醋酸染色内镜诊断效果相当[28]。此外，FICE 模式在检出早期食管鳞状细胞癌方面的效果与卢戈氏碘染色相近[29]。

14.2.4 蓝光成像技术（blue light imaging，BLI）

De Groof 等在最近的一项国际多中心前瞻性队列研究中对 40 例巴雷特食管病变在 BLI 和白光内镜下的表现进行了比较，发现 BLI 对病变整体外观的显示（8.0 *vs.* 7.0，$P < 0.001$），表面高低差异（8.0 *vs.* 6.0，$P < 0.001$）和病变边界的勾勒（整体观察下 8.0 *vs.* 6.0，$P < 0.001$；放大观察下 8.0 *vs.* 5.0，$P < 0.001$）效果均显著优于白光[30]。Subramaniam 等提出了一种基于 BLI 判断伴有异型增生巴雷特食管的分型方法（blue light imaging for Barrett's neoplasia classification，BLINC 分型）[31]。BLINC 分型需要评估病变黏膜的小凹形态、血管形态和色调等，其总的诊断灵敏度、特异度、阳性预测值、阴性预测值分别为 96.7%、96.7%、97.3%、5.9%（表 14.3、表 14.4、表 14.5、表 14.6）。

表 14.3　使用 BLI 进行 Barrett's 食管肿瘤病变诊断的 BLINC 标准

标准	非肿瘤性	肿瘤性
小凹形态	环形、管状、分枝状，密度分布正常	形态不规则，密度高而拥挤
血管形态	形态规则，围绕陷凹，血管无扩张，密度分布正常	形态不规则，非围绕陷凹，血管扩张，密度增高
颜色	发白	局部暗色

表 14.4　验证 BLINC 标准

标准	未进行 BLINC 培训前	BLINC 培训后	P 值
敏感度 （95% 置信区间）	85.2%（78.1% ~ 90.7%）	96.8%（92.0% ~ 99.1%）	$P=0.001$
特异度 （95% 置信区间）	85.2%（77.4% ~ 91.2%）	82.4%（74.6% ~ 88.6%）	$P > 0.05$
NPV （95% 置信区间）	83.1%（76.5% ~ 88.1%）	96.3%（90.7% ~ 98.6%）	$P=0.001$

表 14.5　BE 不典型增生的 i-Scan 放大分类系统

黏膜形态	M1	规则环状或绒毛状
	M2	变形或不规则无结构黏膜
血管形态	V1	规则均匀的血管形态
	V2	不规则、扩张卷曲的血管

表 14.6　MV 分类的意义

MV 分类	诊断
M1 V1	无不典型增生
M1 V2	不典型增生
M2 V1	不典型增生
M2 V2	不典型增生

14.2.5　I-Scan

　　一项小型随机试验（Hoffman 等）指出，相较于随机活检，I-Scan 模式下靶向活检检出巴雷特食管特殊肠上皮化生的能力可与醋酸染色相当（I-SCAN 靶向活检 66% *vs.* 随机活检 21%）[32]。但是该研究没有涉及异型增生病灶，一定程度上影响了研究结论的质量。另外，Lipman 等开发了一种基于表面黏膜和微血管形态的分型方法[33]。在 I-Scan 放大模式结合醋酸染色时，该分型具有很好的诊断准确率。

　　目前使用 I-Scan 检测和评估食管鳞状细胞癌发表的数据非常有限。一项单中心前瞻非劣效性试验结果显示，I-Scan 对早期食管鳞状细胞癌的检出率为 10.4%，而卢戈氏碘染色的检出率为 12.9%（$P < 0.01$）[34]。

　　为了进一步提升 I-Scan 内镜的诊断准确性，Pentax 公司新近推出 I-Scan

OE〔光学强化（optical enhancement，OE）〕，但实际效果尚待大规模临床研究检验。

需要指出的是，上述几种电子染色内镜技术中，只有 NBI 和激光共聚焦内镜（confocal laser endomicroscopy，CLE）满足了美国胃肠内镜学会（ASGE）的 PIVI 标准。

综上所述，电子染色内镜（electronic chromoendoscopy，EC）在提高巴雷特食管瘤变检出率和评估食管鳞状细胞癌的浸润深度方面具有自身的优势。同时也要看到，所有相关研究都是在肿瘤风险人群中进行的，这些研究的结果不足以让我们完全放弃常规随机活检转而在电子染色内镜指引下进行靶向活检。我们迫切需要更多针对中等风险患者的精心设计的多中心研究，以电子染色内镜取代常规指导的非靶向活检。

14.3 电子染色内镜在下消化道中的应用

随着上述电子成像技术的发展，当前的需求聚焦于利用这些技术描述病变的特征表现，进而指导下一步的治疗方式和随访。这样的实时内镜诊断相当于一种"光学活组织检查"，它可能允许进行体内评估和管理。

当前，高质量的成像技术在大肠息肉的检测和定性方面发挥着重要作用。欧洲胃肠内镜协会（European society of gastrointestinal endoscopy，ESGE）指南建议在一般风险人群中使用高分辨率白光内镜检诊息肉。对于特殊的遗传性综合征（如 Lynch 综合征和锯齿状息肉病综合征）和溃疡性结肠炎患者，指南提倡使用传统色素内镜或电子染色内镜进行结肠息肉检诊[35]。

本部分内容将重点论述电子（虚拟）染色内镜在结直肠病变检测和定性方面的应用。如上所述，虽然目前已有多种虚拟染色内镜技术问世，但出于实际使用原因，笔者将讨论有最多证据支持的三种技术，即 NBI、I-Scan 和 FICE 技术。

14.3.1 电子染色内镜在结直肠息肉检诊中的应用

早期发现腺瘤可降低结直肠癌的死亡率。提高腺瘤的检出率是内镜技术发展的重要目的。在既往的实践中，内镜医师普遍使用染料喷洒的方法来强化细微的黏膜变化，尤其在结肠。

最初的研究显示，与高分辨率白光（white light，WL）内镜相比，NBI 对结肠息肉的检出有所改善。但近期的荟萃分析显示，NBI 和 WL 在检出结直肠息肉方面并没有明显的差异[36]。

表 14.7 中列举了一些 WL 和 NBI 模式在检诊结直肠息肉方面的研究。

因此，笔者认为可以得出这样的结论：尽管初期的研究提示 NBI 模式下息肉检出率高于普通白光，但之后和最近的研究均指出检出率没有提高。随着内镜检查经验的增加，内镜医师可以在简单的白光检查中看到带有 EC 的息肉。另一种可能是，随着时间的推移，结肠镜检查的质量提高了，白光检查的质量也提高了，最后，与热情相关的对新技术的偏倚也降低了。

表 14.7 NBI 及白光下结直肠息肉检出率

年份	研究	息肉数目	息肉 / 腺瘤检出率
2007	Rex 等人	434	WL：65%；NBI：67%
2009	Adler 等人	658	WL：36.9%；NBI：33.4%
2009	East 等人	214	WL：67%；NBI：73%
2009	Paggi 等人	41	WL：58.4%；NBI：57.3%
2010	Rastogi 等人	630	WL：45.7%；NBI：46.2%

14.3.2 电子染色内镜在结直肠小息肉性质鉴别中的应用

结肠镜筛查时所发现的息肉中，约 60% 都是尺寸小于 5 mm 的小息肉。按照惯例，所有这些息肉都应切除并送病理检查，但这种做法昂贵、耗时，也增加病理科的工作负担，还可能延误重要肿瘤的诊断报告。电子染色技术已被评价为活体光学诊断。这将使内镜医师在没有组织学评估的情况下"切除和丢弃"小息肉，或在充分的照片记录后"诊断并留下"直肠 / 乙状结肠的小型增生性息肉[37]。

美国胃肠内镜学会（ASGE）在其 PIVI 文件（Preservation and Incorporation of Valuable Endoscopic Innovations）中提出了标准：该技术可用于"切除和丢弃"< 5 mm 的结肠息肉，而无须进行病理评估或留下 5 mm 及更小的直肠或乙状结肠增生性息肉[38]。

这是基于对 NBI、I-Scan 和 FICE 辅助下的光学活检对结直肠小息肉样病变的腺瘤预测能力的一系列系统性回顾和荟萃研究结果。

在排除重复引文、儿科患者、遗传性息肉综合征患者和非英文引文后，有

19 项研究报道关于通过使用 NBI 进行光学活检来预测小结直肠息肉的腺瘤性息肉组织学，可以计算阴性预测值（negative predictive value，NPV）。使用随机效应模型的汇总 NPV 为 91%，经验丰富的操作人员和操作人员进行高自信度评估时的 NPV 更高（表 14.8）。

因此笔者认为可以得出结论，在 EC 专家的手中，NBI 已经被证明符合 PIVI 标准，基于这一点，像 NICE 这样的分型已经倡导在日常实践中应用[39]。然而，最近一些出自非学术性内镜中心的研究结果却令人失望，在这些研究中，使用 NBI 进行光学活检的效果达不到 PIVI 标准[40]。

I-Scan 和 FICE 都有 8 项研究探讨了它们对结直肠小息肉光学活检的应用。其中 I-Scan 的合并 NPV 为 84%，而 FICE 为 80%。同时，有经验的操作医师使用 I-Scan 的判断结果明显优于不熟练的医师。对于 FICE，同时配合使用放大模式时其判断结果明显高于单用 FICE（表 14.9 和表 14.10）。

I-Scan 和 FICE 都显示了理想的结果。然而，由于现有研究较少，数据有限，它们的广泛应用仍需开展进一步的研究。

前面介绍过的 BLI 及 LCI 等新技术，尽管初期的研究结果不错，但仍缺乏足够的研究支持。

虽然 PIVI 对各种电子技术的 NPV 进行了评论，但研究也对敏感性和特异性进行了比较。NBI、I-Scan 和 FICE 在判别肿瘤性和非肿瘤性息肉病变方面显示出了相近的灵敏度（90%）和特异度（85%）[40]。电子染色内镜判别息肉性质的结果与喷洒染料的传统色素内镜的结果相似，且省去了与使用染料相关的不便和成本。

欧洲胃肠内镜协会（ESGE）得出的结论是 NBI、I-Scan 和 FICE 技术在临床使用中的诊断能力是可以接受的，而且可以相当准确地估计监测随访间隔。

总而言之，对内镜专家而言，使用电子染色内镜的光学活检效果能与病理活检媲美，但对于普通内镜医师或对该技术有偏见的医师而言，电子染色内镜没有体现出优势。这表明新技术的使用效果往往取决于内镜医师的专业知识和培训质量。同样值得注意的是，部分内镜医师可能完全没有兴趣将传统的基于组织学的实践改变为基于光学活检的实践习惯，这种做法把责任从病理学家转移到内镜医师身上，而内镜医师不会获得额外的好处。笔者想知道是否有一些财政或其他政策可以帮助内镜医师发挥 EC 辅助光学活检的一些作用。政策制定者应努力考虑各种障碍或促进措施，以促进电子染色内镜的推广使用。

人工智能（artificial intelligence，AI）是近期内镜发展领域的一个火热话题。新数据表明，人工智能有可能在不久的将来接管这一领域[41]。然而，内镜医师仍然需要有专业知识来接受或拒绝人工智能做出的决定，因为最终的责任仍将由内镜医师承担。

表 14.8 NBI 相关研究

年份	研究	息肉数目	灵敏度	特异度	准确度	阴性预测值
2008	East 等人	116	0.88	0.91	89.6	94
2008	Rogart 等人	265	0.80		80	81
2009	Ignjatovbc 等人	363	0.94	0.89	93	82.3
2009	Rex 等人	451	0.80		91	95.4
2009	Sano 等人	150	0.96	0.92	95.3	90
2009	Van den Broek 等人	50	0.90	0.70	79	90.2
2010	Henry 等人	126	0.93	0.88	90	90.7
2011	Lee 等人	296	0.88	0.87	87.8	92
2012	Gupta 等人	410			86	95.4
2012	Paggi 等人	511	0.95	0.66	85.7	86.4
2012	Hewett 等人	235	0.94	0.98	97.7	95
2012	Shahid 等人	130	0.64	0.92	79	75
2012	Kuiper 等人	281	0.77	0.79	83	86.6
2013	Repici 等人	574	0.90	0.88	89	92
2013	Singh 等人	149	0.91		97	100
2014	Wallace 等人	927			97	91
2017	Visovan 等人	505	0.91	0.95	91.1	
2018	Tsuji 等人	501	0.99	0.46	88.9	92.1
2019	Bae 等人	7294			77.1	92.5

表 14.9 I-scan 相关研究

年份	研究	息肉数目	灵敏度	特异度	准确度	阴性预测值
2011	Lee 等人	296	0.95	0.86	90.7	94.7
2010	Hoffman 等人	220			98.6	97

续表

年份	研究	息肉数目	灵敏度	特异度	准确度	阴性预测值
2012	Chan 等人	103	0.74	0.69	71.8	70
2012	Hong 等人	432	0.86	0.91	79.3	76.2
2013	Pigo 等人	150	0.95	0.82	92	93
2014	Schachschal 等人	675	0.78	0.73	76.6	72.3
2014	Basford 等人	209	0.97	0.91	94.7	100
2016	Kim 等人	501			89	
2017	Bisschops 等人	61			88	
2018	Klenske 等人	230	0.91	0.9	90	94
2018	Iacucci 等人		0.97	0.88	83	91

表 14.10　FICE 相关研究

年份	研究	息肉数目	灵敏度	特异度	准确度	阴性预测值
2008	Pohl 等人					77
2009	Togashi 等人	107	0.9	0.74	86	76
2010	Buchner 等人	119	0.73	0.68	78	50
2011	Longcroft 等人	232			88	78
2011	Kim 等人	525	0.89		87	83
2012	Dos Santos 等人	215	0.91	0.96	92.6	92
2012	Longcroft 等人	237	0.96	0.84	92	84
2015	Kang 等人	955	0.75	0.86	81.4	
2017	Akarsu 等人	217	0.95	0.51	74.2	89.6
2018	Cassinotti 等人	205	0.91	0.76		

表 14.11　BLI 相关研究

年份	研究	息肉数目	准确度	阴性预测值
2014	Yoshida 等人	314	WL：83.2%；BLI：95.2%	
2019	Rondonotti 等人	483	WL：84%；BLI：92%	88

14.3.3　电子染色内镜在术后疤痕部位的应用

电子染色内镜在下消化道中的另一个应用是观察原病变切除后的疤痕区域。息肉切除术后或 EMR 术后复发是已知的。虽然报道的复发率在不同的研究中有所不同，但已证实的是，大病变以及进行分块切除的病变复发率更高[42]。国际上大多数内镜学会建议在分块切除后的 3 ~ 6 个月进行结肠镜随访。初步研究表明，对息肉切除后疤痕处的残余肿瘤病变，电子染色内镜的检出率较单用高分辨率白光更高[43, 44]。病变在 NBI 下显示出的真实范围往往比白光下看到的更广，同时 NBI 对肿瘤性病变的检测敏感度高于白光（88% *vs.* 69%）[43]。

对于治疗后复发的结直肠病变，电子染色内镜辅助的光学活检是否能完全取代病理活检进行病变性质判定，还需要进行更多的研究来证明。

参考文献

1. Tada M, Katoh S, Kohli Y, et al. On the dye spraying method in colonofiberscopy. Endoscopy. 1977;8:70–4.
2. East JE, Vleugels JL, Roelandt P, Bhandari P, Bisschops R, Dekker E, Hassan C, et al. Advanced endoscopic imaging: European Society of Gastrointestinal Endoscopy (ESGE) technology review. Endoscopy. 2016;48:1029–45.
3. Gono K, Obi T, Yamaguchi M, Ohyama N, Machida H, Sano Y, Yoshida S, Hamamoto Y, Endo T. Appearance of enhanced tissue features in narrow-band endoscopic imaging. J Biomed Opt. 2004;9:568–77.
4. Tajiri H, Niwa H. Recent advances in electronic endoscopes: image-enhanced endoscopy. JMAJ. 2008;51(3):199–203.
5. Teixeira CR, et al. FICE (Fuji Intelligent Color Enhancement) digital chromoendoscopy in the differentiation of neoplastic and non-neoplastic colorectal lesions. Gastrointest Endosc. 65(5):AB336.
6. Burgos H, et al. Correlation of Fujinon FICE endoscopic imaging and histopathological findings in colorectal adenomas. Gastrointest Endosc. 67(5):AB133.
7. Rondonotti E, Paggi S, Amato A, et al. Blue-light imaging compared with high-definition white light for real-time histology prediction of colorectal polyps less than 1 centimeter: a prospective randomized study. Gastrointest Endosc. 2019;89(3):554–64.
8. Togashi K, et al. Blue laser imaging endoscopy system for the early detection and characterization of colorectal lesions: a guide for the endoscopist. Therap Adv Gastroenterol. 2016;9(1):50–5.
9. Kanzaki H, et al. Linked colour imaging (LCI), a novel image-enhanced endoscopy technology, emphasizes the colour of early gastric cancer. Endosc Int Open. 2017;5(10):E1005–13.
10. Hancock S, Bowman E, Prabakaran J, et al. Use of I-scan endoscopic image enhancement technology in clinical practice to assist in diagnostic and therapeutic endoscopy: a case series and review of the literature. Diagn Therap Endosc. 2012;2012:193570.
11. Kodashima S, Fujishiro M. Novel image-enhanced endoscopy with I-scan technology. World J Gastroenterol. 2010;16(9):1043–9.
12. Neumann H, Fujishiro M, Wilcox CM, Mönkemüller K. Present and future perspectives of virtual chromo endoscopy with I-scan and optical enhancement technology. Dig Endosc. 2014;26(Suppl 1):43–51.
13. Filip M, Iordache S, Saftoiu A, Ciurea T. Autofluorescence imaging and magnification endoscopy. World J Gastroenterol. 2011;17(1):9–14.
14. Ko WJ, An P, Ko KH, et al. Image quality analysis of various gastrointestinal endoscopes: why image quality is a prerequisite for proper diagnostic and therapeutic endoscopy. Clin Endosc. 2015;48(5):374–9.

15. Sharma P, Savides TJ, Canto MI, Corley DA, Falk GW, et al. The American Society for Gastrointestinal Endoscopy PIVI (preservation and incorporation of valuable endoscopic innovations) on imaging in Barrett's oesophagus. Gastrointest Endosc. 2012;76:252–4.

16. Thosani N, et al. ASGE Technology Committee systematic review and meta-analysis assessing the ASGE preservation and incorporation of valuable endoscopic innovations thresholds for adopting real-time imaging–assisted endoscopic targeted biopsy during endoscopic surveillance of Barrett's oesophagus. Gastrointest Endosc. 83(4):684–98.

17. Wolfsen HC, Crook JE, Krishna M, et al. Prospective, controlled tandem endoscopy study of narrow band imaging for dysplasia detection in Barrett's oesophagus. Gastroenterology. 2008;135:24–31.

18. Sharma P, Hawes RH, Bansal A, et al. Standard endoscopy with random biopsies versus narrow band imaging targeted biopsies in Barrett's oesophagus: a prospective, international, randomised controlled trial. Gut. 2013;62:15–21.

19. Mannath J, Subramanian V, Hawkey CJ, et al. Narrow band imaging for characterization of high grade dysplasia and specialized intestinal metaplasia in Barrett's oesophagus: a meta-analysis. Endoscopy. 2010;42:351–9.

20. Silva FB, Dinis-Ribeiro M, Vieth M, et al. Endoscopic assessment and grading of Barrett's oesophagus using magnification endoscopy and narrow-band imaging: accuracy and interobserver agreement of different classification systems (with videos). Gastrointest Endosc. 2011;73:7–14.

21. Sharma P, Bergman JJ, Goda K, et al. Development and validation of a classification system to identify high-grade dysplasia and oesophageal adenocarcinoma in Barrett's oesophagus using narrow-band imaging. Gastroenterology. 2016;150:591–8.

22. Muto M, Minashi K, Yano T, et al. Early detection of superficial squamous cell carcinoma in the head and neck region and esophagus by narrow band imaging: a multicenter randomized controlled trial. J Clin Oncol. 2010;28(9):1566–72. https://doi.org/10.1200/JCO.2009.25.4680.

23. Chai TH, Jin XF, Li SH, et al. A tandem trial of HD-NBI versus HD-WL to compare neoplasia miss rates in oesophageal squamous cell carcinoma. Hepatogastroenterology. 2014;61:120–4.

24. Morita FH, Bernardo WM, Ide E, et al. Narrow band imaging versus lugolchromoendoscopy to diagnose squamous cell carcinoma of the esophagus: a systematic review and meta-analysis. BMC Cancer. 2017;17(1):54.

25. Inoue H, Kaga M, Ikeda H, et al. Magnification endoscopy in oesophageal squamous cell carcinoma: a review of the intrapapillary capillary loop classification. Ann Gastroenterol. 2015;28:41–8.

26. Oyama T, Inoue H, Arima M, et al. Prediction of the invasion depth of superficial squamous cell carcinoma based on microvessel morphology: magnifying endoscopic classification of the Japan Esophageal Society. Esophagus. 2017;14(2):105–12. https://doi.org/10.1007/s10388-016-0527-7.

27. Osawa H, Yamamoto H, Yamada N, et al. Diagnosis of endoscopic Barrett's oesophagus by transnasal flexible spectral imaging colour enhancement. J Gastroenterol. 2009;44:1125–32.

28. Pohl J, May A, Rabenstein T, et al. Comparison of computed virtual chromoendoscopy and conventional chromoendoscopy with acetic acid for detection of neoplasia in Barrett's oesophagus. Endoscopy. 2007;39:594–8.

29. Li YX, Shen L, Yu HG, et al. Fujinon intelligent colour enhancement for the diagnosis of early oesophageal squamous cell carcinoma and precancerous lesion. Turk J Gastroenterol. 2014;25:365–9.

30. de Groof AJ, Swager A-F, Pouw RE, et al. Blue-light imaging has an additional value to white-light endoscopy in visualization of early Barrett's neoplasia: an international multicenter cohort study. Gastrointest Endosc. 2019;89(4):749–58. https://doi.org/10.1016/j.gie.2018.10.046.

31. Subramaniam S, Kandiah K, Chedgy F, et al. OC-068 blue light imaging for Barrett's neoplasia classification (blinc): the development and validation of a new endoscopic classification

system to identify Barrett's neoplasia. Gut. 2017;66:A36–7.

32. Hoffman A, Korczynski O, Tresch A, et al. Acetic acid compared with I scan imaging for detecting Barrett's oesophagus: a randomized, comparative trial. Gastrointest Endosc. 2014;79:46–54.

33. Lipman G, Bisschops R, Sehgal V, et al. Systematic assessment with I-SCAN magnification endoscopy and acetic acid improves dysplasia detection in patients with Barrett's esophagus. Endoscopy. 2017;49(12):1219–28.

34. Guo J, Li CQ, Li M, Zuo XL, Yu T, Liu JW, et al. Diagnostic value of probe-based confocal laser endomicroscopy and high definition virtual chromoendoscopy in early oesophageal squamous neoplasia. Gastrointest Endosc. 2015;81:1346–54.

35. Kaminski MF, et al. Advanced imaging for detection and differentiation of colorectal neoplasia: European Society of Gastrointestinal Endoscopy (ESGE) guideline. Endoscopy. 2014;46:435–49.

36. Nagorni A, Bjelakovic G, Petrovic B. Narrow band imaging versus conventional white light colonoscopy for the detection of colorectal polyps. Cochrane Database Syst Rev. 2012;18:1.

37. Rees CJ, et al. Narrow band imaging optical diagnosis of small colorectal polyps in routine clinical practice: the Detect Inspect Characterise Resect and Discard 2 (DISCARD 2) study. Gut. 2017;66:887–95.

38. ASGE Technology Committee. ASGE Technology Committee systematic review and meta-analysis assessing the ASGE PIVI thresholds for adopting real-time endoscopic assessment of the histology of diminutive colorectal polyps. Gastrointest Endosc. 2015;81(3):502.e1–502.e16.

39. NICE Diagnostic Advisory Committee. Virtual chromoendoscopy to assess colorectal polyps during colonoscopy. NICE guidelines. 2017, DG28.

40. Wanders LK, East JE, Uitentuis SE, et al. Diagnostic performance of narrowed spectrum endoscopy, autofluorescence imaging, and confocal laser endomicroscopy for optical diagnosis of colonic polyps: a meta- analysis. Lancet Oncol. 2013;14:1337–47.

41. Misawa M, et al. Artificial intelligence-assisted polyp detection for colonoscopy: initial experience. Gastroenterology. 2018;154(8):2027–9.

42. Moss A, Bourke MJ, Williams SJ, et al. Endoscopic mucosal resection outcomes and prediction of submucosal cancer from advanced colonic mucosal neoplasia. Gastroenterology. 2011;140(7):1909–18.

43. Rogart JN, Aslanian HR, Siddiqui UD. Narrow band imaging to detect residual or recurrent neoplastic tissue during surveillance endoscopy. Dig Dis Sci. 2011;56:472–8.

44. Higaki S, Hashimoto S, Harada K, et al. Long-term follow-up of large flat colorectal tumours resected endoscopically. Endoscopy. 2003;35:845–9.

著者：Ejaz Hossain，Mohamed Abdelrahim，Asma Alkandari，and Pradeep Bhandari

译者：鲁芳淇

审校：张昱，黄思霖

第15章
胰腺包裹性坏死的支架治疗

重点

1. 内镜引流被认为是治疗症状性胰腺包裹性坏死（walled-off necrosis，WON）的标准治疗方法。

2. 手术方式的选择取决于当地中心的专业水平。

3. 有效的 WON 治疗方法需要多学科团队的合作。

4. 腔壁贴合型金属支架［双蘑菇头金属支架（lumen-apposing metal stent，LAMS）］是一种专门设计的用于内镜引流和清除坏死的支架。较大口径的支架可以引导术中直接内镜下清除坏死组织。

5. 内镜治疗最常见的并发症是出血和穿孔。

6. 双猪尾支架（double pigtail stents，DPSs）可永久留在原位，以防止胰管断裂综合征患者的 WON 复发。

7. 对于初次内镜引流效果不佳的严重 WON 患者，应考虑采用多重腔道引流技术。

8. 对于延伸至结肠旁沟的 WON 和对内镜引流无效的患者，应考虑双通道引流。

15.1 简介

胰腺包裹性坏死（WON）是严重坏死性胰腺炎的一种局部并发症，在 15% ~ 20% 的患者中发生，发病率高（34% ~ 95%），死亡率高（2% ~ 39%）[1, 2]。它的特点是边界清楚，非上皮化，强化的壁组织含有坏死物质，累及胰腺和（或）胰周组织。

近几十年来，急性胰腺炎后包裹性坏死的治疗发生了转变。尽管手术切除是治疗包裹性坏死的历史金标准，但它与较高的发病率（34% ~ 95%）和死亡率（10% ~ 25%）相关[3]。内镜引流是治疗包裹性坏死的一种微创替代技术，与外科手术相比，它具有更高的成功率和更低的发病率及死亡率。因此，内镜引流已成为治疗 WON 患者的标准治疗方法[4-6]。

在本章中，笔者将重点介绍 WON 的内镜治疗，以及有关适应证、介入时机、内镜技术、围手术期管理和随访的信息。

15.2　药物治疗

WON 的管理具有挑战性。所有患者都需要支持性诊疗，包括液体复苏和营养支持。一些内镜医师倾向于在清除坏死前停用质子泵抑制剂（proton, pump inhibitors，PPI），以允许胃酸和胆汁酸液化坏死。对坏死性胰腺炎药物治疗的深入讨论超出了本章的范围。

15.3　引流

根据目前的循证数据，胰腺的 WON 引流仅适用于有症状的患者。尽管尺寸不再是引流的指征，包裹大于 6 cm 往往是有症状的。引流的治疗选择包括内镜引流、经皮穿刺引流和外科引流。选择其中一个选项的决定取决于时间、包裹类型、治疗目标（如，控制感染或解除梗阻）、内镜医师的经验、当地资源和患者选择。

15.3.1　WON 引流的适应证

1）感染性 WON。

2）胃出口梗阻（gastric outlet obstruction，GOO）。

3）胆道梗阻。

4）来源于包裹的顽固性腹痛。

5）厌食和体重下降。

6）胰管漏（表现为伴有高淀粉酶的腹水或胸腔积液）。

15.3.2　内镜引流的禁忌证

（1）绝对禁忌证

1）未成熟的包裹（< 4 周）。

2）包裹远离胃肠壁（> 1 cm）。

3）包裹伴假性动脉瘤。

（2）相对禁忌证

1）门静脉高压引起的新生血管形成。

2）严重凝血功能障碍［国际标准化比值（international normalized ratio，INR）＞ 1.5］。

3）严重血小板减少症（血小板＜ 50 000）。

4）血流动力学不稳定患者。

15.3.3 干预时机

在过去的几十年里，人们一直在争论干预的最佳时机。在最初几周内，引流坏死物易引发并发症、预后差及住院时间长[7, 8]。早期干预通常只适用于感染坏死的重症患者[9, 10]。

基于目前的指南，干预尽可能推迟到胰腺炎发作至少 4 周后，以确保坏死物液化和包裹成熟，从而保留存活的胰腺组织，降低胰腺功能不全的风险[9, 11, 12]。

15.3.4 引流前患者评估

内镜引流前的患者准备至关重要，包括以下内容（表 15.1）。

（1）影像学检查

在进行任何干预之前，影像学检查是必不可少的（图 15.1）。内镜引流前应满足 3 个主要标准。

1）液体包裹应成熟，通常＞ 4 周。

2）包裹壁应与消化道管壁相邻（＜ 1 cm）。

3）没有大的介入血管或侧枝。

（2）多学科评估

与假性囊肿引流相比，WON 的内镜引流在技术上更具挑战性，并发症发生率更高，并且往往涉及病情更严重的患者。因此，WON 的有效治疗需要多学科团队合作，包括专业的高级胃肠内镜医师、介入放射科医师和肝胰腺外科医师协同工作，以尽量减少并发症和死亡率[9]。从疾病开始就需要多学科团队参与，以确定诊断及适当的治疗方案—内镜或经皮穿刺引流，或两者联合。必须做好充分的手术支持准备。内镜下引流应由内镜超声（EUS）和内镜逆行胰胆管造影（ERCP）手术方面经验丰富的内镜医师执行。团队之间的充分沟通对于这些病情复杂患者群体的最佳管理至关重要。

表 15.1 引流前患者评估

诊断列表
• 腹部影像学检查可评估包裹相对于胃和十二指肠的精确位置，确定包裹壁是否成熟，并寻找是否存在假性动脉瘤
• 引流的适应证和禁忌证
• 干预时机
• EUS 评估
1. 大小
2. 位置
3. 包裹内容物（液体或大量固体碎片）
4. 包裹范围
5. 评估包裹内或附近的血管结构，排除假性动脉瘤
6. 排除胰腺囊性病变的其他原因
• 多学科会诊
• 实验室检查（全细胞计数，INR，分型和扫描）
• 凌晨禁食
• 知情同意
• 麻醉及护理支持
• 患者体位
• 内镜引流期间使用 CO_2

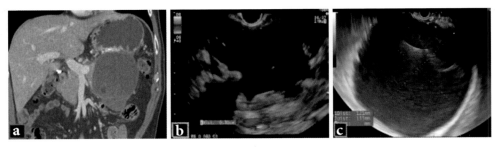

图 15.1 （a）急性坏死性胰腺炎发病 4 周后进行的增强 CT 扫描显示 WON 伴固体坏死碎片。（b、c）带有固体和液体内容物的大包裹胰腺坏死的 EUS 图像。

（3）实验室检查

常规的实验室检查是必需的，一般来说，对于有明显凝血功能障碍（INR > 1.5 或血小板 < 50 000）的患者应避免内镜引流。内镜下清创引流可能导致早期或迟发性出血。因此，建议在内镜引流前进行常规血液分析和筛查。

（4）术前停用抗凝剂和抗血小板药

根据美国胃肠内镜学会（ASGE）关于接受胃肠道内镜检查的患者管理抗血

栓药物的指南，停用抗凝剂和抗血小板药物的方案是考虑患者发生血栓栓塞事件的风险[13]。

（5）术前凌晨禁食。

（6）围手术期抗生素的应用

为了降低围手术期菌血症的风险，大多数专家建议那些尚未接受抗生素治疗感染性包裹性坏死的患者在内镜干预前常规使用广谱抗生素。目前的方法是在手术前使用单剂量的 1 ~ 2 g 头孢曲松或头孢替坦静脉注射，也有人建议在手术前口服 500 mg 环丙沙星。

（7）知情同意

在内镜引流之前，必须与患者和家属讨论治疗的风险、益处和替代方法。与患者讨论是否需要额外的手术（例如，直接内镜下坏死组织清除术）也很重要。

（8）麻醉支持

接受内镜引流的患者需要深度镇静或全身麻醉。手术的持续时间长，尤其是在超声内镜引导进行坏死组织清除术时。因此，当手术开始时，需要在内镜操作过程中分配足够的时间。全身麻醉可降低透壁引流过程中误吸的风险。通常，内镜坏死组织清除术需要 60 ~ 120 分钟。

（9）患者体位

根据患者的临床情况和内镜医师的偏好，确定内镜引流过程中患者的体位。通常，仰卧位对患者来说更舒适，并且便于监测和进入心肺系统。俯卧位可通过重力更好地收集后部引流液，并可降低液体反流和误吸的风险[14]。

（10）二氧化碳（CO_2）

所有的手术都应该使用 CO_2 气体注入，以减少空气栓塞的风险。空气栓塞是空气进入体循环时发生的一种罕见的并发症。即使使用 CO_2 也可能导致气体栓塞[15, 16]。

15.3.5 引流技术

WON 的治疗有几种干预方法。在过去的几十年里，微创引流技术，包括内镜下坏死组织清除术（direct endoscopic necrosectomy，DEN）、视频辅助下腹膜后坏死组织清除术（video-assisted retroperitoneal debridement，VARD）等，已经在几个多中心研究中被用作阶梯式治疗，并取代了传统的开放性坏死组织切除手术[12, 17-19]。不同干预措施的优缺点见表 15.2。

"阶梯式"疗法应从微创方法开始，当初始操作失败时，可进行手术干预。"阶梯式"疗法可以是外科或内镜路径。外科阶梯式疗法包括经皮穿刺引流，必要时进行微创坏死清除术和腹膜后坏死组织清除术。内镜阶梯式疗法是一种侵入性较小的方法，包括内镜下经壁引流术，临床症状无改善时则进行内镜下坏死组织清除术（DEN）。

荷兰胰腺炎研究小组（Dutch pancreatitis study group，DPSG）进行的两项随机对照试验表明，内镜阶梯式疗法是外科手术潜在的创伤较小的替代方法。PENGUIN 试验是第一个比较内镜下坏死组织切除术和开放手术清创的促炎反应与临床结果的随机对照试验。这项试验涉及 22 例感染性胰腺坏死的患者。该研究表明，接受内镜下坏死组织清除术的患者炎症反应明显减少，新发多器官衰竭的发生率更低（0 *vs.* 50%，RD，0.50；95% CI 0.12~0.69，*P*= 0.03），胰瘘更少（10 % *vs.* 70%；RD，0.60；95% CI 0.17~0.81；*P*=0.02）[20]。Brunschot 等人最近进行的一项大型多中心、随机、优效性试验，比较了 98 例感染性坏死性胰腺炎患者的内镜阶梯式疗法与外科阶梯式疗法（TENSION 试验）。内镜阶梯式疗法为：首先放置两个 7-Fr 双猪尾支架（double pigtail stents，DPSs）和 8.5-Fr 鼻囊管，如果透壁引流没有临床改善则随后进行内镜下坏死组织清除术。该研究显示，内镜组的死亡率（18% *vs.* 13%，RR 1.38，95% CI 0.53~3.59，*P*= 0.50）或主要并发症（43% *vs.* 45%，*P*=0.88）与外科组没有差异。然而，内镜组的住院时间较短（平均：53 天 *vs.* 69 天，*P*=0.014）。内镜下胰外瘘的发生率也显著降低（5% *vs.* 32%，*P*=0.0011）。由于住院时间较短，内镜组在减少间接医疗费用方面优于外科组[21]。

WON 的内镜引流不同于胰腺假性囊肿的引流。WON 的引流需要创建一个大的切入点，使得坏死物质的自发引流，如果没有临床或影像学改善则应直接行内镜下坏死组织清除术。有 3 种内镜方法用于 WON 引流：透壁法、经乳头法，或两者联合。透壁法是目前最常用的方法。

透壁法是将塑料或金属支架通过单个或多个通路位置放入腔内，在包裹和肠道之间形成瘘管，而经乳头法是通过放置胰腺支架与主胰管相通以引流包裹。

表 15.2   内镜、经皮和手术方法的比较

引流类型	优点	缺点
内镜超声引导引流	<ul><li>用于诊断和治疗性引流</li><li>能准确评估包裹与消化道壁之间的位置和距离</li><li>识别可能的假性动脉瘤和介入的血管</li><li>针头和其他仪器的实时可视化</li><li>可以在非膨胀包裹中操作</li><li>创伤较小</li><li>可以在有意识的镇静状态下操作</li><li>可以在门诊环境中操作</li><li>与手术引流相比，住院时间更短</li></ul>	<ul><li>通过消化道管壁的切向通路</li><li>需要超声专业知识</li><li>改变解剖结构的挑战</li><li>小范围通道使得 10-Fr 支架的放置具有挑战性</li></ul>
常规穿刺引流	<ul><li>内镜下直接可视化穿刺</li><li>大钳道可以充分抽吸流体和固体碎屑</li></ul>	<ul><li>仅当包裹靠近胃十二指肠壁并导致管腔受压 / 膨胀时可行</li><li>无法看到可能导致出血的血管</li><li>误诊为囊性肿瘤</li><li>操作时间长</li><li>有导丝错位的风险</li></ul>
经皮穿刺引流	<ul><li>侵入性较小</li><li>可以在紧急情况下操作</li></ul>	<ul><li>有皮肤感染和出血的风险</li><li>有胰皮瘘形成的风险</li></ul>
外科引流	<ul><li>有效的治疗</li><li>内镜和影像学引流失败后的抢救治疗</li></ul>	<ul><li>有创性</li><li>并发症和死亡发生率高</li><li>住院时间长</li><li>费用昂贵</li></ul>

15.3.6   内镜技术：经乳头引流

（1）胰管断裂综合征

胰管断裂综合征（disconnected pancreatic duct syndrome，DPDS）是由胰腺中心坏死引起的，以主胰管（main pancreatic duct，MPD）完全断裂为特征。

急性坏死性胰腺炎是 DPDS 常见的病因，占 30% ~ 50%[22, 23]。胰管破裂导致胰液持续从存活的上游胰腺实质中渗出，并在胰腺周围形成包裹[24, 25]。当存在胰管破裂时，在 WON 完全消退并移除透壁支架后，可能会再发包裹。对比增强 CT（contrast-enhanced CT，CECT）、磁共振胰胆管成像（magnetic resonance cholang-iopancreatography，MRCP）（含或不含促胰液素）和 ERCP 是确诊 DPD 最常用的方法。CECT 在 75% ~ 100% 病例中可以充分显示损伤[26, 27]。注射促胰液素增加 MRCP 的敏感性从 47.1% 提高到 66.4%[28-30]。横截面成像有一些局限性，包括：①如果包裹在 MPD 上方则瘘管破裂的评估不可靠；②在存在假腔的情况下，评估导管的完整性具有挑战性。经内镜逆行胰胆管造影术（ERCP）被认为是诊断胰管断裂综合征的最准确的方法，胰腺造影显示胰管断裂上游段不可见（充盈时）。

胰管断裂综合征内镜治疗的技术包括：①经乳头支架置入术联合胰腺括约肌切开术（如果导管部分破裂，破裂部位可桥接）[31-33]；②在 WON 引流期间永久放置透壁双猪尾支架，确保永久导管进入消化管腔；③ EUS 引导下的胃和上游断开段之间的胰胃造口术。

（2）经乳头胰腺支架置入技术

以标准方式进行，胰腺造影术用于确定破裂部位。胰腺支架可以在切开或不切开胰腺括约肌的情况下放置。胰腺支架的直径取决于胰管的直径，但最常用的是 7–Fr 支架。目的是使用最大直径的支架，使其舒适地置入胰管，支架的长度取决于需要桥接的渗漏部位。

（3）经乳头入路的疗效

一般来说，因坏死碎片不可能通过小直径支架引流，通常单独经乳头引流治疗 WON 不起作用。几项涉及少数 WON 患者的研究阐述了单独或联合使用经乳头入路引流治疗胰周液体积聚（pancreatic fluid collections，PFC）的效果[34-36]。一项荟萃分析显示，与单独进行透壁引流相比，透壁引流和经乳头引流的联合应用在 PFC 复发率（OR 1.49，95%CI 0.53 ~ 4.21，P=0.45）或并发症的减少（OR 1.15，95%CI 0.61 ~ 2.18，P=0.67）方面没有额外的益处[37]。因此，经乳头和透壁联合入路不被常规推荐[38]。

透壁引流通常在 MPD 完全破坏的情况下效果更好。目前公认的做法是对 DPDS 患者包裹性坏死透壁引流后永久保留透壁支架，以防止包裹的复发[38, 39]。

15.3.7　内镜下透壁引流

透壁引流技术是通过超声内镜（EUS 引导引流）或直接内镜引导（非 EUS 引导或常规引流）在空腔和消化道之间建立通道（囊肿—胃造口术或囊肿—十二指肠造口术）。一项前瞻性对照试验表明，对于 PFCs 患者，常规透壁引流（n=53）和 EUS 引导引流（n=46）在疗效或安全性方面没有差异。两组的成功率和并发症发生率相似（分别为 94% *vs.* 93%，18% *vs.* 19%）[40]。

然而，在两项随机对照试验中，EUS 引导的透壁引流优于常规引流。手术成功率分别为 94% *vs.* 72%，100% *vs.* 33%。两组的并发症发生率没有差异[41, 42]。在过去的几十年中，EUS 引导下的透壁内镜引流已成为 WON 治疗的主要手段，并已取代常规透壁引流途径。

（1）常规透壁引流

常规透壁引流依赖于最新的横断面成像技术在内镜下观察由胰腺包裹引起的胃或十二指肠内的隆起。在没有隆起体征的情况下，或者当存在蠕动、呼吸运动或由于胃肠道水肿和变形而导致器械定位困难时，对于理想穿刺部位进行常规引流具有挑战性。

（2）EUS 引导的透壁引流

在 EUS 的引导下，即使包裹没有鼓入肠壁也可以观察包裹，确定包裹的内容物，评估与肠壁的距离，并确定一个最佳的路径。借助彩色多普勒技术确定血管，以避免出血。

15.3.8 超声内镜引导下透壁引流设备（表 15.3）

（1）治疗性线阵超声内镜

这是一种线性治疗性超声内镜，具有 3.7 mm 或 3.8 mm 的大钳道，可放置 8.5~10-Fr 塑料支架、金属支架和鼻胆引流管。

线阵 EUS 的轴向为斜向，穿刺方向为切向，可能导致支架置入过程中力的传递不足，放置多个支架具有挑战。最近，一种前视型超声内镜已经问世，它允许沿着扫描平面的方向穿刺和置入支架。然而，一项多中心随机对照试验比较了 52 例 PFCs 患者的前视型超声内镜和线阵超声内镜，结果显示没有差异[43]。

表 15.3　EUS 引导引流设备

EUS 引导下引流包裹性坏死所需的设备
• 治疗性线阵超声内镜（钳道 3.7 mm 或 3.8 mm）
• 19 号 FNA 针
• 0.035 英寸（约 0.0889 cm）导丝
• 导管扩张装置（4-Fr 或 5-Fr ERCP 插管），10-Fr Soehendra 扩张导管，过导丝的针状括约肌切开刀或 10-Fr 囊肿切开刀
• 扩张球囊（CRE 球囊扩张器）
• 双猪尾支架或 SEMS 或 LAMS

（2）配件

1）穿刺器

① 19 号细针穿刺（fine needle aspiration，FNA）针

在 EUS 引导下使用 19 号针穿刺，允许导丝通过。

②导丝

在透视引导下使用 0.035 英寸（约 0.0889 cm）或 0.025 英寸（约 0.0635 cm）的导丝在包裹腔内推进和盘绕。硬丝提高了配件在穿过透壁轨道上的推动能力。

2）瘘管扩张器

①电灼装置

过导丝的针状括约肌切开刀：使用针刀，有单腔或双腔，是一种次优选的囊肿置入装置，因为切割钢丝和导管之间的尺寸差异造成了间隙，如果过度用力可导致针头移位，会增加血管和壁损伤的风险。裸露的导丝可以沿着导管向后弯曲，以形成更锥形的切割表面。

专用瘘管切开器：囊肿切开刀，美国唯一的市售囊肿切开刀是 10-Fr（图 15.2）。一套囊肿切开刀是一个 5-Fr 带有一个可伸缩的针刀导管和一个远端电灼环的装置以及一个外部 10-Fr 护套。用于在初始穿刺部位创建 10-Fr 瘘管。内针刀用于穿刺包裹。具有金属尖端的外鞘穿过消化道管壁，同时施加电流以创建 10-Fr 囊肿消化道造口术。刺穿后，拔出针刀，同时将外鞘保持在腔内的位置，然后将导丝插入腔内。

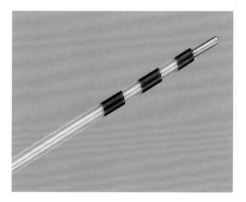

图 15.2　囊肿切开刀（Wilson Cook，WinstonSalem，NC，USA）。

②非电灼术扩张装置

ERCP 套管（4-Fr 至 5-Fr）。

Soehendra 胆道扩张导管（6-Fr 至 10-Fr）。

胆道扩张球囊 6～10 mm 或可控径向扩张（controlled radial expansion，CRE）球囊。

瘘管扩张的程度取决于支架的大小和数量，也取决于直接内镜下坏死组织切除的内镜尺寸。对于经胃壁入路扩张，15 mm 以内是安全的[44]。大口径全覆

膜自膨胀式金属支架（SEMS）的置入可使胃镜通过支架进行坏死清除，并可将瘘管扩张大小减少至 4 ～ 6 mm。当计划进行 DEN 时，建议使用 CRE 球囊进行渐进式扩张。瘘管扩张的程度尚未得到充分研究，也未标准化。

3）支架置入

在建立透壁通道后，维持该通道对于促进坏死物质自发引流到消化道腔内并允许进行直接内镜下坏死组织清除术是至关重要。一般通过在囊肿—胃肠造口壁上放置一个支架来保持引流。多种支架可用于 WON 的引流，包括双猪尾塑料支架（DPSs）、覆膜自膨式金属支架（FCSEMSs）和双蘑菇头金属支架（LAMSs）。不同类型支架的优缺点见表 15.4。

表 15.4　支架选择

支架类型	直径	优点	缺点
双猪尾塑料支架	7–Fr 至 10–Fr	● 迁移风险低 ● 易于移除 ● 便宜	● 难以放置 ● 因直径小导致闭塞风险高
覆膜自膨式金属支架	6 ～ 10 mm	● 易于部署 ● 直径大	● 支架周围的渗漏风险 ● 迁移风险 ● 可能存在迟发性出血的风险（如果支架的长度超过解剖学要求，当处理包裹时，支架末端会有侵蚀管壁的风险，这可能会导致穿孔或出血。） ● 昂贵
双蘑菇头金属支架 ● AXIOS 支架 ● NAGI 支架 ● SPAXUS ● AIX 支架	10 mm 15 mm 20 mm 10 mm 12 mm 14 mm 16 mm 8 mm 10 mm 16 mm 10 mm 14 mm	● 管腔直径大，引流效果好，支架堵塞风险低 ● 可降低泄漏的风险 ● 填塞效应可降低出血风险 ● 易于部署 ● 插入前无须扩张 ● EUS 和内镜引导下的部署 ● LAMS 输送系统具有电灼术启用的通路导管，能够使用相同的鞘通过导线或徒手热穿刺和支架输送 ● 可通过支架进行直接内镜下坏死组织清除术 ● 迁移风险低	● 昂贵 ● 长期安全性尚未确立

①塑料支架

双猪尾塑料支架（DPSs）：

通常使用短长度（3 ～ 5 cm）的 7-Fr 或 10-Fr DPSs。直形支架更容易移位，并可能由于刺激包裹的壁而导致出血。不进行内镜下坏死组织清除术仅使用 DPS 处理包裹性坏死的效率是次优的，因为它们的口径小，不足以自发引流固体碎片。放置 DPS 的缺点是有支架被坏死碎片阻塞的风险，40% 的患者易发生这种情况，并导致继发感染[16, 45, 46]。此外，如果在放置 DPS 后需要进行坏死组织清除术，则必须移除支架，并且必须将瘘管扩张至 15 ～ 18 mm 以允许内镜进入腔内。瘘管过度扩张可能导致出血或穿孔。

单个或多个支架：

尽管缺乏研究证明使用多个支架相比使用单个支架的优越性，但放置多个短 DPSs 以维持包裹性坏死的充分引流在临床实践中是常见的。据推测，放置多个支架可在支架旁和支架内进行引流[45, 47]。然而，放置多个支架的缺点是显著增加了手术时间，并且在之前放置的支架旁边放置第二个或第三个支架具有挑战性。放置多个支架时，将多根导丝通过已建立的瘘管与现有的导丝或

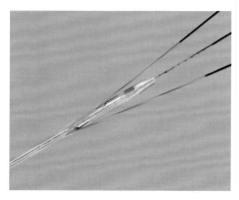

图 15.3　多导丝导管（Haber ramp, COOK endoscopy）。

支架一起推入囊肿，这项技术在某些情况下可能具有挑战性，因为导丝可能会在消化道和囊壁之间分离。为了解决这个问题，已经开发了不同的选择，包括使用专用的多导丝导管（Haber ramp, cook endoscopy）。Haber ramp 长 200 cm，直径为 8-Fr，尖端为 6-Fr。它具有三个可通过 0.035 英寸（约 0.0889 cm）导丝的导丝端口。导丝部位位于导管远端，距远端 1.5 cm 和 2.5 cm（图 15.3）。在随后的瘘管扩张之后，Haber ramp 通过导丝推进到囊肿中，第二根和（或）第三根导丝很容易推进并盘绕到囊肿中，以便部署多个支架。10-Fr 支架推进器或导丝细胞刷（刷去除）也可以用于多导丝技术。在进入囊肿后，首先推进到第一根导丝上，随后推进至第二根导丝。10-Fr 囊肿切开刀还具有更大的内腔，可在移除针头和内导管后容纳两根导丝。对于多个支架的放置，通过内镜钳道

放置多根导丝会影响较大的 10-Fr 塑料支架的放置。因此，原则上与一根或两根导丝旁插入的第一个支架不能大于 7-Fr。

②金属支架

传统管状金属支架具有较大的管腔直径，理论上有利于坏死组织的自发引流，从而降低支架闭塞率和继发感染率。当囊肿和胃肠壁黏附不充分时，在没有事先扩张的情况下置入金属支架可以消除渗漏和穿孔的风险。此外，支架产生的填塞效应可以降低出血的风险。在使用胆道或食管支架的研究中，治疗成功率为 78%~100%，但并发症发生率较高，为 15%~33%[48-51]。这些支架很长，可能增加胃或腹膜后侧糜烂或溃疡的机会。支架会侵蚀胰床并导致严重出血。

③双蘑菇头金属支架（LAMS）

LAMS 专门设计用于胰腺包裹性积液的透壁引流，以克服传统 SEMS 的局限性（图 15.4 和图 15.5）。有四种类型的 LAMS（表 15.5）。

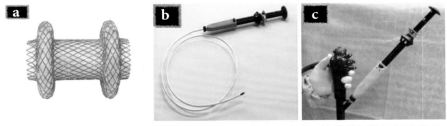

图 15.4 （a）AXIOS 支架由双层法兰组成，这些法兰垂直于管腔并保持组织壁并列；（b）AXIOS 支架的输送系统是 0.8-Fr 导管；（c）输送系统的手柄被 Luer 锁定在超声内镜仪器通道入口端口上。手柄由用于导管控制的远端部分（黑色毂）和用于支架控制的近端部分（灰色毂）组成。

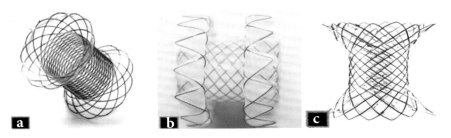

图 15.5 （a）NAGI 支架末端有两个法兰，以防止移位。在远端法兰上有一条缝线以移除支架；（b）NiTi-S Spaxus 支架具有向后折叠的锚定法兰，用于管腔贴壁；（c）AIX 支架采用空竹形设计，防止移位。

表 15.5　不同类型的管腔对位金属支架（LAMS）

支架名称	支架设计
1. Axios（Boston Scientific，马萨诸塞州马尔伯勒，美国）（107）	支架由垂直于管腔的双壁法兰组成，并保持组织壁相对以形成吻合（图 15.4） 两端的两个法兰旨在减少支架迁移，并降低泄漏和穿孔的风险 法兰的长度较短，因此向肠腔和腔壁的延伸有限，降低了支架侵蚀的风险 支架是由编织镍钛合金丝完全覆盖，可防止组织向内生长和瘘管渗漏 法兰直径：20 mm 和 24 mm 腔直径：10 mm、15 mm 和 20 mm 鞍长度：10 mm
2. Niti–S Nagi（韩国 Taewoong Medical）（108）	短支架由覆盖有硅护套的镍钛材料制成，具有 10.5–Fr 输送系统（图 15.5a） 支架两端的宽喇叭口旨在防止支架移位 支架沿支架的胃部张开有牵引线，以便于支架移除 长度：10 mm、20 mm 和 30 mm 直径：10 mm、12 mm、14 mm 和 16 mm
3. Niti–S Spaxus 支架（韩国 Taewoong Medical）（109）	支架由镍钛合金丝制成，完全覆盖有硅胶膜，具有 10–Fr 输送系统（图 15.5b） 支架在外护套上有一个蓝色标记，以确认远端法兰的完全展开 长度：20 mm 内径：8 mm、10 mm 和 16 mm 法兰直径：23 mm、25 mm 和 31 mm
4. AIX 支架（德国 Leufen Medical）（110）	AIX 支架是一种全覆膜的金属支架，两端都有宽法兰（图 15.5C） 法兰采用无创伤折叠线设计，可防止组织损伤 长度：30 mm 管腔直径：10 mm 或 15 mm 法兰直径：25 mm 该支架目前仅在欧洲市售

15.3.9　EUS 引导透壁技术

EUS 引导的透壁引流有以下几个步骤。

（1）确定穿刺部位

使用治疗性线阵超声内镜，观察包裹并评估其位置、大小、内容物、壁厚和与胃肠壁的距离。

彩色多普勒超声被用来识别任何血管结构并排除假性动脉瘤。通过超声内镜确定最佳穿刺部位。

（2）穿刺 WON 腔

确定合适的部位后，在 EUS 直接指导下将包裹性坏死定位并穿刺。根据 Seldinger 技术，大多数内镜医师使用 19 号 FNA，然后移除针芯，吸出液体以确认针头的正确位置。根据内镜医师的判断，抽出的液体送去做革兰氏染色和培养。血性抽吸物提示可能有假性动脉瘤出血。如果抽出的液体带血，应推迟引流，直到进行 CT 血管造影以排除假性动脉瘤。内镜医师可以自行决定是否将造影剂注入囊肿中，以便在透视下勾勒出轮廓。透视检查不是强制的，但它具有安全性优势。

（3）瘘管的形成

进入包裹后，将一根 0.025 英寸（约 0.0635 cm）或 0.035 英寸（约 0.0889 cm）的硬导丝通过 19 号针头，并在透视引导下盘绕约两次进入腔内，然后将针头从导丝上移出并更换为扩张装置。内镜医师可以在导丝上使用电灼辅助或非电灼装置建立瘘管。

（4）瘘管扩张

使用不同的扩张装置扩张瘘管。在非电灼技术中，使用 4.5-Fr 或 5-Fr ERCP 套管、6-Fr 至 10-Fr Soehendra 扩张导管和（或）8 mm 或 10 mm 胆道扩张球囊导管沿导丝依次扩张瘘管。在电灼术中，可以使用改进的导丝引导针刀或 10-Fr 囊肿切开刀来创建和扩张瘘管。放置两个 10-Fr 塑料支架通常需要将瘘管扩张到 6 ~ 10 mm。如果使用金属支架，则导管不需要扩张超过 4 mm 即可允许输送系统进入包裹。如果计划进行坏死组织清除术，则必须将瘘管扩张至 12 ~ 15 mm，以使内镜能够轻松进入包裹（图 15.6）。

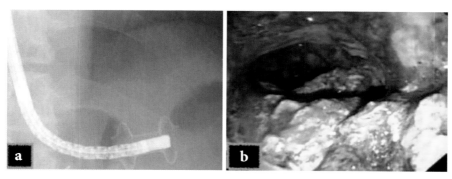

图 15.6 （a）透视下，通过 LAMS 进行的经胃内镜下坏死组织清除术；（b）进入坏死包裹时胰腺坏死的内镜图像。

（5）支架置入

瘘管扩张后，在透视、内镜和（或）超声引导下将至少两个塑料 DPSs、FCSEMSs 或 LAMSs 插入包裹中（图 15.7）。

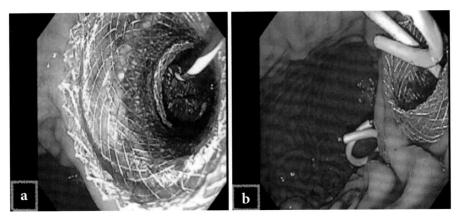

图 15.7 （a）腔内金属支架在膨胀开后的内镜视图，注意支架中的固体碎屑；（b）塑料双猪尾支架在囊—胃造口术中同轴膨胀开以保持 WON 分引流的内镜视图。

15.3.10　超声内镜引导下 LAMS 引流技术

超声内镜下电切引流 LAMS 支架置入术（HOT AXIOS，Boston Scientific）在电切输送系统先端有电灼丝，可以锋利干净地切割，最快到达目标囊腔，而不需要事先穿刺针、插入导丝或扩张穿刺道。也可以在用 19 号 FNA 针头首次穿刺囊肿后将支架插入导丝。输送导管插入超声内镜的工作通道中，Luer 锁固定在工作通道的入口端口上。解锁后，推进 10.8–Fr 导管，直到黑色毂（导管控制毂）沿远端部分推进而与胃肠壁接触，然后锁定到所需位置。输送系统连接到电外科发生器（设置：纯切割模式，100 W，ICC 200，AUTOCUT 模式，效果 5）（ERBE Electrosurgery，Tübingen，德国），靶结构的穿透是通过应用纯切电流，同时将黑色轮毂进一步向下推进。一旦导管完全进入靶结构内，支架的远端法兰在 EUS 引导下通过向上移动灰色集线器（支架展开集线器）展开（在从支架锁上取下黄色安全夹之后）。灰色集线器缩回到中间标记会缩回导管护套（在包裹腔内取出远端法兰以释放远端法兰）。

中间位置有一个暂停，当灰色轮毂锁定到位时会听到"咔哒"声。当完全打开时，在靶结构内可观察远端法兰，像圆盘一样完全平坦。在 EUS 或透视引导下确保远端法兰的完全展开。然后解锁并缩回黑色轮毂，直到远端法兰的形状从扁平变为椭圆形。一旦远端法兰的形状发生这种变化，就可以通过将灰色轮毂完全向上移动来安全地展开近端法兰。近端法兰的展开发生在工作通道内，无须内镜辅助观察。然后在缓慢向下推动导管控制毂的同时轻轻收回内镜，以保证近端法兰从工作通道中退出完成支架的释放。为了更好地控制支架展开，导管护套中集成了几个功能。在白色导管护套的远端发现 1 cm 的黑带，表示预置近端法兰在导尿管护套内压缩的位置。通过拉回白色导管护套直到看到 2 ～ 3 mm 的黑带，可以在直接内镜观察下展开近端法兰。一旦导管被充分拉回，完全收回灰色毂就会将近端法兰展开到胃肠腔中。导管护套还具有两个不透射线的标记，指示预置支架的每一端实现支架位置的透视控制。然而，应该注意的是，不需要使用透视进行常规放置支架，因为这种改变会造成最佳超声进入平面的移位和丢失的风险，导致不必要的辐射暴露。

15.3.10.1　引流方式的选择（囊肿—胃吻合术或囊肿—十二指肠吻合术）

内镜引流的最佳部位应根据以下三个标准在 EUS 上确定。

1）无异常血管或侧支血管介入。

2）包裹性坏死与胃壁或十二指肠壁之间的距离应＜ 10 mm。

3）穿刺部位和进入路径应位于包裹的中心，以降低穿孔的风险。

一般而言，在内镜坏死组织清除术之前应选择最安全和最稳定的位置来创建瘘管，以便内镜进入腔内进行清创而不损害支架。

15.3.10.2　透壁内镜引流的疗效

据报道，EUS 引导的透壁引流的成功率为 84% ～ 94%，收集复发率为 3% ～ 18%[40, 41, 52–54]。30 多项回顾性研究、4 项前瞻性研究和 1 项随机对照试验评估了 LAMS 对 PFCs 患者的引流效果。最近的一项随机对照试验比较了 LAMS 与塑料支架治疗 60 例 WON 患者（31 例 LAMS 患者和 29 例塑料支架患者）的疗效。该研究表明，LAMS 和塑料支架治疗 WON 引流中的治疗成功率、临床并发症、再住院、住院时间和总体治疗费用等方面的手术数量没有显著差异。然而，如果在干预后 3 周内未移除 LAMS，则观察到支架相关并发症的发生率显著增加。作者认为，如果包裹性坏死已经得到解决，LAMS 应该在 3 周内移除[55]。近期发表的一项回顾性研究涉及 249 例 PFCs 患者，大多数接受 DPS 治疗，其中只有 97 例接受 LAMS，结果显示相似的技术和临床成功率（分别为 90.1% vs. 92.8%，P= 0.67，96.7% vs. 97.6%，P=0.71）和并发症（17.8% vs.

24.7%，P=0.67）；但 LAMS 组的出血率要高得多，尤其是严重的假性动脉瘤出血（OR 10，95% CI 1.19~84.6，P=0.009）[56]。

一项大型多中心回顾性研究在 313 例 WON 患者的治疗中比较了 FCSEMS、LAMS 和塑料支架（其中 FCSEMSs 121 例，DPSs 106 例，LAMSs 86 例）。研究表明，使用 FSEMSs 和 LAMSs 进行包裹性坏死的透壁引流在疗效方面优于使用 DPSs。比较 LAMS 和 FSEMS 时没有观察到显著差异，但 LAMS 组处理包裹性坏死所需的平均操作次数明显低于 FSEMS 组（2.2 $vs.$ 3，P=0.04）。LAMS 组的出血率更高（DPSs 组为 7%，DPSs 组为 2%，SEMSs 组为 0）[57]。最近的一项荟萃分析评估了来自 14 项研究的 812 例患者（608 例包裹性坏死和 204 例胰腺假性囊肿[21]）LAMS 的技术和临床成功率以及并发症发生率。包裹性坏死患者的综合技术成功率为 98.9%，临床成功率为 90%[58]。

15.3.11　优化内镜引流的辅助治疗

在某些情况下（例如，包裹 > 12 cm，延伸至结肠旁沟槽，以及广泛坏死），单独使用标准内镜引流可能不是引流包裹性坏死的最佳选择。因此，经常需要辅助性操作来改善临床效果。辅助性操作包括多通道穿刺引流技术、直接内镜下坏死组织清除术和经皮穿刺引流。结合内镜和经皮穿刺引流被称为双通道引流（dual-modality drainage，DMD）[59-63]。

（1）多通道穿刺引流技术（multiple transmural gateway technique，MTGT）

MTGT 涉及在 EUS 引导下创建多个透壁道，以促进包裹性坏死患者的坏死碎片充分引流，目的是减少内镜下坏死切除术的数量并降低感染风险[43, 59]。MTGT 的实施方式与 EUS 引导下的透壁入路相同，即创建多个通道。

三个回顾性病例系列比较 MTGT 引流技术与传统引流技术。当常规内镜引流没有临床反应或包裹性坏死超过 12 cm 时，总共 204 例患者中有 39 例接受了 MTGT 治疗。MTGT 组患者的临床成功率为 92%~100%，而接受传统引流技术的患者的临床成功率为 52%~70%。放置 MTGT 的缺点是手术时间显著增加（37 min $vs.$ 22 min，P=0.0017）[59, 61, 64]。

（2）MTGT 操作技术

首先包裹的最远端部分是在 EUS 引导下进入的，使用 19 号 FNA 针刺穿包裹性坏死，并将导丝缠绕在腔内。然后用球囊或套管连续扩张透壁管束，最大可至 8 mm。一个 7-Fr、4 cm DPS 展开在坏死腔内。然后，使用 EUS 引导识别第一个部位远端同一腔内的第二个部位，重复相同的过程，但将管束扩张至 15 mm，并放置多个 DPS[2-4]。将第一道扩张至 8 mm 并在第一处放置单个支架的基本原理是避免在多次放置支架后迅速排出坏死液。通常，如果包裹性坏死大小为 6 ~ 12 cm，则仅创建一个透壁道；如果包裹性坏死的大小为 12 ~ 15 cm，则可以创建至少两个透壁道；如果包裹性坏死 > 15 cm，则可以创建三个透壁门[7]。必要时鼻囊导管穿过导丝进入入口，引流包裹的头部，通常是在近端胃的水平。鼻囊导管用于冲洗和冲洗胃腔内多个通道中的坏死物质。

（3）双通道引流（DMD）

如果包裹延伸到结肠旁沟或包裹有多个腔，通常使用经皮方法。DMD 包括经皮和内镜联合引流。在一项大型的回顾性研究中，对 117 例接受 DMD 治疗的包裹性坏死患者进行了长期疗效评估，其中 103 例患者包裹性坏死完全消失，无一例在接受 DMD 治疗后需要额外治疗或发生胰瘘，随访时间为 750 天[60]。

另一项回顾性研究将 DMD 与单纯经皮穿刺引流进行了比较，结果显示 DMD 与住院时间较短相关（平均 24 天 *vs.*54 天，$P < 0.002$），接受 DMD 治疗的患者需要较少的内镜操作（1.9 *vs.* 2.7，$P < 0.02$）和较少的 CT 扫描（7.8 *vs.* 14.0，$P < 0.001$）[63]。

15.3.12　并发症及处理

治疗包裹性坏死和内镜坏死清除术的内镜方法的介入性质确实会导致潜在的并发症。接受内镜引流的包裹性坏死患者中有 10% ~ 40% 会出现并发症[45]。尽管内镜下坏死组织清除术是一种有效的手术，但它可能会导致严重的并发症，包括死亡。因此，除非有临床指征，否则不应进行。与内镜下坏死组织清除术相关的发病率和死亡率分别为 10.4% ~ 26% 和 0 ~ 7.5%[4, 6, 65-67]。最近的系统回顾中，包括 13 项回顾性研究（n=455）和前述随机对照试验（n=98），总的并发症发生率为 36%，死亡率为 6%[46]。因此，内镜医师识别危及生命的并发症并采取相应措施非常重要。

（1）出血

内镜引流最常见的并发症是出血，根据最近对内镜穿壁坏死切除术的系统回顾，18% 的患者发生出血[46]。使用 EUS 结合多普勒血流引导，出血率已显著降低，这有助于识别并避免血管路径[46]。出血可分为早期出血或晚期出血，这取决于与内镜干预有关的出血时间。在初始通路和瘘管创建期间可能会发生出血，这可能会导致透壁或邻近静脉结构的损伤。大部分出血通过内镜下凝血、肾上腺素注射、夹子、用径向扩张球囊或放置完全覆盖的（fully covered，FC）支架来治疗[46]。扩张过程中的出血通常来源于静脉。除非脾静脉、门静脉或腹内静脉曲张受到损伤，否则出血很少会导致危及生命。对于内镜无法控制出血的情况，需进行介入栓塞治疗。最严重且可危及生命的出血原因可能是假性动脉瘤，但这种情况很少见。三个临床特征提示可能存在假性动脉瘤：不明原因的胃肠道出血、PFCs 的突然扩张以及血红蛋白和红细胞比容的不明原因下降[46]。在坏死切除过程中也可能发生出血，由于视野有限，通常不能在内镜下处理。早期或延迟的腔内出血可能需要立即转诊到介入放射科进行血管造影栓塞。

　　Bazerbachi 等人最近的系统评价和荟萃分析中，包括 41 项胰腺包裹性坏死研究，荟萃分析金属支架的出血率（共 18 项研究，935 例患者）低于塑料支架（19 项研究，1083 例患者）（5.6% *vs.* 12.6%；*P*=0.002）。异质性水平在使用金属支架的研究中为 38.3%（*P*=0.055），在使用塑料支架的研究中为 52.6%（*P*=0.004）。对 LAMS 的出血量进行的子分析显示，事件发生率为 6.2%（95%CI 为 3.9% ~ 9.6%；LAMS 与 PS 比较；*P*=0.007，异质性为 40.3；*P*=0.053）[68]。然而，Bang 等人的随机对照试验的结果：在 WON 患者中比较 LAMSs 与 DPSs 引起了对支架相关并发症的担忧，报道的发生率为 32.2%（31 例患者中有 10 例）；大多数并发症发生在前 5 个月内，包括大出血（*n*=3）、包埋支架综合征（*n*=2）和胆道狭窄（*n*=3）。此外，在接受 LAMS 治疗的 3 例患者中观察到大量出血，需要输血和入住 ICU。超声内镜检查发现 LAMS 远端法兰内可见交错血管。CT 血管造影证实 3 例患者都有假性动脉瘤，并进行了栓塞治疗。所有出血事件都是在放置 LAMS 后 6 周内发生的延迟性出血，迫使作者改变方案，在 LAMS 放置后 3 周复查 CT 成像以评估包裹的处理。在改变研究方案后，仅报道了两个与支架相关的并发症（支架移位和电灼增强输送系统尖端的局部出血）[55]。Brimhall 等人进行的一项更大的回顾性比较研究中，LAMSs 组的出血率显著高于 DPSs 组（15.5% *vs.* 3.3%，*P*=0.0005）；LAMSs 组发生假性动脉瘤的风险也更高（8.2% *vs.* 7%，*P*=0.009）[56]。

　　（2）穿孔

　　内镜引流期间穿孔的风险很低，发生在 0.05% ~ 4% 的病例中。当空腔的穿刺点没有附着在胃十二指肠壁上时，它可能发生在扩张的肠管中[46, 69-71]。在

LAMSs、DPSs 和 FCSEMSs 之间的一项对比研究中，有 3 例 LAMSs 患者由于支架展开不当而发生穿孔。三分之二的患者需要手术治疗，而第 3 例患者使用超范围夹子进行内镜治疗[57]。

穿孔可能发生在坏死组织清除过程中，通常需要手术干预。患者可能出现腹腔脓毒症或血流动力学状况恶化。早期怀疑和确认穿孔是至关重要的，必要时进行腹部 CT 扫描和增强 CT。支架置入过程中可能发生小穿孔或泄漏，可以导致腹膜炎或气腹。在大多数情况下，它可以保守地治疗，但也应该请外科会诊来评估外科干预的作用。如果支架在腔外错误放置或由于两壁分离而发生穿孔，内镜医师应取出支架，并内镜下封闭该部位。穿孔的内镜治疗包括内镜夹子、超范围夹子放置、套缝内镜缝合或联合治疗。

（3）支架闭塞

支架闭塞可能是由于固体碎片或食物造成的。如果发生这种情况，患者将出现由于引流不足而加重的腹痛或脓毒症。支架闭塞在覆膜自膨式金属支架和 DPSs 中比 LAMS 中更常见（26 例，23 例，3 例，$P=0.0006$）[57]。一些内镜医师倾向于通过 SEMS 或 LAMS 放置 DPS，以降低支架闭塞的风险。支架闭塞需要内镜介入，通过钳子或取回网清除固体碎屑或食物，以重建气道通畅。

（4）包埋支架

包埋支架提示胃或十二指肠黏膜已经生长在 LAMS 的法兰末端。其机制和风险因素尚不清楚，但由于肠壁和包裹性坏死紧密贴合，可能会发生埋入式支架。高达 17% 的病例被报道[72-74]。一些学者提出，由于胃窦内的胃蠕动较大，跨胃窦放置支架可能会增加埋置支架的风险[75]。包埋支架的治疗包括使用氩离子凝固器（aragon plasma coagulation，APC）和针刀装置来揭开支架的肠侧并释放支架。支架扩张可导致支架收回。另一种技术是通过进入腔从内凸缘抓住支架[71,74]。在取出支架的过程中必须小心，因为积极取出支架可能导致出血或瘘口的潜在中断。

（5）感染

感染发生于内镜操作后。据报道，感染率为 2.7%[76]。由于支架故障或由于存在坏死，引流不足也可能导致感染。可以使用抗生素和内镜检查来控制感染，以重建瘘管的通畅、扩大支架尺寸或放置额外的双猪尾支架，并在必要时进行内镜清创。建议围手术期和术后使用抗生素，以降低包裹性坏死中继发感染的风险。

（6）空气栓塞

空气栓塞在直接内镜下坏死组织清除期间是一种罕见但可能致命的并发症。当气体源和血流直接连通时，0.9% ~ 2% 的内镜坏死切除术会发生这种情况[4, 66, 77, 78]。二氧化碳不会降低空气栓塞的风险；二氧化碳被吸收到血液中的速度大约是空气的 150 倍，这使得含有二氧化碳的空气栓塞的血流动力学效应不那么明显。因此，建议在内镜下坏死切除术中使用二氧化碳。致命的气体栓塞已经被描述为二氧化碳注射[15, 16]。及时识别气体栓塞是很重要的。因此，在手术过程中持续监测心肺等重要器官是必要的，因为这些重要器官的突然改变可能提示气体栓塞[78]。

15.3.13 复发率

据报道，在成功的内镜引流后，有 10% ~ 15% 的病例会复发[79]。在一项随机对照试验中，比较了在包裹完全消失后取出支架的患者和没有取出支架的患者，与保留双猪尾支架的患者相比，在临床消失后接受支架取出的患者复发率更高（38% vs. 0）[80]。复发的患者有 DPDS[81]。

目前大多数机构在取下透壁支架之前，用 CECT 扫描进行横断面成像，用促胰液素进行 MRCP 以评估包裹性坏死的分辨率和评估 MPD 的完整性，和（或）ERCP。如果 DPDS 患者接受了内镜引流，建议长期放置穿壁式 DPS[80, 82]。如果内镜治疗失败并包裹复发，可以选择行远端胰腺切除术或 Roux-en-Y 引流术的手术方式，成功率为 90%[31, 33]。

15.4 结论

在过去的几十年中，EUS 引导的透壁引流被认为是初始治疗有症状包裹性坏死的标准治疗方法，以代替外科坏死组织清除术。包裹性坏死的有效管理需要多学科团队的方法。内镜技术在处理 WON 中的发展已显著提高了内镜引流的有效性和安全性，并减少了其他微创技术的使用。对于内镜引流支架的最佳选择，目前还没有明确的共识。LAMS 是一种特殊设计的 EUS 支架系统，直径大，便于充分的透壁引流和直接内镜下坏死组织清除术，大大简化并缩短了操作的时间。然而，某些潜在的并发症与 LAMS 的使用有关。迄今为止，尚未确定移除支架的最佳时间。总之，如果包裹性坏死已处理，建议最多在 4 周后移除 LAMS，以防止支架相关并发症。需要进一步的多中心随机前瞻性研究来验证金属支架相对于塑料支架的益处、成本和安全性，并确定支架移除的最佳时间。此外，对于延伸至结肠旁沟的大包裹性坏死患者和对内镜引流无反应的患者，应考虑双通道引流。

参考文献

1. Baron TH, Morgan DE. Acute necrotizing pancreatitis. N Engl J Med. 1999;340(18):1412–7.
2. Beger HG, Rau B, Mayer J, Pralle U. Natural course of acute pancreatitis. World J Surg. 1997;21(2):130–5.
3. Kourtesis G, Wilson SE, Williams RA. The clinical significance of fluid collections in acute pancreatitis. Am Surg. 1990;56(12):796–9.
4. Yasuda I, Nakashima M, Iwai T, Isayama H, Itoi T, Hisai H, et al. Japanese multicenter experience of endoscopic necrosectomy for infected walled-off pancreatic necrosis: the JENIPaN study. Endoscopy. 2013;45(8):627–34.
5. Varadarajulu S, Bang JY, Sutton BS, Trevino JM, Christein JD, Wilcox CM. Equal efficacy of endoscopic and surgical cystogastrostomy for pancreatic pseudocyst drainage in a randomized trial. Gastroenterology. 2013;145(3):583–90.e1.
6. Gardner TB, Coelho-Prabhu N, Gordon SR, Gelrud A, Maple JT, Papachristou GI, et al. Direct endoscopic necrosectomy for the treatment of walled-off pancreatic necrosis: results from a multicenter U.S. series. Gastrointest Endosc. 2011;73(4):718–26.
7. Giovannini M. Endoscopic ultrasound-guided drainage of pancreatic fluid collections. Gastrointest Endosc Clin N Am. 2018;28(2):157–69.
8. Takahashi N, Papachristou GI, Schmit GD, Chahal P, LeRoy AJ, Sarr MG, et al. CT findings of walled-off pancreatic necrosis (WOPN): differentiation from pseudocyst and prediction of outcome after endoscopic therapy. Eur Radiol. 2008;18(11):2522–9.
9. Freeman ML, Werner J, van Santvoort HC, Baron TH, Besselink MG, Windsor JA, et al. Interventions for necrotizing pancreatitis: summary of a multidisciplinary consensus conference. Pancreas. 2012;41(8):1176–94.
10. Besselink MG, Verwer TJ, Schoenmaeckers EJ, Buskens E, Ridwan BU, Visser MR, et al. Timing of surgical intervention in necrotizing pancreatitis. Arch Surg. 2007;142(12):1194–201.
11. Werner J, Hartwig W, Hackert T, Buchler MW. Surgery in the treatment of acute pancreatitis—open pancreatic necrosectomy. Scand J Surg. 2005;94(2):130–4.
12. Working Group IAPAPAAPG. IAP/APA evidence-based guidelines for the management of acute pancreatitis. Pancreatology. 2013;13(4 Suppl 2):e1–15.
13. ASGE Standards of Practice Committee, Acosta RD, Abraham NS, Chandrasekhara V, Chathadi KV, Early DS, et al. The management of antithrombotic agents for patients undergoing GI endoscopy. Gastrointest Endosc. 2016;83(1):3–16.
14. Fisher JM, Gardner TB. Endoscopic therapy of necrotizing pancreatitis and pseudocysts. Gastrointest Endosc Clin N Am. 2013;23(4):787–802.
15. Bonnot B, Nion-Larmurier I, Desaint B, Chafai N, Paye F, Beaussier M, et al. Fatal gas embolism after endoscopic transgastric necrosectomy for infected necrotizing pancreatitis. Am J Gastroenterol. 2014;109(4):607–8.
16. Gardner TB, Chahal P, Papachristou GI, Vege SS, Petersen BT, Gostout CJ, et al. A comparison of direct endoscopic necrosectomy with transmural endoscopic drainage for the treatment of walled-off pancreatic necrosis. Gastrointest Endosc. 2009;69(6):1085–94.
17. Steinberg WM. A step-up approach, or open necrosectomy for necrotizing pancreatitis. N Engl J Med. 2010;363(13):1286–7; author reply 7

18. van Santvoort HC, Besselink MG, Bakker OJ, Hofker HS, Boermeester MA, Dejong CH, et al. A step-up approach or open necrosectomy for necrotizing pancreatitis. N Engl J Med. 2010;362(16):1491–502.

19. van Baal MC, van Santvoort HC, Bollen TL, Bakker OJ, Besselink MG, Gooszen HG, et al. Systematic review of percutaneous catheter drainage as primary treatment for necrotizing pancreatitis. Br J Surg. 2011;98(1):18–27.

20. Bakker OJ, van Santvoort HC, van Brunschot S, Geskus RB, Besselink MG, Bollen TL, et al. Endoscopic transgastric vs surgical necrosectomy for infected necrotizing pancreatitis: a randomized trial. JAMA. 2012;307(10):1053–61.

21. van Brunschot S, van Grinsven J, van Santvoort HC, Bakker OJ, Besselink MG, Boermeester MA, et al. Endoscopic or surgical step-up approach for infected necrotising pancreatitis: a multicentre randomised trial. Lancet. 2018;391(10115):51–8.

22. Irani S, Gluck M, Ross A, Gan SI, Crane R, Brandabur JJ, et al. Resolving external pancreatic fistulas in patients with disconnected pancreatic duct syndrome: using rendezvous techniques to avoid surgery (with video). Gastrointest Endosc. 2012;76(3):586.e1–93.e3.

23. Bang JY, Navaneethan U, Hasan MK, Hawes RH, Varadarajulu S. EUS correlates of disconnected pancreatic duct syndrome in walled-off necrosis. Endosc Int Open. 2016;4(8):E883–9.

24. Deviere J, Antaki F. Disconnected pancreatic tail syndrome: a plea for multidisciplinarity. Gastrointest Endosc. 2008;67(4):680–2.

25. Abdo A, Jani N, Cunningham SC. Pancreatic duct disruption and nonoperative management: the SEALANTS approach. Hepatobiliary Pancreat Dis Int. 2013;12(3):239–43.

26. Wong YC, Wang LJ, Fang JF, Lin BC, Ng CJ, Chen RJ. Multidetector-row computed tomography (CT) of blunt pancreatic injuries: can contrast-enhanced multiphasic CT detect pancreatic duct injuries? J Trauma. 2008;64(3):666–72.

27. Itoh S, Ikeda M, Ota T, Satake H, Takai K, Ishigaki T. Assessment of the pancreatic and intrapancreatic bile ducts using 0.5-mm collimation and multiplanar reformatted images in multislice CT. Eur Radiol. 2003;13(2):277–85.

28. Gillams AR, Kurzawinski T, Lees WR. Diagnosis of duct disruption and assessment of pancreatic leak with dynamic secretin-stimulated MR cholangiopancreatography. AJR Am J Roentgenol. 2006;186(2):499–506.

29. Drake LM, Anis M, Lawrence C. Accuracy of magnetic resonance cholangiopancreatography in identifying pancreatic duct disruption. J Clin Gastroenterol. 2012;46(8):696–9.

30. Sherman S, Freeman ML, Tarnasky PR, Wilcox CM, Kulkarni A, Aisen AM, et al. Administration of secretin (RG1068) increases the sensitivity of detection of duct abnormalities by magnetic resonance cholangiopancreatography in patients with pancreatitis. Gastroenterology. 2014;147(3):646–54.e2.

31. Howard TJ, Rhodes GJ, Selzer DJ, Sherman S, Fogel E, Lehman GA. Roux-en-Y internal drainage is the best surgical option to treat patients with disconnected duct syndrome after severe acute pancreatitis. Surgery. 2001;130(4):714–9; discussion 9–21

32. Pearson EG, Scaife CL, Mulvihill SJ, Glasgow RE. Roux-en-Y drainage of a pancreatic fistula for disconnected pancreatic duct syndrome after acute necrotizing pancreatitis. HPB (Oxford). 2012;14(1):26–31.

33. Tann M, Maglinte D, Howard TJ, Sherman S, Fogel E, Madura JA, et al. Disconnected pancreatic duct syndrome: imaging findings and therapeutic implications in 26 surgically corrected patients. J Comput Assist Tomogr. 2003;27(4):577–82.

34. Hookey LC, Debroux S, Delhaye M, Arvanitakis M, Le Moine O, Deviere J. Endoscopic drainage of pancreatic-fluid collections in 116 patients: a comparison of etiologies, drainage techniques, and outcomes. Gastrointest Endosc. 2006;63(4):635–43.

35. Trevino JM, Tamhane A, Varadarajulu S. Successful stenting in ductal disruption favorably impacts treatment outcomes in patients undergoing transmural drainage of peripancreatic fluid collections. J Gastroenterol Hepatol. 2010;25(3):526–31.

36. Varadarajulu S, Noone TC, Tutuian R, Hawes RH, Cotton PB. Predictors of outcome in pancreatic duct disruption managed by endoscopic transpapillary stent placement. Gastrointest Endosc. 2005;61(4):568–75.

37. Amin S, Yang DJ, Lucas AL, Gonzalez S, DiMaio CJ. There is no advantage to transpapillary pancreatic duct stenting for the transmural endoscopic drainage of pancreatic fluid collections: a meta-analysis. Clin Endosc. 2017;50(4):388–94.

38. Arvanitakis M, Dumonceau JM, Albert J, Badaoui A, Bali MA, Barthet M, et al. Endoscopic management of acute necrotizing pancreatitis: European Society of Gastrointestinal Endoscopy (ESGE) evidence-based multidisciplinary guidelines. Endoscopy. 2018;50(5):524–46.

39. Shrode CW, Macdonough P, Gaidhane M, Northup PG, Sauer B, Ku J, et al. Multimodality endoscopic treatment of pancreatic duct disruption with stenting and pseudocyst drainage: how efficacious is it? Dig Liver Dis. 2013;45(2):129–33.

40. Kahaleh M, Shami VM, Conaway MR, Tokar J, Rockoff T, De La Rue SA, et al. Endoscopic ultrasound drainage of pancreatic pseudocyst: a prospective comparison with conventional endoscopic drainage. Endoscopy. 2006;38(4):355–9.

41. Park DH, Lee SS, Moon SH, Choi SY, Jung SW, Seo DW, et al. Endoscopic ultrasound-guided versus conventional transmural drainage for pancreatic pseudocysts: a prospective randomized trial. Endoscopy. 2009;41(10):842–8.

42. Varadarajulu S, Christein JD, Tamhane A, Drelichman ER, Wilcox CM. Prospective randomized trial comparing EUS and EGD for transmural drainage of pancreatic pseudocysts (with videos). Gastrointest Endosc. 2008;68(6):1102–11.

43. Voermans RP, Ponchon T, Schumacher B, Fumex F, Bergman JJ, Larghi A, et al. Forward-viewing versus oblique-viewing echoendoscopes in transluminal drainage of pancreatic fluid collections: a multicenter, randomized, controlled trial. Gastrointest Endosc. 2011;74(6):1285–93.

44. Prasad GA, Varadarajulu S. Endoscopic ultrasound-guided abscess drainage. Gastrointest Endosc Clin N Am. 2012;22(2):281–90, ix

45. Varadarajulu S, Bang JY, Phadnis MA, Christein JD, Wilcox CM. Endoscopic transmural drainage of peripancreatic fluid collections: outcomes and predictors of treatment success in 211 consecutive patients. J Gastrointest Surg. 2011;15(11):2080–8.

46. van Brunschot S, Fockens P, Bakker OJ, Besselink MG, Voermans RP, Poley JW, et al. Endoscopic transluminal necrosectomy in necrotising pancreatitis: a systematic review. Surg Endosc. 2014;28(5):1425–38.

47. Singhal S, Rotman SR, Gaidhane M, Kahaleh M. Pancreatic fluid collection drainage by endoscopic ultrasound: an update. Clin Endosc. 2013;46(5):506–14.

48. Antillon MR, Bechtold ML, Bartalos CR, Marshall JB. Transgastric endoscopic necrosectomy with temporary metallic esophageal stent placement for the treatment of infected pancreatic necrosis (with video). Gastrointest Endosc. 2009;69(1):178–80.

49. Tarantino I, Traina M, Barresi L, Volpes R, Gridelli B. Transgastric plus transduodenal necrosectomy with temporary metal stents placement for treatment of large pancreatic necrosis. Pancreas. 2010;39(2):269–70.

50. Krishnan A, Ramakrishnan R. EUS-guided endoscopic necrosectomy and temporary cystogastrostomy for infected pancreatic necrosis with self-expanding metallic stents. Surg Laparosc Endosc Percutan Tech. 2012;22(5):e319–21.

51. Sarkaria S, Sethi A, Rondon C, Lieberman M, Srinivasan I, Weaver K, et al. Pancreatic necrosectomy using covered esophageal stents: a novel approach. J Clin Gastroenterol. 2014;48(2):145–52.

52. Antillon MR, Shah RJ, Stiegmann G, Chen YK. Single-step EUS-guided transmural drainage of simple and complicated pancreatic pseudocysts. Gastrointest Endosc. 2006;63(6):797–803.

53. Kruger M, Schneider AS, Manns MP, Meier PN. Endoscopic management of pancreatic pseudocysts or abscesses after an EUS-guided 1-step procedure for initial access. Gastrointest Endosc. 2006;63(3):409–16.

54. Varadarajulu S, Lopes TL, Wilcox CM, Drelichman ER, Kilgore ML, Christein JD. EUS versus surgical cyst-gastrostomy for management of pancreatic pseudocysts. Gastrointest Endosc. 2008;68(4):649–55.

55. Bang JY, Navaneethan U, Hasan MK, Sutton B, Hawes R, Varadarajulu S. Non-superiority of lumen-apposing metal stents over plastic stents for drainage of walled-off necrosis in a randomised trial. Gut. 2018;68(7).

56. Brimhall B, Han S, Tatman PD, Clark TJ, Wani S, Brauer B, et al. Increased incidence of pseudoaneurysm bleeding with lumen-apposing metal stents compared to double-pigtail plastic stents in patients with peripancreatic fluid collections. Clin Gastroenterol Hepatol. 2018;16(9):1521–8.

57. Siddiqui AA, Kowalski TE, Loren DE, Khalid A, Soomro A, Mazhar SM, et al. Fully covered self-expanding metal stents versus lumen-apposing fully covered self-expanding metal stent versus plastic stents for endoscopic drainage of pancreatic walled-off necrosis: clinical outcomes and success. Gastrointest Endosc. 2017;85(4):758–65.

58. Han D, Inamdar S, Lee CW, Miller LS, Trindade AJ, Sejpal DV. Lumen apposing metal stents (LAMSs) for drainage of pancreatic and gallbladder collections: a meta-analysis. J Clin Gastroenterol. 2018;52(9):835–44.

59. Varadarajulu S, Phadnis MA, Christein JD, Wilcox CM. Multiple transluminal gateway technique for EUS-guided drainage of symptomatic walled-off pancreatic necrosis. Gastrointest Endosc. 2011;74(1):74–80.

60. Ross AS, Irani S, Gan SI, Rocha F, Siegal J, Fotoohi M, et al. Dual-modality drainage of infected and symptomatic walled-off pancreatic necrosis: long-term clinical outcomes. Gastrointest Endosc. 2014;79(6):929–35.

61. Bang JY, Wilcox CM, Trevino J, Ramesh J, Peter S, Hasan M, et al. Factors impacting treatment outcomes in the endoscopic management of walled-off pancreatic necrosis. J Gastroenterol Hepatol. 2013;28(11):1725–32.

62. Mukai S, Itoi T, Sofuni A, Itokawa F, Kurihara T, Tsuchiya T, et al. Novel single transluminal gateway transcystic multiple drainages after EUS-guided drainage for complicated multilocular walled-off necrosis (with videos). Gastrointest Endosc. 2014;79(3):531–5.

63. Gluck M, Ross A, Irani S, Lin O, Gan SI, Fotoohi M, et al. Dual modality drainage for symptomatic walled-off pancreatic necrosis reduces length of hospitalization, radiological procedures, and number of endoscopies compared to standard percutaneous drainage. J Gastrointest Surg. 2012;16(2):248–56; discussion 56–7

64. Minaga K, Kitano M, Imai H, Yamao K, Kamata K, Miyata T, et al. Modified single transluminal gateway transcystic multiple drainage technique for a huge infected walled-off pancreatic necrosis: a case report. World J Gastroenterol. 2016;22(21):5132–6.

65. Isayama H, Nakai Y, Rerknimitr R, Khor C, Lau J, Wang HP, et al. Asian consensus statements on endoscopic management of walled-off necrosis. Part 2: endoscopic management. J Gastroenterol Hepatol. 2016;31(9):1555–65.

66. Seifert H, Biermer M, Schmitt W, Jurgensen C, Will U, Gerlach R, et al. Transluminal endoscopic necrosectomy after acute pancreatitis: a multicentre study with long-term follow-up (the GEPARD study). Gut. 2009;58(9):1260–6.

67. Thompson CC, Kumar N, Slattery J, Clancy TE, Ryan MB, Ryou M, et al. A standardized method for endoscopic necrosectomy improves complication and mortality rates. Pancreatology. 2016;16(1):66–72.

68. Bazerbachi F, Sawas T, Vargas EJ, Prokop LJ, Chari ST, Gleeson FC, et al. Metal stents versus plastic stents for the management of pancreatic walled-off necrosis: a systematic review and

69. ASGE Standards of Practice Committee, Ben-Menachem T, Decker GA, Early DS, Evans J, Fanelli RD, et al. Adverse events of upper GI endoscopy. Gastrointest Endosc. 2012;76(4):707–18.

70. Fabbri C, Luigiano C, Maimone A, Polifemo AM, Tarantino I, Cennamo V. Endoscopic ultrasound-guided drainage of pancreatic fluid collections. World J Gastrointest Endosc. 2012;4(11):479–88.

71. DeSimone ML, Asombang AW, Berzin TM. Lumen apposing metal stents for pancreatic fluid collections: recognition and management of complications. World J Gastrointest Endosc. 2017;9(9):456–63.

72. Fabbri C, Luigiano C, Marsico M, Cennamo V. A rare adverse event resulting from the use of a lumen-apposing metal stent for drainage of a pancreatic fluid collection: "the buried stent". Gastrointest Endosc. 2015;82(3):585–7.

73. Rodrigues-Pinto E, Grimm IS, Baron TH. Removal of buried gastroduodenal stents after drainage of pancreatic fluid collections: silence of the LAMS (with video). Gastrointest Endosc. 2016;83(4):853–4.

74. Seerden TC, Vleggaar FP. Endoscopic removal of buried lumen-apposing metal stents used for cystogastrostomy and cholecystogastrostomy. Endoscopy. 2016;48 Suppl 1:E179.

75. Irani S, Kozarek RA. The buried lumen-apposing metal stent: is this a stent problem, a location problem, or both? VideoGIE. 2016;1(1):25–6.

76. Varadarajulu S, Christein JD, Wilcox CM. Frequency of complications during EUS-guided drainage of pancreatic fluid collections in 148 consecutive patients. J Gastroenterol Hepatol. 2011;26(10):1504–8.

77. Gardner TB. Endoscopic management of necrotizing pancreatitis. Gastrointest Endosc. 2012;76(6):1214–23.

78. Donepudi S, Chavalitdhamrong D, Pu L, Draganov PV. Air embolism complicating gastrointestinal endoscopy: a systematic review. World J Gastrointest Endosc. 2013;5(8):359–65.

79. Deviere J, Bueso H, Baize M, Azar C, Love J, Moreno E, et al. Complete disruption of the main pancreatic duct: endoscopic management. Gastrointest Endosc. 1995;42(5):445–51.

80. Arvanitakis M, Delhaye M, Bali MA, Matos C, De Maertelaer V, Le Moine O, et al. Pancreatic-fluid collections: a randomized controlled trial regarding stent removal after endoscopic transmural drainage. Gastrointest Endosc. 2007;65(4):609–19.

81. Lawrence C, Howell DA, Stefan AM, Conklin DE, Lukens FJ, Martin RF, et al. Disconnected pancreatic tail syndrome: potential for endoscopic therapy and results of long-term follow-up. Gastrointest Endosc. 2008;67(4):673–9.

82. Rana SS, Bhasin DK, Rao C, Sharma R, Gupta R. Consequences of long term indwelling transmural stents in patients with walled off pancreatic necrosis & disconnected pancreatic duct syndrome. Pancreatology. 2013;13(5):486–90.

著者：Majidah Abdulfattah Bukhari and Mouen A. Khashab

译者：任剑珍

审校：张昱，黄思霖

第16章
射频消融术

射频消融术（radiofrequency ablation，RFA）在医学上已经得到了广泛的应用。除了胃肠疾病，在心血管科的传导通路消融术、骨科椎间盘疾病的治疗、疼痛科神经束破坏的应用，以及在内分泌器官的肿瘤消融术等都有广泛的应用。在胃肠疾病中，主要用于消融 Barrett's 食管、治疗胃窦毛细血管扩张症、治疗胆管癌以及肝癌的消融。射频消融术已成为内镜治疗中的重要治疗手段。

16.1　什么是射频消融术？

能量可以以多种不同的形式传递。电外科发生器最常见的形式是交流电。通过改变交流电的频率和电压，可以使电发生器的功能从主要的切断电流变为凝聚电流。此外，如果频率增加，则组织穿透更少，对能量损伤深度的控制更多。这是射频消融采用每秒约 400 000 个周期的频率进行的主要原因。应用的能量取决于应用的过程。对于胃肠道组织的腔内消融，发生器产生的能量频率为 460.8 KHz，所有类型的导管使用准正弦波形（图 16.1）。最大功率为 300 W，仅用于 360° 球囊装置[1]。局部消融导管使用略小的功率，取决于导管的大小。例如，90° 病灶导管的输出功率为 104 W，导管连接到设备中，识别后由发生器进行调整。发生器的最大电压程序为 40 V RMS［均方根（root mean square，RMS）］，电压将在整个正弦波形中波动。产生的电流最大为 24 安培 RMS。这种能量的传递由计算机处理单元控制，该单元根据所连接的设备调节输出。这些设备相对稳定，功率变化高达 15%（3 W），具体取决于遇到的电阻数量。胃肠疾病中使用的发生器是符合 CISPR 11 射频发射标准的 A 类设备，可影响医院医疗区域内的敏感设备。

用于肝脏或胰腺肿块消融的发生器的功率通常更低，由于能量是由可以插入组织中的针状装置传递，尽管功率较小，电流密度却更高。输送装置的表面积要远小于广泛的组织消融的面积。目前有许多设备可供使用，尽管它们通常都使用具有智能和精确传输目标能量的 CPU 进行调节，但它们各自有不同的特性。

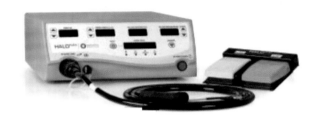

图 16.1 这是一种射频消融发生器，可为局灶性和环周消融设备供电。该设备具有自动充气功能，可以为球囊充气以进行环周消融。射频能量的传递通过使用脚踏板来启动。

16.2 为什么射频消融术应用于黏膜消融？

早期的黏膜消融疗法通常都是针对其他应用开发的，之后才应用于消化道。其中首先是热激光治疗，然后是双极凝固或氩等离子体凝固等热疗法。这些疗法的困难在于这些探针接触的面积非常小，很容易漏掉 Barrett's 黏膜的小区域。小的探针接触可变，因此治疗深度并不确切。随后，使用了更容易应用的光动力疗法，一次可治疗长达 7 cm 的 Barrett's 食管。这种疗法仅受扩散光纤长度和激光功率的限制。值得注意的是，这种疗法的穿透深度可能较深，狭窄（18%）很常见。另外由于光敏的副作用，导致患者在黑暗中停留 1 个月左右。

射频消融术专门针对 Barrett's 食管，因为它的表面治疗可以降低狭窄率，而且无全身副作用。在食管切除术前患者和不伴异型增生的 Barrett's 食管中进行的初步研究表明，该疗法对食管病变黏膜的消除表现为均匀的和浅表的组织破坏。

16.3 哪些 Barrett's 食管最适合射频消融治疗？

患者的选择是实施 Barrett's 食管内镜下消融治疗的关键。共识意见指出，正常生存且经病理专家确认的重度异型增生或轻度异型增生的患者适用于射频消融治疗。前瞻性研究指出，这一患者群体被证明具有很高的肿瘤进展风险。由于射频消融治疗比较表浅，患者需要在 RFA 之前用内镜切除 Barrett's 食管的结节病变。无法扩张狭窄的患者也是射频消融治疗遇到的问题，因为导管的直径难以通过，而最新的经内镜的导管解决了这一问题。然而，由于探头的尺寸有限，并且需要频繁地清洁，这种导管不能用于治疗大面积的组织。也有一项关于联合应用切除与环周射频消融术的小型研究。虽然这是可行的，但进行切除比较困难，尽管它消除了 95% 的 Barrett's 节段。该研究组出现了并发症，包括 4% 的穿孔、16% 的出血和 21% 的狭窄[2]。在治疗 Barrett's 食道时，对射频消融术与逐步切除术进行了比较。虽然两者在消除异型增生和 Barrett's 化生方面都有效，但内镜逐步切除组的狭窄发生率为 88%，而联合切除加射频消融组的狭窄发生率为 18%[3]，尽管使用逐步切除仅切除了食管全周的 50%。

前瞻性随机试验均涉及长度小于 7 ~ 8 cm 的节段，但回顾性队列研究发现，即使是超长节段的 Barrett's 食管（< 14 cm）也可以通过射频消融治疗，有效率与短节段相似，但超长节段的 3 年复发率较高[4]。

16.4 射频消融术如何应用于 Barrett's 食管？

要认识到，射频消融术自最初开发以来已经有了很大发展。该技术需要认真观察整个 Barrett's 节段，并仔细标注该段的最大高度以及柱状黏膜的分布。较短的、偏心的、呈舌状的食管柱状黏膜可以很容易地用局部器械治疗，而较长的环周型 Barrett's 食管可以选择环周装置治疗。通常不鼓励在治疗时进行活检，因为活检部位的出血会干扰射频能量的传递。在黏膜上喷洒 n- 乙酰半胱氨酸以清除黏膜表面的黏液，因为黏液层会抑制射频能量的传导，并且可以碳化，进一步抑制传导。发生器可对治疗导管的传导能力进行反馈，用户可接收每次应用所提供的能量值的数字反馈。应对整个黏膜表面进行喷洒，并吸走 N- 乙酰半胱氨酸，以防止误吸。

射频消融治疗需要在 Barrett's 节段近端部分开始，与正常鳞状组织重叠约 1 cm，以确保 Barrett's 黏膜完全消融。治疗导管可以向胃的远侧推进，与治疗区域重叠约 1 cm。发生器自动设置为向环周治疗球囊产生每平方厘米 10 J 的能量剂量。在过去，需要确定食道的大小来确定所需的治疗导管的大小，目前可以调整治疗导管以适应食道的直径。环周装置每段仅应用一次。烧灼黏膜表面后，通过机械应用安装在内镜先端的帽子将其去除，然后在治疗区域重新施加环周装置。发生器测量来自黏膜的阻力，如果没有接触或阻力大，可以重新放置导管，或者如果消融电极上有大量焦痂，可以移除和清洁（图16.2）。当前的环形导管在拔出时必须小心地以逆时针方向转动，以降低探头的硬度，防止射频线圈折叠并可能切割黏膜表面。

如果使用局灶装置，则能量设置为 $12~J/cm^2$，这样应用两次，然后清洁黏膜，再使用两次。有各种各样的局灶装置连接到内镜的先端，并具有一个枢轴点，允许更广接触到食道壁的表面。局灶装置的长度不一，标准长度是 $2 \sim 4~cm$。最常用的是 90 度圆周局灶装置，其治疗面积约为

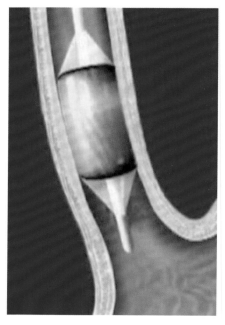

图 16.2　在食道中充气的球囊。3 cm 的治疗导管接触 Barrett's 黏膜表面。可定位在内镜直视下控制。

20 mm × 13 mm，可安装在直径为 8.6 ~ 12.8 mm 的内镜上（图 16.3）。此外，还有一些宽度较小的装置用于治疗残留的小 Barrett's 食管岛，这些装置可能覆盖直径的六分之一，被称为 60° 局灶性导管，可以治疗 10 mm × 15 mm 的区域。最小的是可经过内镜钳道的装置，可用于非常困难的情况，称为通道 RFA 设备。它可以通过 2.8 mm 的标准活检通道，并提供一个 15.7 mm × 7.8 mm 宽的治疗桨。在对黏膜进行第一轮消融后，可以通过配备清洁帽的内镜去除焦痂，该清洁帽由软塑料制成，安装到内镜的先端，可以轻轻地将焦痂从组织中剥离，这样焦痂就不会干扰第二轮消融。这些帽子的尺寸大小不一，可适用于各种型号内镜（图 16.4）。

在环周型 Barrett's 食管的患者中，最初使用球囊探头治疗整个节段。然而，在初始消融后，剩余的 Barrett's 食管通常由舌状和柱状组织岛组成，根据剩余的柱状黏膜数量使用局灶装置进行治疗。在 RFA 的最初研究中，重复使用环形球囊进行治疗，但随着局灶装置的发展越来越少了。

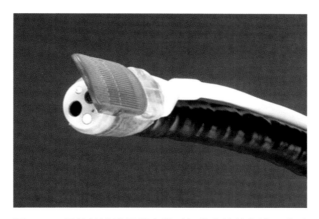

图 16.3　局灶性消融导管安装到标准内镜的先端。消融面可以旋转至与病变食道壁相贴近。图示的局灶装置覆盖了大约四分之一的圆周，称为 90° 装置。有更小的装置覆盖 60°。

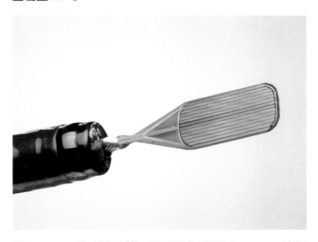

图 16.4　一种消融导管，可以卷起并通过 2.8 mm 的标准活检通道，一旦进入管腔就会展开。该装置只能用于小病灶。

16.5　不伴异型增生的 Barrett's 食管的治疗

射频消融术最先用于不伴异型增生的 Barrett's 食管，最主要的证据是消融会导致鳞状黏膜再次上皮化[5]。此类病变对消融治疗反应良好，并且清楚地表明用 RFA 消融可导致肠化生消退。随后，关于是否需要治疗从未接受过治疗的不伴异型增生的组织一直存在争议。困难在于，由于 Barrett's 食管进展率不是很高，所以很难建立一项研究来证实消融的好处。假设，如果终生进展为癌症的风险为 8%，射频消融术的有效率为 100%，则该研究需要对大约 1500 名患者进行平均 10 年的随访，才能有 80% 的能力来检测这种微小差异。

一些讨论认为，进展的绝对风险类似于结肠息肉演变成癌症的风险。然而，息肉是离散的，且息肉切除比试图消融整个黏膜表面更容易。此外，鉴于进展风险较低，如果 Barrett's 节段对消融治疗有抵抗，是否应该使用更积极的消融或切除方法尚不确定。

16.6 射频消融术治疗伴有轻度异型增生的 Barrett's 食管的作用

轻度异型增生的消融治疗是可行的，在 127 例射频消融患者的初步关键试验中得到了证实[6]。尽管患者数量相对较少，但超过 90% 的患者经治疗消除了异型增生，而对照组的这一比例为 23%。尽管异型增生在统计学上显著减少，但考虑到轻度异型增生的进展风险较低，目前仍不清楚这是否真的改变了结果。来自荷兰的一项前瞻性研究，评估了欧洲 9 个中心随机 1∶1 射频消融或观察的 136 例患者，结果发现，消融组有 1.5% 的患者进展为重度异型增生或癌，而对照组为 26.5%，具有统计学意义，随访时间为 3 年。这项研究最初是有争议的，因为进展的控制率远高于美国报道的，尽管欧洲研究中的进展率也比之前认为的要高得多。

随后的研究有不同的结果，包括回顾性多中心研究以及几项回顾性组织学研究，这些研究利用了至少两名经验丰富的病理学家证实的轻度异型增生[7-9]。对于轻度异型增生，射频消融似乎确实会在短期内减缓其进展。然而，回顾性研究也表明，与监测不同，其总体进展不受射频消融的影响[10]。尽管如此，当对轻度异型增生患者进行荟萃分析和系统评价时，研究总结提示：接受射频消融的患者的进展率为 0.77%，而仅接受监测的患者进展率为 6.6%，进展风险仍然较低[11]。

16.7 射频消融术治疗胃窦毛细血管扩张症

据报道，使用局灶消融导管的射频消融在临床系列报道中已经成功地减少或消除了胃窦血管扩张（gastric antral vascular ectasia，GAVE）患者的输血需求[12]。这一系列的 21 例接受 APC 治疗后仍依赖输血的患者，有 86% 的应答率。这表明 RFA 可能对那些治疗效果不佳的患者作为二线治疗是有益的。其他系列报道了成功的治疗案例，但患者的特征不好归类[13]。

16.8 射频消融术治疗胆管癌

通过经皮导管，最初用于肝细胞癌的射频消融术已应用于胆管癌[14]的治疗。鉴于支架置入术的效果相对较差，ERCP 引导的射频消融治疗被开发用于为胆管癌提供姑息治疗。ERCP 引导的 RFA 需要更灵活的新探针才能进入胆管。迄今为止开发的导管大小约为 8-Fr，需要通过 0.035 英寸（约 0.0889 cm），450 cm 长的导线引入。这些灵活的探头通常需要使用具有至少 3.2 mm 钳道的治疗性十二指肠镜。探针自身有一个 5 mm 的前导尖端，其中 8 mm 电极间隔 8 mm，允许一次处理 25 mm 的组织。能量通常由电外科发生器提供，使用效果 8 的软凝模式。这些导管也可用于双极凝固模式。也可以使用较小的导管，通过超声内镜将其送到目标位置。这些导管的直径为 1-Fr，可以插入 19-Fr 或 22-FrFNA 针。该探针尖端的电极长约 20 mm。通过 EUS 引导应用的能量模式通常是软凝模式，效果为 4，功率为 10 W（图 16.5）。

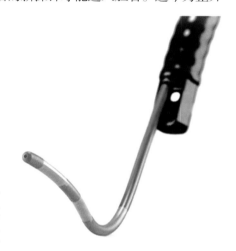

图 16.5 一副射频探头的示意图，它可以通过钳道至少 3.2 mm 的十二指肠镜。该探头本身直径为 8-Fr，一次应用即可治疗直径 8 mm 长的肿瘤。

RFA 治疗胆管癌的小规模回顾性队列研究表明，这种热疗似乎至少与光动力疗法一样有效，通过减轻黄疸，缓解肿瘤[15, 16]。包括胰腺导管内乳头状黏液性肿瘤和神经内分泌肿瘤在内的病变已经通过射频消融治疗获得了成功的报道[17]。

参考文献

1. Sharma VK, Wang KK, Overholt BF, et al. Balloon-based, circumferential, endoscopic radio-frequency ablation of Barrett's esophagus: 1-year follow-up of 100 patients.[see comment]. Gastrointest Endosc. 2007;65:185–95.
2. van Vilsteren FG, Alvarez Herrero L, Pouw RE, et al. Radiofrequency ablation and endoscopic resection in a single session for Barrett's esophagus containing early neoplasia: a feasibility study. Endoscopy. 2012;44:1096–104.

3. van Vilsteren FG, Pouw RE, Seewald S, et al. Stepwise radical endoscopic resection versus radiofrequency ablation for Barrett's oesophagus with high-grade dysplasia or early cancer: a multicentre randomised trial. Gut. 2011;60:765–73.

4. Dulai PS, Pohl H, Levenick JM, Gordon SR, MacKenzie TA, Rothstein RI. Radiofrequency ablation for long-and ultralong-segment Barrett's esophagus: a comparative long-term follow-up study. Gastrointest Endosc. 2013;77:534–41.

5. Sharma VK, Wang KK, Overholt BF, et al. Balloon-based, circumferential, endoscopic radio-frequency ablation of Barrett's esophagus: 1-year follow-up of 100 patients. Gastrointest Endosc. 2007;65:185–95.

6. Shaheen NJ, Sharma P, Overholt BF, et al. Radiofrequency ablation in Barrett's esophagus with dysplasia. N Engl J Med. 2009;360:2277–88.

7. Duits LC, Phoa KN, Curvers WL, et al. Barrett's oesophagus patients with low-grade dysplasia can be accurately risk-stratified after histological review by an expert pathology panel. Gut. 2015;64:700–6.

8. Mitlyng BL, Leon S, Ganz RA. Esophageal adenocarcinoma in Barrett's esophagus with low-grade dysplasia. Gastrointest Endosc. 2015;81:484.

9. Thota PN, Lee H-J, Goldblum JR, et al. Risk stratification of patients with Barrett's esophagus and low-grade dysplasia or indefinite for dysplasia. Clin Gastroenterol Hepatol. 2015;13:459–65.e1.

10. Kahn A, Al-Qaisi M, Kommineni V, et al. Longitudinal outcomes of radiofrequency ablation versus surveillance endoscopy for Barrett's esophagus with low-grade dysplasia. Dis Esophagus. 2018;31(4).

11. Small AJ, Araujo JL, Leggett CL, et al. Radiofrequency ablation is associated with decreased neoplastic progression in patients with Barrett's esophagus and confirmed low-grade dysplasia. Gastroenterology. 2015;149:567–576.e3; quiz e13–4.

12. McGorisk T, Krishnan K, Keefer L, Komanduri S. Radiofrequency ablation for refractory gastric antral vascular ectasia (with video). Gastrointest Endosc. 2013;78:584–8.

13. Dray X, Repici A, Gonzalez P, et al. Radiofrequency ablation for the treatment of gastric antral vascular ectasia. Endoscopy. 2014;46:963–9.

14. Carrafiello G, Lagana D, Cotta E, et al. Radiofrequency ablation of intrahepatic cholangiocarcinoma: preliminary experience. Cardiovasc Intervent Radiol. 2010;33:835–9.

15. Strand DS, Cosgrove ND, Patrie JT, et al. ERCP-directed radiofrequency ablation and photodynamic therapy are associated with comparable survival in the treatment of unresectable cholangiocarcinoma. Gastrointest Endosc. 2014;80:794–804.

16. Schmidt A, Bloechinger M, Weber A, et al. Short-term effects and adverse events of endoscopically applied radiofrequency ablation appear to be comparable with photodynamic therapy in hilar cholangiocarcinoma. United European Gastroenterol J. 2016;4:570–9.

17. Barthet M, Giovannini M, Lesavre N. UEG week 2017 oral presentations-OP 315: EUS-guided radiofrequency ablation (RFA) for pancreatic neuroendocrine tumor (NET) and pre-malignant intraductal pancreatic mucinous tumor (IPMN): first results of prospective multicenter study. United European Gastroenterol J. 2017;5:A1–A160.

著者：Kenneth K. Wang

译者：左赞

审校：张昱，黄思霖

第 **17** 章
经口内镜下肌切开术

17.1 前言

特发性贲门失弛缓症是一种食管动力障碍性疾病，年发病率约十万分之一，患病率约万分之一[1]。它是由食管肌丛中抑制性神经节细胞的缺失引起，导致食管下括约肌（lower esophageal sphincter，LES）松弛障碍和食管蠕动停止[2]。目前没有治疗方法能够逆转神经元的缺失，现有所有的治疗本质上都是保守疗法，旨在松弛 LES，从而利用重力效应排空食管，缓解吞咽困难、反流和胸痛等常见症状。经典的贲门失弛缓症治疗方法，如强力扩张术和外科肌切开术已经开展了 100 多年并有可靠的疗效数据支持[3, 4]。1980 年，三位来自委内瑞拉的消化科医师在文献中首次报道了通过内镜进行肌切开术的尝试[5]。他们使用自制的针刀首先在狗模型中以逆行的方式切开 LES，然后在 17 例患者中进行重复了该手术过程。17 例患者术后均观察到 LES 压力降低和症状缓解，并且无不良事件发生。也许是出于对穿孔和渗漏的担忧，后续并没有关于该技术进一步的报道。在 21 世纪初期，随着经自然腔道内镜手术（natural orifice transluminal endoscopic surgery，NOTES）概念的提出，人们重燃了对内镜下肌切开术的兴趣。2007 年，来自美国的 2 篇文献报道了使用黏膜下隧道技术在猪模型中完成纵隔镜检查[6] 和食管肌切开术[7]。2010 年，Inoue 发表了他在 17 例贲门失弛缓症患者中使用这种黏膜下隧道技术进行经内镜肌切开术的里程碑式研究，并为该手术首次命名为经口内镜下肌切开术（peroral endoscopic myotomy，POEM）[8]。这项研究重新激发了沉寂许久的 NOTES 领域，推动了一大批如"新一代 NOTES"和"第三间隙内镜"的理念创新，内镜医师不再局限于胃肠腔内，而在紧贴胃肠壁的黏膜下间隙做文章（不像早期 NOTES 那种设想进入腹腔并完成器官切除）。POEM 提出后迅速被全世界的消化科医师和外科医师接受。2010 年，笔者所在研究组（Winthrop University Hospital，USA）报道了于 2009 年 10 月完成的 1 例 POEM 手术案例，这也是西方国家开展的首例 POEM[9]。迄今为止，全球范围内已经完成了逾 6000 例 POEM。尽管早期的一系列前瞻研究数据提示 POEM 治疗效果显著，但目前对 POEM 的不同技术流程的优劣、特殊人群中的应用、与扩张术或外科肌切开术的疗效对比，以及对术后酸反流的控制等方面尚缺乏高质量的数据支持。针对这种自 Heller 手术演变而来的非侵入性和多用途的 NOTES 手术，未来仍需要一些细节改进技术以获得最好的治疗效果。在本章节中，笔者将回顾 POEM 的发展历程，并就上述问题进行讨论。

17.2 POEM 技术流程（图 17.1）

POEM 以一种创新的手术方式实现了外科肌切开术的效果。它在黏膜下层创造一个隧道样的工作空间，而保留上方的黏膜层，以保证术后隧道空间的安全闭合。

内镜经由在黏膜层建立的小切口进入黏膜下层，手术完成后将切口牢固封闭以减少食管内容物漏入纵隔的风险。POEM 的手术步骤在文献中有细致描述，包括：①建立黏膜切口；②建立黏膜下隧道；③肌切开；④黏膜切口闭合。在 2012 年的经自然腔道手术评估与研究联合会（natural orifice surgery consortium of assessment and research，NOSCAR）会议上进行的国际经口内镜下肌切开术调查（IPOMES），展示了世界上 16 个率先开展 POEM 的内镜中心的工作情况，提出了手术实践中一些技术性的差异，时至如今这些环节仍存在争议。

17.2.1 短 vs. 长肌切开术

Heller 手术常规的肌切开长度为 6 ~ 8 cm，包括贲门处至少应切开 1.5 ~ 2 cm[12, 13]。由于贲门切开长度不足常常导致治疗失败[14, 15]，因此一些中心提出将胃底贲门处的切开长度延长至 3 cm。相比之下，食管肌切开不充分很少导致治疗失败[16]，而食管肌切开的最佳长度尚无定论。应当注意，大多数外科肌切开术的研究是在高分辨率食管测压（high-resolution manometry，HRM）问世之前开展的，当时把贲门失弛缓症粗略地分为"强力型"与"非强力型"两类。而现在我们认识到，这种分类并不符合贲门失弛缓症的疾病特点[17]。基于 HRM 的表现和芝加哥分类标准[18]，贲门失弛缓症被分为 3 种亚型，其各有特征性的食管动力异常（Ⅰ型—无效收缩；Ⅱ型—全食管腔内高压；Ⅲ型—痉挛性收缩）。

Ⅲ型贲门失弛缓症对治疗的反应与Ⅰ型和Ⅱ型有很大不同[19-21]，它需要切开食管下段的痉挛肌肉，且往往需要更长的切开长度才能有效缓解症状[22, 23]。相比之下，大部分研究认为食管侧 4 ~ 5 cm 的短段切开对于Ⅰ型和Ⅱ型就足以获得满意效果[24, 25]。这是因为 LES 本身较短，为 3 ~ 4 cm[26]，而且Ⅰ型或Ⅱ型患者 LES 上方的食管没有过度收缩或梗阻的节段。这种说法的正确性在食管扩张治疗上也有体现。近期欧洲的相关研究显示，食管扩张术治疗Ⅰ型和Ⅱ型贲门失弛缓症的术后 5 年有效率（分别为 96% 和 75%）显著高于Ⅲ型（48%）[20]，而扩张术的治疗部位就是 LES。分别来自印度（NCT03186248）、意大利（NCT03450928）和中国（NCT03012854）的三项随机对照研究正在比较食管侧短切开与长切开的效果差异，其中印度和意大利的研究切开长度分别为 6 cm *vs.* 3 cm 和 9 cm *vs.* 4 cm，中国研究则以 5 cm 为界。前两项研究的贲门切开长度为 3 cm，中国研究则是 2 cm。短切开的优点显而易见：手术耗时短，创伤更小，对食管正常节段的破坏更少，最大限度地减少术后扩张、憩室形成的风险，以及降低术后食管内压再度升高的可能性[27]。可能出于既要保证 POEM 效果又要减少术后反流的考虑，目前还没有研究去比较贲门侧短切开（1.5 ~ 2 cm）和长切开（3 cm）的效果差异。

17.2.2 前壁切开和后壁切开

肌切开的位置选择是 POEM 中另一个充满争议的领域。在最早的文献报道中，Inoue 选择朝向胃小弯侧的食管前壁 2 点钟处作为切开位置。IPOEMS 调查涉及的 16 家中心有 14 家认可前壁切开的方法（前壁 11 至 3 点钟区域）。另外 2 家中心（Zhongshan from Shanghai and Winthrop from Mineola）则青睐 5 点钟位置的后壁切开[11]。上述两种切开位置理论上都各有利弊。前壁切开可以避免切断吊索纤维这一自然抗反流屏障，理论上可以减少术后反流。但前壁切开时对内镜的稳定性和电刀的切割角度要求更高，因此在技术上更加困难[28]。位置靠近心包也增加了前壁切开的风险。目前已有 3 例心包损伤导致休克、心脏骤停和（或）心包渗漏的病例[29-31]。有大中心通过 X 射线透视观察后报道，POEM 术中发生心包积气并不会引起血流动力学异常，但需要暂停手术，说明 POEM 术中发生的心包积气多于预期[32]。相比之下，后壁切开时内镜稳定性好且能够避开心包。术中还可以利用脊柱作为定位参照，尤其是对于食管迂曲明显的患者意义更大。应该注意的是，前期手术后的解剖变化、疤痕、憩室、黏膜溃疡、

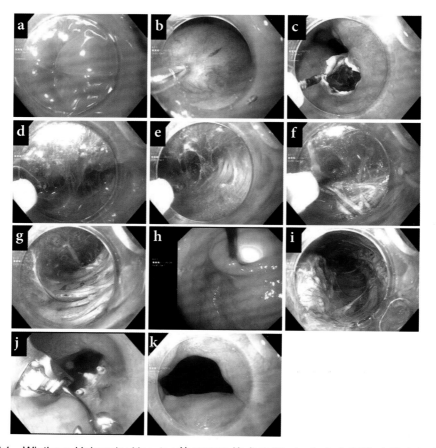

图 17.1　Winthrop University Hospital 的 POEM 技术流程：（a）在未经治疗的贲门失弛缓症患者中出现经典的"皱褶"外观的紧绷的食管胃连接部（esophagogastric junction，EGJ）。（b）黏膜下注射使黏膜下层空间充分扩张。如图所示，后壁约 5 点钟位置是笔者的首选方位。（c）建立黏膜切口。切口大小应利于隧道内气体保存，且手术结束时容易封闭。（d）建立黏膜下隧道。海博刀（I–Type，Hybrid knife，ERBE，Tubingen，Germany）可用于电凝处理小血管，并实时进行黏膜下注射。这里可以看到两个小的穿通血管，其色泽稍浅、管壁较厚故而识别为小动脉。（e）图 d 中两条小动脉电凝后表现。刀头边缘轻触血管后使用强力电凝处理血管。隧道内的 5~6 点钟位置可见环形肌。（f）起源于环形肌的纵行肌纤维延伸数厘米后再次汇入环形肌，可作为 EGJ 的定位标志。（g）肌层表面的梭形静脉是 EGJ 的另一个标志，大多数情况下都可以看到。（h）双镜透照技术。使用超细内镜在胃底贲门部观察到隧道内胃镜的发光可以确认隧道延伸至贲门。（i）全层肌切开。（j）使用 Overstitch 装置（Apollo Endosurgery，Austin，Texas）封闭隧道入口。笔者认为该种方式更安全，且基于美国市场价格和闭合时间，相比夹子封闭方式更具性价比。笔者沿横向缝合而非纵向，以尽量减少管腔狭窄。此外，由于该患者食道腔很小，笔者使用 3 次间断缝合以进一步预防管腔狭窄（对大多数食管扩张的患者，笔者一般使用单线连续缝合）。（k）EGJ 的扩张样外观证实肌切开成功（与图 a 中 POEM 前的"褶皱"样外观相比）。

严重的食管成角等都可能限制切开部位的选择。2018 年的一项研究对来自亚洲、欧洲、美国和南美的 34 位 POEM 术者进行调研，约一半的受访者更愿意选择后壁切开，说明对切开部位的选择目前依然缺乏全球性的共识[33]。作为前壁切开理论的提出者，Inoue 及其团队近期似乎也转而选择了后壁切开[28]。有四项 RCT 研究比较了前壁切开和后壁切开的疗效差异。其中 1 项在印度进行的小型研究（每组 30 名患者）指出，前壁切开术后 GERD 和食管炎症状发生率与后壁切开相似，但较少有食管 pH 值降低，其中总酸暴露率为 3% 和 14%，DeMeester 评分大于 14.7 的患者占比分别为 16% 和 37%[34]。尽管纳入的样本量很小，但其在 4 项研究中唯一关注了术后食管 pH 值的变化。其他 3 项研究包括：一项中国的单中心小样本研究，纳入了 31 例前壁切开和 32 例后壁切开病例[35]；一项国际多中心研究，纳入了 73 例前壁切开和 77 例后壁切开病例[36]，以及一项美国的单中心研究（NCT03228758），纳入 101 例前壁切开和 114 例后壁切开 POEM 病例[37]。上述研究均没有发现两组中存在技术成功率和临床成功率以及发生临床显著不良事件的差异。笔者中心的研究（Winthrop University Hospital）确实发现前壁切开时切开和闭合更慢，且容易损伤黏膜（39.6% *vs.* 17.5%），这与内镜稳定性不好和电刀在 EGJ 节段与黏膜距离太近有关。此外笔者还发现，前壁切开术后需要镇痛药物处理的胸痛情况较后壁切开少见（25.7% *vs.* 50%）。总之，现有文献数据并未显示哪种切开方式具有明显优势，但笔者中心基于上述结果选择后壁为常规切开位置。

17.2.3 全层肌切开和部分肌层切开

在前文提到的对 34 名国际 POEM 专家的调查访问中，有 13 名专家选择全层肌切开[33]。而在 2012 年的调查中，16 个内镜中心仅有 2 个中心采用此方式[11]。这种情况更多是出于术者的自身选择的原因。由于食管纵行肌层很薄，在充气和内镜挤压时容易分离，而在 EGJ 段和贲门处，斜行肌、环形肌和纵行肌复杂交织在一起，因此很难在保证完整肌层切开的情况下同时保持管壁外层完整。支持部分肌层切开的内镜医师主要担心穿孔后的纵隔感染和脏器损伤。此外，他们也认可有研究提出的仅接受环形肌切开的患者术后反流较少这一观点[38]，即使这些研究证据有限且质量不高。只有两项回顾性研究直接比较了全层肌切开与部分肌层切开的效果[38, 39]。Li 等学者比较了 103 例全层肌切开和 131 例部分肌层切开病例，发现全层肌切开组的平均手术用时更短（41.7 min *vs.* 48.9 min，

P=0.02）。全层肌切开相比部分肌切开术后 GERD 或食管炎等反流症状的发生率没有差异（21.2% *vs.* 16.5%，*P*=0.38）[39]。Wang 等发起的一项小型研究纳入了 56 例术后随访≥ 3 年的患者，其中接受全层肌切开和部分肌层切开的患者分别为 24 例和 32 例。研究者对入组患者进行胃镜检查和 24 小时酸监测，结果发现接受全层肌切开患者出现临床相关 GERD 的比例更高（37.5% *vs.* 12.5%，*P*=0.03）[38]。临床相关 GERD 的定义为总反流时间（pH < 4）大于 5%，且有 GERD 症状和（或）镜下食管炎表现。两项研究中均未发现全层切开和部分切开对临床症状缓解和术后 LES 压力变化有差异性影响。支持全层肌切开的术者认为，没有证据表明全层肌切开术会增加临床显著不良事件的发生，且完全切开肌层能够保证 POEM 术的远期效果。有一些研究证据表明患者接受全层肌切开术后食管排空能力更好[40]。目前来看，任何关于全层肌切开会引起更多临床不良事件的担忧都没有证据支持。一些常规进行全层肌切开的中心发表的大样本研究结果显示，全层肌切开引起临床显著不良事件的发生率非常低，如上海中山医院的发生率初期为 3.3%，开展 3.5 年后降至 1% 左右[41]，而美国 Winthrop 的发生率也在 1% 左右[42]。上述不良事件发生率与常规进行选择性环状肌切开的中心公布的发生率相近（一项国际调查披露的普通不良事件发生率为 1.7%，严重不良事件为 0.8%[43]）。一项中国的 RCT 研究（NCT03012854）采用平行设计，比较了长段肌切开与短段肌切开，以及全层肌切开与部分肌层切开之间的临床效果差异，研究目前尚未结束。

17.2.4 确认贲门的充分剥离

贲门的充分剥离显露对 POEM 手术是否成功至关重要。多种观察指标已被用于提示隧道延伸至贲门：①内镜镜身测量；② GEJ 黏膜下空间变窄，内镜插入感到阻力增加，随后贲门的黏膜下空间会迅速扩张；③看到黏膜下层有细长的栅栏状血管，提示到达食管最远端；④观察到固有肌层表面纺锤状静脉，胃贲门血管整体增加（图 17.1g）；⑤贲门大口径树枝状的穿支血管，常为胃左动脉分支；⑥ GEJ 处内纵肌束起源于环形肌纤维，在 2~3 cm 的短程后插入环形肌纤维中（图 17.1f）；⑦胃底倒镜见贲门部黏膜显示黏膜下注射液的蓝色（由于注射液中有色素）[44]。Tanaka 等学者近期提出了一种新的指示适当的远端切开的指标，即两个贯通支血管（two penetrating vessels，TPVs）[45]。TPV 本质上与上述的指标⑤一样，但是研究者在经过密切观察后，对指标⑤概念进行扩展。

他们在报道中这样描述 TPV；"在 5 点钟方向建立黏膜下隧道时……可以暴露两条沿贲门斜行肌边缘穿过环行肌的血管……肌切开应该延伸直至看到第二个 TPVs"。他们的研究结果显示，在 5 点钟方向进行的 37 例肌切开手术中，有 34 例（91.2%）可见 TPVs，表明 TPVs（左胃动脉分支）可作为贲门部的可靠标志。此外，使用双镜技术时（见下文），证实胃侧黏膜下有足够的隧道，胃正中肌切开术 3 cm（范围 2 ~ 4 cm）。

除了这些可视性指标外，一些辅助性的技术也可以用来判断胃侧的切开长度[1]。例如由 Baldaque-Silva 等学者提出的"双镜透照法"（图 17.1h）。他们将一条超细内镜经鼻插入，在胃底倒镜来观察隧道内的胃镜工作情况。由于超细镜的亮度较弱，因此能以胃镜的光亮来判断隧道在贲门部位置[2, 46]。透视指导是 Kumbhari 等人报道的将止血夹或皮肤针等金属标志置于 GEJ 水平上，在透视下以其为参照判断肌切开的准确位置[47]。Ramchandani 等人使用导丝在透视下对乙状结肠型食管进行定位[48]。使用双镜联合和透视等辅助方法对判断肌切开延伸至贲门部的准确率分别为 34%[49] 和 29%[47]。但这些研究并没有显示临床结果的差异，并对这些辅助技术在常规、简单病例中的应用提出了疑问。

近几年逐渐兴起的阻抗平面测量（EndoFLIP，Crospon Ltd.，Galway，Ireland）是一种较新的辅助技术。与 HRM 相比，阻抗平面测量耗时短，无须患者主动配合，因此可在术中使用并实时提供食管解剖和功能的数据。有研究利用阻抗测量评价 POEM 术后患者 GEJ 的扩张水平，发现 GEJ 的扩张性较健康志愿者[50] 和接受 Heller 手术后的患者[51] 明显升高。一些研究者也报道了在 EndoFLIP 引导下实现充分的 LES 切开[52, 53]。当前关于 EndoFLIP 的最佳参数、参考范围或预后判断价值的研究证据仍然缺乏，未来需要更多的研究来了解该技术在 POEM 手术和贲门失弛缓症患者中的运用价值[54]。

17.3 POEM 临床意义

17.3.1 治疗成功率

尽管 2010 年起便开始对 POEM 进行一系列研究，但其远期效果的研究证据仍然有限。目前只有少数研究中心（横滨[55]、欧洲 / 美国共 3 个中心[56]、海德拉巴[32]、杭州[57]、上海[58]、波特兰[59]、布拉格[60]、米尼奥拉[61]）发表了 POEM 术后随访 2 年以上的研究结果（表 17.1）。在较大的队列研究中，随访 3 年以上的患者比例相对较小［随访 3 年的患者数量：横滨（Yokohama）61 人，海得拉巴（Hyderabad）51 人，上海 237 人，布拉格（Prague）44 人，米尼奥拉（Mineola）142 人］。在大部分亚洲的大型研究中，病例失访现象很常见。由于贲门失弛缓症是一种良性疾病，而且开展 POEM 手术的大多是高水平的内镜中心，这些中心工作繁忙，即使距离患者居所很近，也难以提供常规的术后护理咨询服务。

现有的研究也存在一些缺陷。比如，研究都在关注术后特定时间点的成功率水平，而缺乏以"中位随访时间"为标准进行数据分析。也缺乏没有考虑限制条件的影响，或针对特殊人群的研究。

几乎所有的研究中心报道的 3 年随访成功率都至少在 80% 以上，只有汉堡（Hamburg）/ 波特兰（Portland）/ 罗马（Rome）中心的报道的 3 年成功率为 78.5%。笔者认为其原因和学习曲线效应有关，因为上述 3 个中心报道的 17 个失败病例中，有 8 个属于各自中心开展的最早一批病例[56]。有 4 个中心公布了 POEM 术后 5 年的随访数据，显示其成功率为 80% ~ 90%，明显高于扩张治疗[62, 65-67]，与 Heller 肌切开术成功率相当或更高[62-65]。笔者中心作为美国最大的 POEM 治疗中心，对 500 多例患者进行了术后 9 年的随访。如图 17.2 所示，笔者的 Kaplan-Meier 分析显示，术后 1 年、2 年、3 年、4 年和 5 年的临床成功率和 95% 可信区间分别为 99%（98% ~ 99.97%）、98%（97% ~ 99.7%）、96%（94% ~ 99%）、94%（90% ~ 97%）和 90%（85% ~ 95%）。与亚洲的大型研究相比，即使对患者进行了长达 9 年的随访，且 30% 的患者居住地较远（外州或国外），但笔者的失访率依然很低，为 8%~14%。这也使笔者的研究结果可信度很高。

与包括 Heller 手术在内的其他任何一种贲门失弛缓症的治疗方式一样，POEM 的治疗成功率近来也出现了缓慢下降的趋势[68]。然而，如上所述，中期和长期观察数据反映出的 POEM 有效性依然很突出。必须承认这些数据多来自规模大、水平高的内镜中心，因此得出的分析结果也更好。但是 POEM 手术本身也在不断发展和改进，并且出现了个体化治疗的概念和趋势，例如长段切开更适合 Ⅲ 型患者[22]，一些新技术的使用能够保证胃贲门侧的充分切开[45]和预防术后反流等[69]，这也将在未来进一步提高 POEM 的治疗效果。除了总体有效性，POEM 对特殊人群也能获得较好疗效。例如，全年龄段的贲门失弛缓症患者[70-75]，术前已接受过内镜或外科干预的患者[42, 76-86]，乙状结肠型食管[87,

88］，气囊扩张和 Heller 手术治疗效果不佳的Ⅲ型贲门失弛缓症[22, 23, 89] 以及痉挛性食管运动障碍[90] 等。

表 17.1　POEM 队列报道 3 年以上的纵向结果

中心	文献	队列样本量	第 1 年	第 2 年	第 3 年	第 4 年	第 5 年
横滨	Inoue，J Am Coll Surg 2015	500	91%		88.5%	NA	NA
汉堡，波特兰，罗马	Werner，Gut 2016	80	88.5%		78.5%	NA	NA
海得拉巴	Nabi，EIO 2017	408	94%	91%	90%	NA	NA
杭州	He，Dig Dis Sci 2018	115	91.3%	90.3%	89.0%	83.7%	80.1%
上海	Li，GIE 2018	564	94.2%	92.2%	91.1%	88.6%	87.1%
波特兰	Teitelbaum，Surg Endosc 2018	36[a]	NA	NA	NA	NA	83%
布拉格	Rabekova，ESGE Days 2018	223	99%	94%	93%	NA	NA
米尼奥拉	Stavropoulos，DDW 2018	417	94%	93%	93%	92%	90%

注：[a] 文献中未列出队列总样本量。数字代表 POEM 术后随访至少 5 年的患者数。

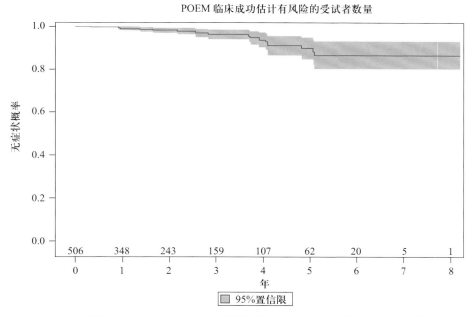

图 17.2　Winthrop 中心 POEM 术后随访的 Kaplan Meier 临床有效性曲线。

17.3.2 围手术期不良事件

在早期的 POEM 中，手术安全一直是主要的关注点。上海中心在早期病例术中使用空气注入，结果在 119 例病例中报道了令人吃惊的气体相关不良事件发生率，包括 25.2% 的气胸、55.5% 的皮下气肿和 49.7% 的胸腔积液[91]。这些事件后来被证明是罕见的、轻微的，并且在很大程度上无关紧要或者使用二氧化碳吸入完全可以避免的。在他们后来专门针对"主要不良事件"（major adverse event，mAE）的研究中，把 mAE 定义为生命体征不稳定、住在重症监护病房（ICU）、再次住院、转行手术、需要进行侵入性术后操作、输血或因功能障碍而延长住院时间（> 5 天），报道的 mAE 率为 3.3%（55/1680 例患者），包括 0.8% 的迟发性黏膜屏障衰竭和 0.2% 的迟发性出血。没有手术转化或死亡。与此同时，汉堡（Hamburg）中心报道了 3 例（1.2%）与手术相关的严重不良事件，即 1 例气胸需要术中引流，1 例贲门缺血性穿孔需要食管切除术，1 例血胸需要手术[92]。一项汇集了 11 个中心数据的研究报告了按照 ASGE 标准定义的不良事件的发生率，其中严重不良事件发生率为 0.5%，中度为 1.7%，轻度为 6.4%[43]。但考虑到这些不同中心汇总的数据未经集中审查，或收集前没有设定前瞻性协议标准，因此实际发生率可能会更高。另一个问题在于，ASGE 的 AEs 报道系统是为传统的内镜手术专门设置的，其中没有对内镜—外科联合处理进行说明。例如，这份研究报道中有 5 例术后气胸需要留置胸管，6 例在术后 48 小时后食管漏，1 例食管穿孔，这些并发症均需要夹闭、支架置入和（或）负压治疗等干预，但在这个多中心研究中都只被认定为中度 AEs。而在文中提到的其他相关研究中，考虑到这类事件的严重程度和干预措施的侵入性，它们都被划为临床显著不良事件或严重不良事件进行统计。

目前对如何报道 POEM 的不良事件方面缺乏广泛共识，这使得不同研究之间的比较变得困难。不过，不同中心的数据都支持同一个观点，即 POEM 相关的临床显著不良事件罕见，如引起严重血流动力学 / 心肺功能损害，需要介入性治疗来纠正的，或导致不可逆后遗症的不良事件。目前仅有 1 例 POEM 直接相关的死亡病例报道。该患者术中出现无脉电活动（pulseless electrieal activity，PEA），考虑继发于术前未被发现的严重冠心病和肺动脉高压[60]。这意味着根据当前发表的研究报告，POEM 手术相关死亡率约为 1/5000（0.02%）。相比之下，根据对美国国家外科质量提升计划（National Surgical Quality Improvement

Program）数据库 2005 年至 2011 年登记的 1237 例手术信息的分析，腹腔镜下 Heller 手术的主要并发症发生率为 2.3%，再次手术率为 2.3%，死亡率为 0.03%[93]。一项纳入 48 个研究共 6834 例 Heller 手术的系统性回顾显示，Heller 手术术后穿孔率约 0.37%（与 POEM 术后迟发黏膜屏障功能丧失/渗漏发生率相近），30 天死亡率 0.15%[94]。总的来说，POEM 的临床显著不良事件发生率与 Heller 手术一致，为 1% ~ 3%[41-43, 55, 56]，其中最严重的是迟发性食管漏。迟发性出血、麻醉相关的不良事件、术后心肺事件（肺炎、肺栓塞、心律失常、急性冠状动脉综合征等）、某些需要紧急减压的注气相关的不良事件（张力性气胸、心包积气等）均有报道，这些情况总体比较少见，较多发生在术者操作学习的早期。

17.4 POEM 术后胃食管反流

与腹腔镜下 Heller 手术过程包括胃底折叠步骤不同，POEM 术的一个缺点是它的手术步骤中没有抗反流的操作。在西方国家人群中，胃食管反流在 POEM 术后很常见，其中 15% ~ 28% 的患者有症状，20% ~ 48% 镜下有食管炎表现，38% ~ 58% 的患者食管 pH 检测阳性[61, 95-98]（表 17.2）。

表 17.2　西方国家医疗中心的 POEM 术后内镜和 pH 值监测随访的研究数据

中心	文献	队列样本	GERD 症状	糜烂性食管炎	pH 值阳性
波特兰	Sharata，J Gastrointesti Surg 2015	100	12/100（15%）	20/73（27%）	26/68（38%）
芝加哥	Hungness，Ann Surg 2016	115	31/111（28%）	17/68（25%）	10/22（45%）
罗马	Familiari，Dig Endosc 2016	103	19/103（18%）	21/103（20%）	52/103（50%）
布拉格	Martinek，Surg Endo 2017	132	28/111（25%）	41/109（38%）	39/94（42%）
米尼奥拉	Stavropoulos，DDW 2018	417	112/414（27%）	109/226（48%）	114/209（55%）

评估贲门失弛缓症患者的胃食管反流（GERD）比较复杂，因为 GERD 和贲门失弛缓症的症状会有重叠，并且主观症状和客观检测结果间的差异较大。Repici 等人在最近发表的一项荟萃分析中很好地阐释了这一现象[99]。分析结果显示，19% 的 POEM 患者术后出现 GERD 症状，Heller 术后为 9%，但 POEM

和 Heller 术后 pH 值监测呈阳性的比例分别为 39% 和 17%。在解释贲门失弛缓症患者的食管 pH 值监测结果时，应当对 pH 值曲线进行目视检查，因为轻度压低 pH 值曲线平台期延长可能见于缓慢排空、停滞甚至单次反流发作后的宿食影响[100, 101]，这会导致得出虚高的 DeMeester 评分和总酸暴露时间。Crookes 等学者提出将 pH 值曲线出现"缓慢稳定下降至 4 以下"的表现作为胃内宿食发酵的标志，用以区分"多次急剧下降至 < 3"的典型酸反流表现。他们建议将 pH=3 而非 4 作为贲门失弛缓症患者 GERD 的诊断阈值，因为这样可以很好区分真正的酸反流和由于食管廓清下降或宿食发酵导致的 pH 值降低[101]。另一个需要注意的要点是如何评估 POEM 术后患者的糜烂性食管炎。出现在 EGJ 段原隧道位置的黏膜溃疡可能是由愈合不良和（或）隧道处的黏膜血供不好引起，并不能作为术后酸反流引起糜烂性食管炎的依据。考虑到这类溃疡可能会误导术后 GERD 发生的评价，因此胃镜评估应该安排在 POEM 术后 6~12 个月内进行以保证黏膜充分愈合，并由对 POEM 术后隧道相关黏膜溃疡有判别经验的内镜医师操作。

POEM 术后（或外科肌切开术后）的 GERD 更多发生于 LES 完全切开的患者中，事实上，术后 GERD 的发生也可以作为吞咽困难症状缓解的预测因素[56]。

为了更好地缓解吞咽困难，应当允许适度的酸反流。这种观点已有数据支持，例如波特兰（Portland）团队的一项前瞻性非随机研究，比较了 37 例 POEM 和 64 例 Heller 手术患者的术后反流情况，其中 Heller 术患者组有 42% 接受 Toupet 式胃底折叠，58% 为 Dor 式胃底折叠。研究发现 POEM 组患者中异常酸暴露的趋势更明显（39% vs. 32%，P= 0.7），而其吞咽困难症状的缓解情况也更好（32% vs. 62%，P=0.06；术后 6 个月 Eckardt 评分 1.2 vs. 1.7，P=0.7）[102]。

大量的研究对 POEM 和 Heller 手术进行了回顾性比较分析。解读这些研究结果时应当谨慎，因为有的系统回顾或荟萃分析在设计时存在缺陷，如纳入的研究质量较低，或是没有考虑发表偏倚等[103]。一些单中心研究对 POEM 和 Heller 手术的比较完成于不同时期，缺乏统一的随访和临床效果评价方案。例如，最近一项单中心的病例对照研究将年龄、性别、BMI 指数和贲门失弛缓亚型作为配对条件，对 POEM 和 Heller 手术进行了比较分析，结果显示 POEM 术后的食管酸暴露率更高（48.4% vs. 13.6%）。然而，仔细分析样本信息就能发现，该研究中只有 47% 的 POEM 病例接受了 pH 值监测，而 Heller 手术患者接受 pH 值监测的比例高达 95%，出现了明显的选择性偏倚。我们甚至可以合理地假设术后 GERD 刚好都发生在那批 pH 监测率不到一半的 POEM 病例中。而这种患者选择性偏倚则不会发生在 Heller 手术组中，因为绝大多数（95%）的患者都进行了 pH 监测。进一步观察，会发现更多问题。该研究中 POEM 组有三分之一的病例既往接受过 Heller 手术，而 Heller 组中没有这种情况。Heller术后症状复发或症状持续的患者显然情况更为复杂。此外，这些接受过两次肌切开的患者（先 Heller 后 POEM），即使先前的 Heller 手术没有达到足够的肌切开，他们的 LES 压力也较其他人更低，本身就有更高的反流风险。最后，笔者注意到该研究未提供两组患者术后吞咽困难症状缓解的相关数据。如果有人质疑 Heller 术（包含胃底折叠）后 GERD 的发生率较 POEM 术后低得如此之多，那研究者必须提供证据来证明这个低反流率并不是以牺牲吞咽困难的改善效果换来的。该研究还显示 10% 的 Heller 组患者术后存在反流症状，而 POEM 组患者则没有反流症状出现，这个结果也同样存在疑问[104]。另外，这里应该指出，Dor 或 Toupet 胃底折叠术的折叠相对"松散"，对贲门失弛缓症的远期效果有限。一些专业开展腹腔镜下 Heller 肌切开术（laparoscopic Heller myotomy，LHM）的中心发布的高质量研究数据显示，接受 LHM 和胃底折叠术的患者术后的异常酸暴露率为 18% ~ 42%[105-107]，与 POEM 术后的酸暴露率相差不大。但上述数据只是胃底折叠术后 1 年内统计的。相关的远期统计数据虽然有限，但确实提示随着时间的推移胃底折叠的抗反流效果会降低。例如，一项欧洲的大型多中心研究对比了 LHM 伴行 Dor 式胃底折叠和单纯食管气囊扩张治疗的效果，LHM 组患者的食管 pH 阳性率从术后 1 年的 23% 增加到术后 4 年的 34%。而气囊扩张组的 pH 阳性率只从 15% 轻微降至 12%[20, 108]。可以想象 POME 术后 GERD 的发生率也可能和气囊扩张治疗一样，不会发生很明显的变化，甚至随着肌层愈合和重塑之后还会有所降低。相反，胃底折叠术尤其是在贲门失弛缓症患者中进行的本就"松散"的折叠，预计会随时间而逐渐松弛，就像上述随机研究中逐渐上升的 pH 阳性率所提示的那样。另一项针对 Heller+ Toupet 胃底折叠术后 6 年 GERD 发生率的研究显示，有 65% 的患者（33/51）因反流需要接受抑酸治疗[109]。因此可以这么说，与 POEM 相比，LHM+ 胃底折叠术可能带来术后 GERD 发生的降低，但这种优势可能会牺牲吞咽困难症状的改善效果，并会随着时间推移而消失。

为何 POEM 术后 GERD 的发生率并没有显著高于 LHM 联合胃底折叠术？原因可能在于 POEM 术不会影响食管裂孔的解剖完整性。而标准的 LHM 因为需要切开食管裂孔，会破坏一些具有"悬韧带"功能的结构，特别是膈食管膜，这一结构帮助维持 His 角结构并独立发挥抗反流功能[110]。

17.5 结论

自 2008 年首次问世以来，POEM 已在全球范围内迅速推广普及，且有充分的证据证明其出色的中短期疗效和围手术期安全性。正在进行的研究领域包括长期疗效（5 ~ 10 年）评价、术后反流的评估和预防、与 Heller 肌切开术和气囊扩张治疗效果的前瞻性比较，以及技术本身的改进，如肌切开方位和长度的选择、确认肌切开是否充分的方法等。

参考文献

1. Pandolfino JE, Gawron AJ. Achalasia: a systematic review. JAMA. 2015;313(18):1841–52.
2. Park W, Vaezi MF. Etiology and pathogenesis of achalasia: the current understanding. Am J Gastroenterol. 2005;100(6):1404.
3. Plummer HS. Cardiospasm, with a report of forty cases. J Am Med Assoc. 1908;LI(7):549–54.
4. Heller E. Extramukose Cardioplsstik beim chronischen Cardiospasmus mit Dilatation des Oesophagus. Mitt Grenzgeb Med Chir. 1913;27:141–9.
5. Ortega J, Madureri V, Perez L. Endoscopic myotomy in the treatment of achalasia. Gastrointest Endosc. 1980;26(1):8–10.
6. Sumiyama K, Gostout CJ, Rajan E, Bakken TA, Knipschield MA. Transesophageal mediastinoscopy by submucosal endoscopy with mucosal flap safety valve technique. Gastrointest Endosc. 2007;65(4):679–83.
7. Pasricha PJ, Hawari R, Ahmed I, Chen J, Cotton PB, Hawes RH, et al. Submucosal endoscopic esophageal myotomy: a novel experimental approach for the treatment of achalasia. Endoscopy. 2007;39(9):761–4.
8. Inoue H, Minami H, Kobayashi Y, Sato Y, Kaga M, Suzuki M, et al. Peroral endoscopic myotomy (POEM) for esophageal achalasia. Endoscopy. 2010;42(04):265–71.
9. Stavropoulos SN, Harris MD, Hida S, Brathwaite C, Demetriou C, Grendell J. Endoscopic submucosal myotomy for the treatment of achalasia (with video). Gastrointest Endosc. 2010;72(6):1309–11.
10. Stavropoulos SN, Modayil R, Friedel D. Current applications of endoscopic suturing. World J Gastrointest Endosc. 2015;7(8):777.
11. Stavropoulos SN, Modayil RJ, Friedel D, Savides T. The international per oral endoscopic myotomy survey (IPOEMS): a snapshot of the global POEM experience. Surg Endosc. 2013;27(9):3322–38.
12. Gockel I, Junginger T, Eckardt VF. Long-term results of conventional myotomy in patients with achalasia: a prospective 20-year analysis. J Gastrointest Surg. 2006;10(10):1400–8.
13. Costantini M, Salvador R, Capovilla G, Vallese L, Costantini A, Nicoletti L, et al. A thousand and one laparoscopic Heller myotomies for esophageal achalasia: a 25-year experience at a single tertiary center. J Gastrointest Surg. 2019;23(1):23–35.

14. Oelschlager BK, Chang L, Pellegrini CA. Improved outcome after extended gastric myotomy for achalasia. Arch Surg. 2003;138(5):490–7.

15. Wright AS, Williams CW, Pellegrini CA, Oelschlager BK. Long-term outcomes confirm the superior efficacy of extended Heller myotomy with Toupet fundoplication for achalasia. Surg Endosc. 2007;21(5):713–8.

16. Zaninotto G, Costantini M, Portale G, Battaglia G, Molena D, Carta A, et al. Etiology, diagnosis, and treatment of failures after laparoscopic Heller myotomy for achalasia. Ann Surg. 2002;235(2):186–92.

17. Pandolfino JE, Kwiatek MA, Nealis T, Bulsiewicz W, Post J, Kahrilas PJ. Achalasia: a new clinically relevant classification by high-resolution manometry. Gastroenterology. 2008;135(5):1526–33.

18. Kahrilas PJ, Bredenoord A, Fox M, Gyawali C, Roman S, Smout A, et al. The Chicago classification of esophageal motility disorders, v3. 0. Neurogastroenterol Motil. 2015;27(2):160–74.

19. Salvador R, Costantini M, Zaninotto G, Morbin T, Rizzetto C, Zanatta L, et al. The preoperative manometric pattern predicts the outcome of surgical treatment for esophageal achalasia. J Gastrointest Surg. 2010;14(11):1635–45.

20. Moonen A, Annese V, Belmans A, Bredenoord AJ, Bruley des Varannes S, Costantini M, et al. Long-term results of the European achalasia trial: a multicentre randomised controlled trial comparing pneumatic dilation versus laparoscopic Heller myotomy. Gut. 2016;65(5):732–9.

21. Ou YH, Nie XM, Li LF, Wei ZJ, Jiang B. High-resolution manometric subtypes as a predictive factor for the treatment of achalasia: a meta-analysis and systematic review. J Dig Dis. 2016;17(4):222–35.

22. Kane ED, Budhraja V, Desilets DJ, Romanelli JR. Myotomy length informed by high-resolution esophageal manometry (HREM) results in improved per-oral endoscopic myotomy (POEM) outcomes for type III achalasia. Surg Endosc. 2019;33(3):886–94.

23. Kumbhari V, Tieu AH, Onimaru M, El Zein MH, Teitelbaum EN, Ujiki MB, et al. Peroral endoscopic myotomy (POEM) vs laparoscopic Heller myotomy (LHM) for the treatment of Type III achalasia in 75 patients: a multicenter comparative study. Endosc Int Open. 2015;3(3):E195.

24. Stavropoulos SN, Modayil R, Friedel D. Per-oral endoscopic myotomy. NOTES and endoluminal surgery. Springer; 2017. p. 71–85.

25. Li L, Chai N, Linghu E, Li Z, Du C, Zhang W, et al. Safety and efficacy of using a short tunnel versus a standard tunnel for peroral endoscopic myotomy for Ling type IIc and III achalasia: a retrospective study. Surg Endosc. 2019;33(5):1394–402.

26. Pandolfino JE, Ghosh SK, Zhang Q, Jarosz A, Shah N, Kahrilas PJ. Quantifying EGJ morphology and relaxation with high-resolution manometry: a study of 75 asymptomatic volunteers. Am J Physiol Gastrointest Liver Physiol. 2006;290(5):G1033–G40.

27. Roman S, Kahrilas PJ, Mion F, et al. Partial recovery of peristalsis after myotomy for achalasia: more the rule than the exception. JAMA Surg. 2013;148(2):157–64.

28. Bechara R, Onimaru M, Ikeda H, Inoue H. Per-oral endoscopic myotomy, 1000 cases later: pearls, pitfalls, and practical considerations. Gastrointest Endosc. 2016;84(2):330–8.

29. Maher SZ, Chintanaboina J, Kim DE, Mathew A. Pneumopericardium complicating per-oral endoscopic myotomy due to inadvertent use of air instead of carbon dioxide. ACG Case Rep J. 2018;5:e59.

30. Banks-Venegoni AL, Desilets DJ, Romanelli JR, Earle DB. Tension capnopericardium and cardiac arrest as an unexpected adverse event of peroral endoscopic myotomy (with video). Gastrointest Endosc. 2015;82(6):1137–9.

31. Lourdusamy D, Patel S, Thyagarajan B, Gorcey S, Kramer V. Pneumopericardium due to delayed esophageal leak after per oral endoscopic myotomy (POEM). Chest. 2016;150(4):671A.

32. Nabi Z, Ramchandani M, Chavan R, Kalapala R, Darisetty S, Rao GV, et al. Per-oral endoscopic myotomy for achalasia cardia: outcomes in over 400 consecutive patients. Endosc Int Open. 2017;5(5):E331–9.

33. Kaplan JH, Ansari N, Stavropoulos SN, Khashab MA, Duvvur NR, Bapaye A, et al. Tu1162 esophageal peroral endoscopic myotomy: a worldwide survey on institutional practice. Gastrointest Endosc. 2018;87(6, Suppl):AB548–9.

34. Ramchandani M, Nabi Z, Reddy DN, Talele R, Darisetty S, Kotla R, et al. Outcomes of anterior myotomy versus posterior myotomy during POEM: a randomized pilot study. Endosc Int Open. 2018;6(2):E190–8.

35. Tan Y, Lv L, Wang X, Zhu H, Chu Y, Luo M, et al. Efficacy of anterior versus posterior per-oral endoscopic myotomy for treating achalasia: a randomized, prospective study. Gastrointest Endosc. 2018;88(1):46–54.

36. Khashab MA, Sanaei O, Ponchon T, Eleftheriadis N, Yan W, Chiu PW, Shiwaku H, et al. 837 peroral endoscopic myotomy (POEM): anterior versus posterior approach, a randomized single-blinded clinical trial. Gastrointest Endosc. 2018;87(6, Supplement):AB119.

37. Stavropoulos SN, Modayil RJ, Zhang X, Khodorskiy DO, Taylor SI, Kollarus MM, et al. 841 is there a difference in outcomes between anterior and posterior peroral endoscopic myotomy (POEM)? a randomized study from an experienced high-volume operator. Gastrointest Endosc. 2018;87(6):AB121–2.

38. Wang XH, Tan YY, Zhu HY, Li CJ, Liu DL. Full-thickness myotomy is associated with higher rate of postoperative gastroesophageal reflux disease. World J Gastroenterol. 2016;22(42):9419–26.

39. Li Q-L, Chen W-F, Zhou P-H, Yao L-Q, Xu M-D, Hu J-W, et al. Peroral endoscopic myotomy for the treatment of achalasia: a clinical comparative study of endoscopic full-thickness and circular muscle myotomy. J Am Coll Surg. 2013;217(3):442–51.

40. von Renteln D, Inoue H, Minami H, Werner YB, Pace A, Kersten JF, et al. Peroral endoscopic myotomy for the treatment of achalasia: a prospective single center study. Am J Gastroenterol. 2012;107(3):411–7.

41. Zhang XC, Li QL, Xu MD, Chen SY, Zhong YS, Zhang YQ, et al. Major perioperative adverse events of peroral endoscopic myotomy: a systematic 5-year analysis. Endoscopy. 2016;48(11):967–78.

42. Zhang X, Modayil RJ, Friedel D, Gurram KC, Brathwaite CE, Taylor SI, et al. Per-oral endoscopic myotomy in patients with or without prior Heller's myotomy: comparing long-term outcomes in a large U.S. single-center cohort (with videos). Gastrointest Endosc. 2018;87(4):972–85.

43. Haito-Chavez Y, Inoue H, Beard KW, Draganov PV, Ujiki M, Rahden BHA, et al. Comprehensive analysis of adverse events associated with per oral endoscopic myotomy in 1826 patients: an international multicenter study. Am J Gastroenterol. 2017;112:1267.

44. Stavropoulos SN, Desilets DJ, Fuchs K-H, Gostout CJ, Haber G, Inoue H, et al. Per-oral endoscopic myotomy white paper summary. Surg Endosc. 2014;28(7):2005–19.

45. Tanaka S, Kawara F, Toyonaga T, Inoue H, Bechara R, Hoshi N, et al. Two penetrating vessels as a novel indicator of the appropriate distal end of peroral endoscopic myotomy. Dig Endosc. 2018;30(2):206–11.

46. Baldaque-Silva F, Marques M, Vilas-Boas F, Maia JD, Sá F, Macedo G. New transillumination auxiliary technique for peroral endoscopic myotomy. Gastrointest Endosc. 2014;79(4):544–5.

47. Kumbhari V, Besharati S, Abdelgelil A, Tieu AH, Saxena P, El-Zein MH, et al. Intraprocedural fluoroscopy to determine the extent of the cardiomyotomy during per-oral endoscopic myotomy (with video). Gastrointest Endosc. 2015;81(6):1451–6.

48. Ramchandani M, Reddy DN, Darisetty S, Kotla R, Chavan R, Kalpala R, et al. Peroral endoscopic myotomy for achalasia cardia: Treatment analysis and follow up of over 200 consecutive patients at a single center. Dig Endosc. 2016;28(1):19–26.

49. Grimes KL, Inoue H, Onimaru M, Ikeda H, Tansawet A, Bechara R, et al. Double-scope per oral endoscopic myotomy (POEM): a prospective randomized controlled trial. Surg Endosc. 2016;30(4):1344–51.

50. Rieder E, Swanström LL, Perretta S, Lenglinger J, Riegler M, Dunst CM. Intraoperative assessment of esophagogastric junction distensibility during per oral endoscopic myotomy (POEM) for esophageal motility disorders. Surg Endosc. 2013;27(2):400–5.

51. Teitelbaum EN, Boris L, Arafat FO, Nicodème F, Lin Z, Kahrilas PJ, et al. Comparison of esophagogastric junction distensibility changes during POEM and Heller myotomy using intraoperative FLIP. Surg Endosc. 2013;27(12):4547–55.

52. Familiari P, Gigante G, Marchese M, Boskoski I, Bove V, Tringali A, et al. EndoFLIP system for the intraoperative evaluation of peroral endoscopic myotomy. United European Gastroenterol J. 2014;2(2):77–83.

53. Teitelbaum EN, Sternbach JM, El Khoury R, Soper NJ, Pandolfino JE, Kahrilas PJ, et al. The effect of incremental distal gastric myotomy lengths on EGJ distensibility during POEM for achalasia. Surg Endosc. 2016;30(2):745–50.

54. Hirano I, Pandolfino JE, Boeckxstaens GE. Functional lumen imaging probe for the management of esophageal disorders: expert review from the clinical practice updates committee of the AGA institute. Clin Gastroenterol Hepatol. 2017;15(3):325–34.

55. Inoue H, Sato H, Ikeda H, Onimaru M, Sato C, Minami H, et al. Per-oral endoscopic myotomy: a series of 500 patients. J Am Coll Surg. 2015;221(2):256–64.

56. Werner YB, Costamagna G, Swanstrom LL, von Renteln D, Familiari P, Sharata AM, et al. Clinical response to peroral endoscopic myotomy in patients with idiopathic achalasia at a minimum follow-up of 2 years. Gut. 2016;65(6):899–906.

57. He C, Li M, Lu B, Ying X, Gao C, Wang S, et al. Long-term efficacy of peroral endoscopic myotomy for patients with achalasia: outcomes with a median follow-up of 36 months. Dig Dis Sci. 2019;64(3):803–10.

58. Li Q-L, Wu Q-N, Zhang X-C, Xu M-D, Zhang W, Chen S-Y, et al. Outcomes of per-oral endoscopic myotomy for treatment of esophageal achalasia with a median follow-up of 49 months. Gastrointest Endosc. 2018;87(6):1405–12.e3.

59. Teitelbaum EN, Dunst CM, Reavis KM, Sharata AM, Ward MA, DeMeester SR, et al. Clinical outcomes five years after POEM for treatment of primary esophageal motility disorders. Surg Endosc. 2018;32(1):421–7.

60. Rábeková Z, Vacková Z, Lanska V, Spicak J, Hucl T, Štirand P, et al. Long–term results of peroral endoscopic myotomy (POEM) for achalasia. Endoscopy. 2018;50(4):OP129.

61. Stavropoulos SN, Modayil RJ, Zhang X, Khodorskiy DO, Taylor SI, Kollarus MM, et al. Tu1146 per oral endoscopic myotomy (POEM) for achalasia: long term outcomes from a large prospective single-center us series. Gastrointest Endosc. 2018;87(6):AB540–1.

62. Vela MF, Richter JE, Khandwala F, Blackstone EH, Wachsberger D, Baker ME, et al. The long-term efficacy of pneumatic dilatation and Heller myotomy for the treatment of achalasia. Clin Gastroenterol Hepatol. 2006;4(5):580–7.

63. Zaninotto G, Costantini M, Molena D, Buin F, Carta A, Nicoletti L, et al. Treatment of esophageal achalasia with laparoscopic Heller myotomy and Dor partial anterior fundoplication: prospective evaluation of 100 consecutive patients. J Gastrointest Surg. 2000;4(3):282–9.

64. Kilic A, Schuchert MJ, Pennathur A, Gilbert S, Landreneau RJ, Luketich JD. Long-term outcomes of laparoscopic Heller myotomy for achalasia. Surgery. 2009;146(4):826–33.

65. Weber CE, Davis CS, Kramer HJ, Gibbs JT, Robles L, Fisichella PM. Medium and long-term outcomes after pneumatic dilation or laparoscopic Heller myotomy for achalasia: a meta-analysis. Surg Laparosc Endosc Percutan Tech. 2012;22(4):289–96.

66. West R, Hirsch D, Bartelsman J, de Borst J, Ferwerda G, Tytgat G, et al. Long term results of pneumatic dilation in achalasia followed for more than 5 years. Am J Gastroenterol. 2002;97(6):1346.

67. Karamanolis G, Sgouros S, Karatzias G, Papadopoulou E, Vasiliadis K, Stefanidis G, et al. Long-term outcome of pneumatic dilation in the treatment of achalasia. Am J Gastroenterol. 2005;100:270.

68. Vaezi MF, Pandolfino JE, Vela MF. ACG clinical guideline: diagnosis and management of achalasia. Am J Gastroenterol. 2013;108:1238.

69. Tanaka S, Kawara F, Abe H, Ariyoshi R, Watanabe D, Hoshi N, et al. 839 significant reduction of post-operative gastroesophageal reflux development by the posterior myotomy using two penetrating vessels (TPVS) in peroral endoscopic myotomy (POEM). Gastrointest Endosc. 2018;87(6):AB120–1.

70. Miao S, Wu J, Lu J, Wang Y, Tang Z, Zhou Y, et al. Peroral endoscopic myotomy in children with achalasia: a relatively long-term single-center study. J Pediatr Gastroenterol Nutr. 2018;66(2):257–62.

71. Nabi Z, Ramchandani M, Reddy DN, Darisetty S, Kotla R, Kalapala R, et al. Per oral endoscopic myotomy in children with achalasia cardia. J Neurogastroenterol Motil. 2016;22(4):613.

72. Tan Y, Zhu H, Li C, Chu Y, Huo J, Liu D. Comparison of peroral endoscopic myotomy and endoscopic balloon dilation for primary treatment of pediatric achalasia. J Pediatr Surg. 2016;51(10):1613–8.

73. Stavropoulos SN, Sosulski AB, Modayil RJ, Gurram KC, Brathwaite CE, Coren CV, et al. Sa2075 use of peroral endoscopic myotomy (POEM) in pediatric patients as a primary or rescue therapy for achalasia. Gastrointest Endosc. 2017;85(5):AB285–6.

74. Chen W-F, Li Q-L, Zhou P-H, Yao L-Q, Xu M-D, Zhang Y-Q, et al. Long-term outcomes of peroral endoscopic myotomy for achalasia in pediatric patients: a prospective, single-center study. Gastrointest Endosc. 2015;81(1):91–100.

75. Chen Y-I, Inoue H, Ujiki M, Draganov PV, Colavita P, Mion F, et al. An international multicenter study evaluating the clinical efficacy and safety of per-oral endoscopic myotomy in octogenarians. Gastrointest Endosc. 2018;87(4):956–61.

76. Fumagalli U, Rosati R, De Pascale S, Porta M, Carlani E, Pestalozza A, et al. Repeated surgical or endoscopic myotomy for recurrent dysphagia in patients after previous myotomy for achalasia. J Gastrointest Surg. 2016;20(3):494–9.

77. Ngamruengphong S, Inoue H, Ujiki MB, Patel LY, Bapaye A, Desai PN, et al. Efficacy and safety of peroral endoscopic myotomy for treatment of achalasia after failed Heller myotomy. Clin Gastroenterol Hepatol. 2017;15(10):1531–7.e3.

78. Kristensen HØ, Kirkegård J, Kjær DW, Mortensen FV, Kunda R, Bjerregaard NC. Long-term outcome of peroral endoscopic myotomy for esophageal achalasia in patients with previous Heller myotomy. Surg Endosc. 2017;31(6):2596–601.

79. Tyberg A, Sharaiha RZ, Familiari P, Costamagna G, Casas F, Kumta NA, et al. Peroral endoscopic myotomy as salvation technique post-Heller: international experience. Dig Endosc. 2018;30(1):52–6.

80. Nabi Z, Ramchandani M, Chavan R, Tandan M, Kalapala R, Darisetty S, et al. Peroral endoscopic myotomy in treatment-naive achalasia patients versus prior treatment failure cases. Endoscopy. 2018;50(4):358–70.

81. Jones EL, Meara MP, Pittman MR, Hazey JW, Perry KA. Prior treatment does not influence the performance or early outcome of per-oral endoscopic myotomy for achalasia. Surg

Endosc. 2016;30(4):1282–6.

82. Orenstein SB, Raigani S, Wu YV, Pauli EM, Phillips MS, Ponsky JL, et al. Peroral endoscopic myotomy (POEM) leads to similar results in patients with and without prior endoscopic or surgical therapy. Surg Endosc. 2015;29(5):1064–70.

83. Louie BE, Schneider AM, Schembre DB, Aye RW. Impact of prior interventions on outcomes during per oral endoscopic myotomy. Surg Endosc. 2017;31(4):1841–8.

84. Sharata A, Kurian AA, Dunst CM, Bhayani NH, Reavis KM, Swanstrom LL. Peroral endoscopic myotomy (POEM) is safe and effective in the setting of prior endoscopic intervention. J Gastrointest Surg. 2013;17(7):1188–92.

85. Liu Z-Q, Li Q-L, Chen W-F, Zhang X-C, Wu Q-N, Cai M-Y, et al. The effect of prior treatment on clinical outcomes in patients with achalasia undergoing peroral endoscopic myotomy. Endoscopy. 2019;51(4):307–16.

86. Onimaru M, Inoue H, Ikeda H, Yoshida A, Santi EG, Sato H, et al. Peroral endoscopic myotomy is a viable option for failed surgical esophagocardiomyotomy instead of redo surgical Heller myotomy: a single center prospective study. J Am Coll Surg. 2013;217(4):598–605.

87. Hu J-W, Li Q-L, Zhou P-H, Yao L-Q, Xu M-D, Zhang Y-Q, et al. Peroral endoscopic myotomy for advanced achalasia with sigmoid-shaped esophagus: long-term outcomes from a prospective, single-center study. Surg Endosc. 2015;29(9):2841–50.

88. Lv L, Liu J, Tan Y, Liu D. Peroral endoscopic full-thickness myotomy for the treatment of sigmoid-type achalasia: outcomes with a minimum follow-up of 12 months. Eur J Gastroenterol Hepatol. 2016;28(1):30–6.

89. Zhang W, Linghu E-Q. Peroral endoscopic myotomy for type III achalasia of Chicago classification: outcomes with a minimum follow-up of 24 months. J Gastrointest Surg. 2017;21(5):785–91.

90. Khashab MA, Messallam AA, Onimaru M, Teitelbaum EN, Ujiki MB, Gitelis ME, et al. International multicenter experience with peroral endoscopic myotomy for the treatment of spastic esophageal disorders refractory to medical therapy (with video). Gastrointest Endosc. 2015;81(5):1170–7.

91. Ren Z, Zhong Y, Zhou P, Xu M, Cai M, Li L, et al. Perioperative management and treatment for complications during and after peroral endoscopic myotomy (POEM) for esophageal achalasia (EA) (data from 119 cases). Surg Endosc. 2012;26(11):3267–72.

92. Werner YB, von Renteln D, Noder T, Schachschal G, Denzer UW, Groth S, et al. Early adverse events of per-oral endoscopic myotomy. Gastrointest Endosc. 2017;85(4):708–18.e2.

93. Ross SW, Oommen B, Wormer BA, Walters AL, Matthews BD, Heniford BT, et al. National outcomes of laparoscopic Heller myotomy: operative complications and risk factors for adverse events. Surg Endosc. 2015;29(11):3097–105.

94. Lynch KL, Pandolfino JE, Howden CW, Kahrilas PJ. Major complications of pneumatic dila tion and Heller myotomy for achalasia: single-center experience and systematic review of the literature. Am J Gastroenterol. 2012;107(12):1817–25.

95. Hungness ES, Sternbach JM, Teitelbaum EN, Kahrilas PJ, Pandolfino JE, Soper NJ. Per-oral endoscopic myotomy (POEM) after the learning curve: durable long-term results with a low complication rate. Ann Surg. 2016;264(3):508–17.

96. Sharata AM, Dunst CM, Pescarus R, Shlomovitz E, Wille AJ, Reavis KM, et al. Peroral endoscopic myotomy (POEM) for esophageal primary motility disorders: analysis of 100 consecutive patients. J Gastrointest Surg. 2015;19(1):161–70; discussion 70

97. Familiari P, Greco S, Gigante G, Calì A, Boškoski I, Onder G, et al. Gastroesophageal reflux disease after peroral endoscopic myotomy: analysis of clinical, procedural and func tional factors, associated with gastroesophageal reflux disease and esophagitis. Dig Endosc. 2016;28(1):33–41.

98. Kumbhari V, Familiari P, Bjerregaard NC, Pioche M, Jones E, Ko WJ, et al. Gastroesophageal reflux after peroral endoscopic myotomy: a multicenter case-control study. Endoscopy. 2017;49(7):634–42.

99. Repici A, Fuccio L, Maselli R, Mazza F, Correale L, Mandolesi D, et al. GERD after per-oral endoscopic myotomy as compared with Heller's myotomy with fundoplication: a systematic review with meta-analysis. Gastrointest Endosc. 2018;87(4):934–43.e18.

100. Demeester TR, Johnson LF, Joseph GJ, Toscano MS, Hall AW, Skinner DB. Patterns of gas troesophageal reflux in health and disease. Ann Surg. 1976;184(4):459.

101. Crookes PF, Corkill S, DeMeester TR. Gastroesophageal reflux in achalasia. When is reflux really reflux? Dig Dis Sci. 1997;42(7):1354–61.

102. Bhayani NH, Kurian AA, Dunst CM, Sharata AM, Rieder E, Swanstrom LL. A comparative study on comprehensive, objective outcomes of laparoscopic Heller myotomy with per-oral endoscopic myotomy (POEM) for achalasia. Ann Surg. 2014;259(6):1098–103.

103. Schlottmann F, Luckett DJ, Fine J, Shaheen NJ, Patti MG. Laparoscopic Heller myotomy versus peroral endoscopic myotomy (POEM) for achalasia: a systematic review and meta-analysis. Ann Surg. 2018;267(3):451–60.

104. Sanaka MR, Thota PN, Parikh MP, Hayat U, Gupta NM, Gabbard S, et al. Peroral endoscopic myotomy leads to higher rates of abnormal esophageal acid exposure than laparoscopic Heller myotomy in achalasia. Surg Endosc. 2019;33(7):2284–92.

105. Kumagai K, Kjellin A, Tsai JA, Thorell A, Granqvist S, Lundell L, et al. Toupet versus Dor as a procedure to prevent reflux after cardiomyotomy for achalasia: results of a randomised clinical trial. Int J Surg. 2014;12(7):673–80.

106. Rawlings A, Soper NJ, Oelschlager B, Swanstrom L, Matthews BD, Pellegrini C, et al. Laparoscopic Dor versus Toupet fundoplication following Heller myotomy for acha lasia: results of a multicenter, prospective, randomized-controlled trial. Surg Endosc. 2012;26(1):18–26.

107. Khajanchee YS, Kanneganti S, Leatherwood AE, Hansen PD, Swanstrom LL. Laparoscopic Heller myotomy with Toupet fundoplication: outcomes predictors in 121 consecutive patients. Arch Surg. 2005;140(9):827–33; discussion 33–4

108. Boeckxstaens GE, Annese V, des Varannes SB, Chaussade S, Costantini M, Cuttitta A, et al. Pneumatic dilation versus laparoscopic Heller's myotomy for idiopathic achalasia. N Engl J Med. 2011;364(19):1807–16.

109. Popoff AM, Myers JA, Zelhart M, Maroulis B, Mesleh M, Millikan K, et al. Long-term symptom relief and patient satisfaction after Heller myotomy and Toupet fundoplication for achalasia. Am J Surg. 2012;203(3):339–42; discussion 42

110. Stavropoulos SN, Modayil R, Friedel D. Achalasia. Gastrointest Endosc Clin. 2013;23(1):53–75.

著者：Xiaocen Zhang，Rani J. Modayil，and Stavros N. Stavropoulos

译者：毛欣悦

审校：张昱，黄思霖